实用骨关节疾病治疗技术

闫金峰◎著

吉林科学技术出版社

图书在版编目（CIP）数据

实用骨关节疾病治疗技术 / 闫金峰著. -- 长春：
吉林科学技术出版社, 2019.10
ISBN 978-7-5578-6222-0

Ⅰ. ①实… Ⅱ. ①闫… Ⅲ. ①关节疾病–治疗 Ⅳ.
①R684.05

中国版本图书馆CIP数据核字(2019)第233897号

实用骨关节疾病治疗技术
SHIYONG GUGUANJIE JIBING ZHILIAO JISHU

出　版　人　李　梁
责任编辑　李　征　李红梅
书籍装帧　山东道克图文快印有限公司
封面设计　山东道克图文快印有限公司
开　　本　787mm×1092mm　1/16
字　　数　337千字
印　　张　14.25
印　　数　3000册
版　　次　2019年10月第1版
印　　次　2019年10月第1次印刷

出　　版　吉林科学技术出版社
发　　行　吉林科学技术出版社
地　　址　长春市福祉大路5788号出版集团A座
邮　　编　130000
发行部电话/传真　0431-81629529　81629530　81629531
　　　　　　　　　　　　81629532　81629533　81629534
储运部电话　0431-86059116
编辑部电话　0431-81629508
网　　址　http://www.jlstp.net
印　　刷　山东道克图文快印有限公司

书　　号　ISBN 978-7-5578-6222-0
定　　价　98.00元

前　言

随着我国进入老龄化社会,关节外科已经成为骨科领域发展最为迅速的学科之一。我国关节外科事业起步于 20 世纪 70 年代初,此后在关节外科医生和工程技术人员的共同努力下,逐渐研制出国产骨水泥、人工关节,并首先在几个大城市的医院临床开始使用人工关节治疗关节疾病。随后,人工关节置换术在我国逐渐开展、普及,使越来越多的各类终末期关节疾病患者受益。

本书共十二章,从各部位关节疾病和全身性关节疾病两方面展开阐述,各部位关节疾病主要根据解剖部位分为肩、肘、腕、髋、膝、踝等六大关节疾病;全身性关节疾病包括发育性、感染性、代谢性、退行性关节疾病等内容。结合国内外最新进展和发展趋势,重点突出强调关节外科疾病基本理论、基本诊治原则。希望本书的出版对我国关节外科事业的发展、对中青年骨科医生,特别是关节外科医生的成长有所帮助。

由于编者水平有限,书中可能会出现一些错误,欢迎读者及时指出,以便我们在再版时及时改正。

编　者

目　录

第一章 骨与关节损伤的诊断

第一节 病史采集

骨与关节损伤的诊断应包括骨折部位、骨折类型、骨折移位情况以及骨折并发症和合并伤等。骨与关节损伤病史的采集主要通过望、闻、问、切四诊中的问诊来实现。问诊是骨与关节损伤辨证诊断的一个非常重要的环节。骨与关节损伤的问诊除了收集年龄、性别、职业、工种、住址、出生地等一般情况外、既往病史以及诊断学一般原则和注意事项外，必须结合骨伤科的特点，重点进行专科询问。

（一）一般情况

询问患者的一般情况，详细询问患者的年龄、性别、职业、婚姻、民族、籍贯、工种、住址、出生地、就诊日期、病历陈述者等情况。详细记录在病案中，以利于查阅、联系、随访。特别是对交通意外、涉及纠纷的损伤，显得特别重要。

（二）全身情况

一问寒热二问汗，三问头身四问便，五问饮食六问胸，七聋八渴俱当辨，九问旧病十问因，再兼服药参机变，妇女尤必问经期，迟速闭崩皆可见，再添片语问儿母，预防出生是否畅。

1.问寒热

询问患者有无寒热的感觉。恶寒与发热是骨伤科临床上常见的临床症状。除体温的高低外，还有患者的主观感觉。要详细询问患者的寒热程度和时间的关系，恶寒与发热是单独出现还是同时并见（即恶寒发热、但热不寒、但寒不热、寒热往来）。但热不寒有潮热、壮热、微热三种。感染性疾病或损伤，常恶寒与发热并见。损伤初期发热多属血瘀化热，中后期发热可能为邪毒感染所致，或虚损发热。骨与关节结核有午后潮热。恶性肿瘤晚期可有持续性发热。颅脑损伤可有高热抽搐等。

2.问汗

询问患者的出汗情况，可能鉴别病的表里寒热虚实。常有自汗、盗汗、大汗、战汗四种。局部出汗有头汗、半身汗、手足心汗三种。要着重了解病有汗无汗、出汗的时间、多小、部位及主要兼症等。对重损伤或严重感染者，可出现四肢厥冷、汗出如油的险象。邪毒感染可出现大热大汗。自汗常见于损伤初期或手术后。盗汗常见于慢性骨关节疾病（如骨结核）、阴疽等。

3.问头身

询问头痛的部位、性质，是否有头晕，询问是否有身痛、身重、四肢痛、腰痛等情况。如四肢关节痛，多见于痹证。如腰部冷痛沉重，阴雨天加剧者，属寒湿腰痛。腰部痛如针刺，痛处固定不移、拒按，不能转侧俯卧者，属瘀血腰痛。腰部绵绵作痛，酸软无力，属肾虚腰痛。

4.问二便

伤后便秘或大便燥结,为瘀血内热。伤后便秘多见于腰椎骨折患者,多因腹膜后血肿所致,常伴有腹胀。老年患者伤后可因阴液不足,失于濡润而致便秘。大便溏则阳气不足或伤后机体失调。对脊柱、骨盆、腹部损伤者尤其应注意询问二便的次数、量及颜色、气味及便时感觉。大小便失禁常见于脊柱损伤。小便不涩痛伴有红色,多为尿道损伤或肾挫伤所致。小便癃闭常为脊椎损伤所致。

5.问饮食

问饮食多少(食欲、食量),可知脾胃的盛衰,问口味好恶,可察脏腑的虚实。问有无口渴、口渴的特点、饮水的多少。对合并腹部损伤者,应询问其发生于饱食后还是空腹,以估计胃肠破裂后腹腔可能的污染程度。食欲缺乏或食后饱胀,是胃纳呆滞的表现,多因伤后血瘀导致脾虚胃热或长期卧床体质虚弱所致。口苦为肝胆湿热。口淡为脾虚不运。口甜或黏腻为脾胃湿热所致。口中有酸馊为食滞不化所致。口咸为肾病及寒证所致。问睡眠伤后久不能睡或彻夜不寐(失眠),多见于严重创伤。昏沉而嗜睡,呼之即醒,闭眼又睡,为气衰神疲。昏睡不醒或醒后又再度昏睡、不省人事,为颅内损伤所致。

6.胸胁及脘腹

胸胁痛如刺、固定不移常为胸部筋伤、肋软骨炎或肋骨骨折所致。胃脘部胀痛为气滞所致,胃脘部刺痛、痛有定处为胃脘血瘀所致。小腹刺痛、小便自利者,为瘀血停于下焦所致。

7.妇女月经史、妊娠等

可为骨伤科用药提供依据。因骨伤科用药多为活血化瘀药物,有堕胎作用,行经期用之,可使行经期间出血量增多。

8.问小儿

因小儿常不能主诉,医生主要通过询问其父母或其他家长。仔细询问是否难产、早产,询问预防接种史,询问受伤原因。如产伤可导致股骨干骨折或关节脱位,先天性髋关节脱位常与生产史有关。

9.既往史

从出生起详细询问,按发病的年月依次记录。对过去的疾病可能与目前的损伤有关的内容,都要记录其主要的病情经过、当时的诊断、治疗用药情况以及有无并发症或后遗症。如对先天性斜颈、新生儿臂丛神经损伤,要了解有无难产史或产伤史。对骨关节结核要了解有无肺结核病史。怀疑有病理性骨折,应询问有无肿瘤、骨质疏松病史等。

10.个人史

详细询问患者从事的职业、工种及年限,劳动的性质、条件和工作时常处的体位以及个人嗜好。对运动员要了解其所从事的运动专业、时间与训练方法、训练强度史等。

11.过敏史

应详细询问有无药物及食物过敏史。

12.家族史

询问家族成员的健康状况,如因疾病死亡,则询问死于何种疾病、年龄。询问有无影响后的疾病。对肿瘤、强直性脊柱炎、类风湿关节炎的诊断常有帮助意义。

(三)重点情况

结合骨伤科的特点,重点进行以下专科方面询问。

1.外伤史

主诉是指患者就诊时主要的症状或体征及其持续时间。主诉是促使患者前来就医的原因,它可以提示病变的性质。骨伤科患者的主诉有疼痛、功能障碍、畸形(包括错位、挛缩、肿物)等。主诉的记录应简明扼要,最好记录致伤原因。

2.症状

询问受伤的原因、时间、部位、体位等。应详细询问患者(或在场人员)的发病情况和变化的急缓,受伤的过程,有无昏迷及昏迷的持续时间以及醒后有无昏迷,有无恶心、呕吐,经过何种治疗,效果如何,目前症状如何,症状是否减轻或加重。生活损伤一般较轻,工业损伤、农业损伤、交通事故损伤或战伤、自然灾害往往比较严重,常为复合伤或严重的压砸伤或挤压伤等。应尽可能问清受伤的原因,如跌扑、闪挫、扭伤、坠落、车祸等。询问打击物的大小、重量、硬度,暴力的大小、性质、方向以及受伤时患者所处的姿势、体位、情绪等。受伤的时间等。当伤者为坠落时,足跟着地,损伤有可能发生在足跟部、脊柱、颅脑。平地摔倒者,应仔细询问着地姿势,如肢体处于屈曲位还是伸直位,身体何部位先着地。当伤时正同他人争执时,情绪多激昂或愤怒,则在遭受外伤的同时,还合并有七情内伤的出现。

3.骨折体征

损伤的症状包括创口的情况。

(1)疼痛:应详细询问疼痛的起始时间、部位、性质、程度。应问清是剧痛、酸痛、胀痛还是麻木、酸软。疼痛是持续性还是间歇性。痛点是固定不移还是游走,有无放射性痛,放射致何处,服用止痛药能否减轻。疼痛有无因呼吸、负重、咳嗽、喷嚏等加重。气候的变化,劳累、休息及白天、夜晚对疼痛的程度有无影响。麻木的部位、范围及范围是进行扩大还是缩小。

(2)肿胀:询问肿胀出现的时间、部位、范围、程度。如果为肿块,应了解其出现时间、增加速度,是否合并疼痛、麻木,是先有疼痛后有肿块,还是先有肿块后有疼痛,肿块与周围组织的边界是否清楚,是否推之可动,质地如何(硬、软)。

(3)肢体功能:询问有无功能障碍,应仔细询问是受伤后马上发生的,还是受伤后经过一段时间才发生的。伤后即出现功能障碍多为骨折、脱位所致。骨病患者往往要经过一段时间后才发生肢体功能障碍。如果病情允许,应由患者行主动运动来显示其肢体功能状态。

(4)畸形:应询问畸形发生的时间及演变过程。外伤后引起的畸形多伤后即出现,亦可若干月或年后才出现。应与先天性畸形或发育畸形相区别。

(5)创口:应询问受伤为何器械(刀、棒、枪等)所致,受伤的时间,污染情况,处理经过,出血情况,有无使用破伤风抗毒素,狗、猫等咬伤,有无肌注过狂犬疫苗等情况。

第二节　临床检查

骨与关节损伤的症状与体征是临床检查最重要的部分,它分全身情况、局部症状、体征三部分。

(一)全身情况

轻微损伤一般无全身症状,严重损伤之后,由于气滞血瘀,往往有神疲食欲缺乏、夜寐不安、便秘、形体消瘦、舌紫暗或有瘀斑、脉浮弦等全身症状。妇女可见闭经或痛经,经色紫暗有块,苔有瘀血停聚,积瘀化热,常有口渴、口苦、心烦、尿赤、烦躁不安等表现,脉浮数或弦紧,舌质红,苔黄厚腻。严重者可出现面色苍白、肢体厥冷、盗汗、口渴、尿量减少、血压下降、脉搏微细或消失、烦躁或神情淡漠等休克表现。

(二)局部症状

疼痛:伤后经脉受损,气机凝滞,阻塞经络,不通则痛,所以局部出现不同程度的疼痛。气滞者因损伤而致气机不利,表现为无形之疼痛,其痛多无定处,且范围较广,忽聚忽散,无明显压痛点。若损伤位于胸部,多有咳嗽、呼吸不畅、气急、胸闷胀满、牵掣作痛。气闭则因骤然损伤而使气机闭塞不通,常见于颅脑损伤,出现晕厥、昏迷等症状。若肝肾气伤,则痛在筋骨。若营卫气滞,则痛在皮肉。损伤处可有直接压痛或间接压痛(如纵轴叩痛、骨盆和胸廓挤压痛等)。

(三)体征

1.肿胀、青紫或瘀斑

伤后局部经络损伤,营血离经,阻塞络道,瘀滞于肌肤腠理,而出现肿胀。"血有形,故肿"。如果离经之血较多,血行之道不得宣通,伤血离经,透过撕裂的肌腱及深筋膜,溢于皮下,不能消散,即成青紫或瘀斑。伤血者肿痛部位固定。瘀血经久不愈,变为宿伤。严重肿胀时还可以出现张力性水疱。

2.功能障碍

损伤后由于骨折或脱位后肢全失去杠杆和支柱作用及气血阻滞引起剧烈疼痛、肌肉反射性痉挛及组织器官的损害,可引起肢体或躯干发生不同程度的功能障碍。伤在手臂则活动受限,伤在下肢则步履无力,伤在腰背则俯仰阻抑,伤在关节则屈伸不利,伤在颅脑则神明失守,伤在胸胁则心悸气急,伤在腹部则食欲缺乏胀满。如果组织器官无器质性损伤,功能障碍可能逐渐恢复,若为器质性损伤则为功能障碍有可能不能完全恢复,除非采用手术或其他有效的治疗措施。

3.骨折特有体征

(1)畸形:发生骨折时,由于暴力的作用、肌肉或韧带牵拉、搬运不当,常使骨折端移位出现肢体的形状改变,而产生畸形。

(2)骨擦音(骨擦感):骨折时由于骨折断端相互触碰或摩擦而产生,一般在局部检查时用手触摸骨折处可感觉到。

（3）异常活动：不能活动的骨干部位，受伤后出现好像关节一样能屈伸旋转的不正常活动，也叫假关节活动。

4.脱位特有体征

（1）畸形：发生脱位时，由于暴力的作用、肌肉或韧带牵拉，常使骨端关节面脱离了正常位置，关节的骨性标志的正常关系发生改变，破坏了原来的轴线，与健侧对比不相对称，因而出现畸形。肩关节脱位常为方肩畸形，肘关节后脱位常为靴样畸形。

（2）关节盂空虚：关节完全脱位后，由于关节头脱离了关节盂，使关节头处于异常位置，造成了关节盂空虚。

（3）弹性固定：关节脱位后，关节周围未撕裂的筋肉挛缩，将脱位的骨端保持在特殊的位置上，远端肢体被动活动时，虽可稍微活动，但有弹性阻力，去除外力后，关节又回到原来的特殊位置，此种情况叫弹性固定。

5.脏腑损伤特殊体征

脏腑损伤后因损伤的部位不同，常出现一些特殊体征。颅骨骨折可出现眼周围瘀斑（熊猫眼）、鼻孔出血或脑脊液外漏、外耳道出血或脑脊液外漏。硬膜外血肿有中间清醒期。多根多处肋骨骨折时，可出现反常呼吸。同侧胫腓、股骨骨折进可现浮膝或叫连枷膝。肾脏损伤可见到血尿。腹腔内脏损伤空腔脏器损伤时，常有腹膜刺激征。腹腔内脏损伤实质性脏器损伤时，常有内出血、休克征。胸部损伤可有气胸、血胸等。

一、骨与关节检查

骨与关节损伤的症状与体征时通过望、闻、问、切、触、动、量所得来的临床资料。骨与关节检查是诊断骨伤科疾病的最基本手段，是发现临床客观体征的重要方法。通过对骨关节检查结果的综合分析，可判断疾病的性质，确定病变的部位、程度及其有无并发症。

骨关节临床检查应在了解病史及完成全身检查后进行，检查部位要充分暴露，但在寒冷季节应避免着凉。检查时应遵循"对比"原则，患侧可与健侧对比，如果两侧都有伤病时可与健康人对比。检查动作要轻巧准确，先检查病变以外的区域，后检查损伤部位，避免不必要的检查，切忌因检查动作粗暴加重患者的痛苦或带来新的损伤。

（一）望诊

对骨与关节损伤患者进诊查时，必须通过望诊来进行全面观察，它是不可缺少的步骤。骨伤科的望诊，除了观察患者的全身情况如神色、形态、舌象及分泌物、排泄物外，对损伤局部及其邻近部位必须特别仔细地观察。通过望全身、望损伤局部、望舌质苔色等方面，以初步确定损伤的部位、性质和轻重。

注意事项：最好在自然光线下进行，显露要充分，检查女性患者时一定要有第三者在场，必要时采用适当的体位。

1.望全身

（1）望神色：望神是观察神态色泽的变化。神是人体生命活动的体现，亦是对人体精神意识、思维活动及气血、脏腑功能外表现的高度概括。神的存亡关系着生死之根本，需引起重视。临床上往往根据患者的精神和色泽来判断损伤之轻重，病情之缓急，判断患者正气之盛衰和损伤过程中的转化情况。伤情轻者，神色无明显改变，精神爽朗、面色清澜者，正气未伤。伤情重者,多有面容憔悴、神气秃顿,色泽晦暗等,为正气已伤之表现。损伤失血多者,常出现面色苍白、唇青、肤色苍白,严重者肤色可为灰色或发绀色。重伤患者须观察神志是否清醒。若神志不清、神昏谵语、汗出如油、目暗睛迷、瞳孔缩小或散大、形羸色败、呼吸微弱或喘急异常,多属危急的症候,多见地重度创伤、严重感染或大量失血等。骨与关节损伤五色所主,白色主失血、虚寒证;青色主血瘀气闭、气血运行受阻、痛证;赤色主损伤发热;黄色主脾虚湿重、湿热阻滞;黑色主肾虚或经脉失于温养。

（2）望形态:在肢体受伤较重时,常出现形态的改变。通过观察患者的姿态,可以初步了解损伤的部位及病情轻重。当骨折、关节脱位或严重筋伤时,患者常有形态上的改变。如肩关节、肘关节脱位或锁骨骨折、肱骨外科颈骨折或肱骨骨折时,患者常用健侧的手扶托患者的前臂,身体偏向患侧,急性腰扭伤,身体多向患侧倾斜,且手肤患侧腰部,弯腰慢行。颞颌关节脱位时,多用手托住下颌。下肢骨折时,多不能站立行走。当有腰椎管狭窄时,常有间歇性跛行。

（3）望步态:检查与观察步态对诊断下肢骨关节疾患有重要意义。

1）正常步态:两足行走的时候,可以分为两个阶段:第一阶段是从足跟接触地面开始,过渡到第五跖骨头、第一跖骨头着地,最后一直到拇趾离开地面,这一段的时间称为"触地相";第二阶段上从拇趾离开地面直到足跟再接触地面的一段时间,称为"跨步相"。在平常行走的时候,触地相和跨步相的时间并不相等,亦即双足两相的交替绝非一个结束后另一个才开始,也就是说在一定的时间内,双足同时处于触地相,此时称为"双足触地相"。当从缓步行走改为加速度疾走时,双足触地相就愈来愈短;到奔跑时,双足触地相可短缩而消失了。

正常的跨步动作受足的推动,故足离地面时爽快利落,跨步的距离基本相等。跨步时,同侧骨盆向前摆动,使身体重心移到髋关节的前面。在跨步中两侧骨盆保持相平,腰椎和腰部肌肉亦参与运动。任何原因改变了上述的一个或几个环节,就引起步态的不正常。

2）非正常步态

①抗痛性步态:当一侧下肢有病变,承重时疼痛,步态就急促不稳。患侧足刚落地,即迅速转为健足起步,以减少患肢承重。

②短肢性步态:患侧下肢短缩超过 3cm,骨盆即不平,躯干亦发生倾斜。因此患者常以患侧足尖着地或屈曲健侧膝关节行走。

③强直性步态:一侧髋关节在伸直位强直时,患者需转动整个骨盆,使患侧下肢向前迈步。双髋关节强直时,除转动骨盆外,患者依靠膝、踝关节迈小步。膝关节在伸直位强直走路时,健侧足跟抬高或患侧骨盆升高,患肢向外绕一弧形前进。

④剪刀式步态:见于大脑性痉挛性瘫痪。步行时,两腿前后交叉前进。

⑤摇摆步态:见于先天性髋关节脱位或臀中肌麻痹。患侧负重时,躯干向患侧倾斜;双侧臀中肌麻痹或髋关节脱位时,躯干交替向前左右倾斜,又称为鸭步。

⑥臀大肌麻痹步态:患者以手扶持患侧臀部并挺腰,使身体稍向后倾行走。

⑦股四头肌瘫痪步态:患者行走时用手压住患侧大腿前下方,以稳定膝关节。

2.局部

（1）望畸形:当骨折有移位或关节完全脱位后,肢体常有明显的畸形。畸形是骨与关节损伤的专科特征之一。判断有无突起、凹陷、成角、倾斜、旋转、缩短或增长等畸形,是通过观察肢体的标志线或标志点的异常改变来实现的。某些特征性的畸形体征对诊断有决定性的意义。当桡骨远端骨折时，多出现"餐叉样"畸形。当肩关节脱位时，常有方肩畸形。当斜方肌瘫痪时，常有平肩畸形。当肘关节后脱位与肱骨髁上骨折为伸直型时，常有靴样畸形。当有髋关节后脱位时，常有患腿屈曲、内收、内旋畸形，患腿长度缩短健腿。当有髋关节前后脱位时，常有患腿轻度屈曲、外展、外旋畸形，患腿长度长于健腿。当股骨颈与粗隆间骨折时，常有患腿外旋、短缩畸形。

（2）望肿胀、瘀斑：肿胀、瘀斑为机体损伤后伤及气血，以致气滞血凝，淤积不散，瘀血滞于肌表所致。通过观察患者的肿胀程度以及色泽变化，来判断损伤的性质。肿胀严重者，瘀斑青紫明显者，可能有骨折或筋伤存在。稍有青紫或无青紫者，多属轻伤。早期损伤有明显的局部肿胀，可能有骨裂或撕脱性骨折的存在。新鲜损伤者，肿胀较重，肤色常有青紫。陈旧损伤者，肿胀较轻，青紫带黄或肿胀和色泽变化不明显。

（3）望创口：当开放性损伤时，应注意观察局部伤口的大小、深浅、创缘是否整齐，创面污染程度，色泽鲜红还是紫暗以及出血多小等。对感染创口，应注意引流是否通畅、脓液的气味及稀薄及肉芽组织等情况。如果肉芽红活柔润，说明脓毒已尽，苍白晦暗则为脓毒未尽。脓液稠厚，为阳证、热证。脓液清稀为阴证、逆证。伤口周围紫黑，臭味特殊，有气逸出，可能为气性坏疽，应引起重视。

（4）望肢体功能：对肢体功能的观察，对骨伤科的损伤与疾病相当重要。即要观察上肢能否上举，下肢能否行走，又要进一步检查关节各方向的活动是否正常。肩关节的正常活动有上举、前屈、后伸、内旋、外旋六种。当肩关节外展不足60°，而外展时肩胛骨一同移动，说明外展活动受限。当肘关节屈曲时，正常肩关节内收时，肘尖可接近人体正中线，若肘尖不能接近正中线，说明内收活动受限。当梳发动作受限时，说明有外旋功能障碍。当手背不能接置于背部，说明内旋功能障碍。肘关节虽仅有屈曲和伸直功能，而上下尺桡关节的联合活动，可产生前臂旋前和旋后活动。如有活动障碍时，应进一步查清是何种活动有障碍。为了准确掌握其障碍情况，除嘱其主动活动外，通常还应与摸诊、量诊相结合进行，通过对比观察以测定其主运动和被运动的活动度。

3.望舌

舌诊是望诊中的重要部分，观察舌质与舌苔，虽然不能直接判断损伤的部位与性质，但心开窍于舌，舌为心之苗，又为脾之外候，它与各脏腑均有密切联系。《辨舌指南》云"辨舌质，可察五脏之虚实；视舌苔，可察六淫之深浅"。因此，它能反映人体气血的盛衰，津液的盈亏，病情的进退，病邪的性质，病位的深浅，驻伤后机体的变化。所在以望舌是骨伤科辨证的重要部分。

舌质和舌苔都可以诊察人体内部的寒热、虚实等变化，两者既有密切的关系，又各有侧重。大体反映在舌质上的，以气血的变化为重点，反映在舌苔上的，以脾胃的变化为重点。因此，察舌质与舌苔可能相互印证、相互辅佐病情的变化。

（1）舌质：正常人舌色为淡红色。舌色淡白，为气血虚弱或阳气不足伴有寒象。舌色红绛为热证或为阴虚。舌色鲜红，深于正常，称为红舌，进一步发展成为深红色者称为绛色，两者都主热，绛舌者热势更甚，常见于里热实证、感染发热及创伤和大手术后。舌色青紫为伤后气血运行不畅，瘀血凝聚。局部瘀斑表示血瘀程度较轻，或局部有瘀血。全舌青紫，为血瘀程度较重。青紫而滑润,表示阴寒血凝,为阳气不能温运血液所致。绛紫而干表示热邪深重,津伤血滞。

(2)舌苔:观察舌苔的变化,可能判断疾病属表还是属里。舌苔的过少或过多标志着正邪两方面的虚实。

正常舌苔为薄白而润滑,有时为一般外伤复感风寒,初起在表,病邪未盛,正气未伤者,舌苔过少功无苔表示脾胃虚弱。舌苔厚白而滑为损伤后伴有寒湿或稠痰等兼证。舌苔厚白而腻为湿浊所致。舌苔薄白而干燥表示有寒邪化热、津液不足。舌苔厚白而干燥表示湿邪化燥。白如积粉为创伤感染、热毒内蕴之证。

舌苔的厚薄与邪气的盛衰成正比。舌苔厚腻为湿浊内盛,舌苔愈厚则邪愈重。从舌苔的消长和转化可预测病情的发展趋势。舌苔由薄增厚为病进,由厚减薄称之为"苔化",为病退。但在舌红光剥无苔时属胃气虚或阴液伤,高龄患者股骨颈骨折时多见此舌象。

黄苔多主热证,主里热证,创伤感染,瘀血化热时多见,脏腑为邪热侵扰,皆能使白苔转黄,尤其是脾胃有热。薄黄而干为热邪伤津。黄腻为湿热。老黄为实热积累。淡黄薄润表示湿重热轻。黄白相间表示由寒化热,由表入里。白、黄、灰黑色泽变化标志着人体内寒热以及病邪发生变化。苔由黄色转为灰黑苔时表示病邪较盛,多见于严重创伤感染伴高热或失水伤淬患者。

(二)闻诊

闻诊应从患者的语言、呻吟、呼吸、咳嗽、呕吐物及伤口、二便或其他排泄物的气味等方面获得的临床资料,以便了解疾病的轻重、虚实及有无并发症。

1.一般闻诊

(1)听声音:正常人的语言、声音柔和而圆润,发音高亢而洪亮,此为元气和肺气充沛所致。若声音低弱则为气血不足。若病中声音高亢、洪亮则为阳证、实证、热证。发音低弱为阴证、虚证、寒证。呻吟表示有不适、疼痛或精神烦躁。大声呼叫则表示疼痛剧烈。言语声音低弱,时断时续,常为元气亏损。呼吸微弱多属虚证、正气不足。呼吸气粗多属实证。叹息多因情志抑郁、肝气不舒。咳嗽时声重浊,痰清白,鼻塞不通,多属外感风寒。喉有痰声,痰多易咯出为痰饮、湿痰。咳嗽无力,气短为肺虚。胸部损伤,肋骨骨折者声音低微,呼吸表浅,因疼痛不敢咳嗽。严重创伤或手术患者,失血过多,出现声低语少,言语无力而断续,呼吸微弱,此为虚脱或休克表现。

(2)嗅气味:口气臭秽者,多因胃热或消化不良、口腔疾患等。二便、痰液、脓液等气味恶臭、质稠者,通常为湿热或有热毒。脓液稀薄、无臭,多为气血两亏或寒性脓肿。

2.局部闻诊

(1)听骨擦音:骨擦音是骨折主要体征之一。无嵌插的完全性骨折,当摆动或触摸骨折的肢体时,两骨折端相互摩擦可发生音响或摩擦感,称之为骨擦音(感)骨骺分离的骨擦音与骨折的性质相同,但较柔和。因此注意听骨擦音,不仅可以帮助辨明是否存在骨折,而且还可以进一步分析属于何种性质。骨擦音经治疗后消失,表示骨折已接续。但是,检查者不能主动强求寻找骨擦音,只能在检查中偶得,以免加重患者的损伤与痛苦。

(2)听骨传导音:常用于检查某些不易发现的长骨骨折,如股骨颈骨折、粗隆间骨折等。检查时将听诊器置于伤肢近端的适当部位,或置于耻骨联合部位,或放在伤肢近端的骨突起部,用手指或叩诊锤轻轻叩击远端骨突起部,可听到,骨传导音。骨传音减弱或消失说明骨的连续性遭到破坏。但需与健侧对比,伤肢不应附有外固定物,与健侧位置对称,叩诊时的用力大小需一致。

(3)听入臼声:关节脱位时在整复成功时,常能听到"咯噔"一声。当复位时听到此响声,应立刻停止拔伸牵拉,以免肌肉、韧带、关节囊等软组织因牵拉太过而增加损伤。

(4)听筋的响声或关节声:部分伤筋或关节病在检查时可有特殊的摩擦音或弹响音。最常见的有以下几种。

①关节摩擦音:一手放在关节上,另一手移动关节远端的肢体,可检查出关节摩擦音或感到有摩擦感。柔和的关节摩擦音可发生在一些慢性或急性关节疾患。粗糙的关节摩擦音可发生在骨性关节炎患者。在关节内,若关节在一运动角度,经常出现一外尖细的声音,表示关节内有移位的软骨或游离体。

②肌腱弹跳声与捻发音:屈拇与屈指肌腱狭窄性腱鞘炎患者在做伸屈手指时可听到弹跳声,多系肌腱通过肥厚之腱鞘所产生,所以习惯上把狭窄性腱鞘炎叫弹响指或扳机指。

腱周炎在检查时常可听得好似捻干燥的头发时发出的一种声音,即"捻发音"。多在有炎性渗出液的腱鞘周围听到,好发于前臂伸肌群、大腿的股四头肌和小腿的跟腱部。

③关节弹响声:膝关节半月板损伤或关节内游离体时,行膝关节屈伸旋转活动,可发出较清脆的弹响声。

(5)听小儿啼哭声:应用于患儿,以明确受伤口部位,因小儿常不能诉说病情。触摸患儿伤处时,小儿啼哭或哭声加剧,通常提示该处有损伤。

(6)听创伤所致皮下气肿音:当创伤后发现皮下组织有大片不相称的弥漫性肿胀时,应检查有无皮下气肿。检查时把手指分开呈扇形,轻轻揉患部,当皮下组织中有气体存在时,就有一种特殊的捻发音或捻发感。肋骨骨折后,若断端刺破肺部,空气渗入皮下组织中可形成皮上气肿。开放性损伤合并气性坏疽感染时,除可出现皮下气肿外,伤口常有奇臭的脓液。在手术创口周围缝合裂伤时,如有空气残留在切口中,亦可发生皮下气肿。

(三)切诊

骨伤科的切诊包括脉诊和摸诊。切脉主要掌权内部气血、虚实、寒热等变化。摸诊主要是鉴别外伤轻重深浅和性质的不同。

1.切脉

即脉象的检查。损伤的脉象有以下几种。

(1)浮脉:轻按应指即得,重按之后反觉脉搏的搏动力量稍减而不空,举之泛泛而有余。在新伤瘀肿、疼痛剧烈或兼有表证时多见。大出血及慢性劳损者,出现浮脉时说明正气不足,虚象严重。

(2)沉脉:轻按不应,重按始得。一般沉脉主病在里,伤科在内伤气血或腰脊损伤疼痛时常见。

(3)迟脉:脉搏至数缓慢,每息脉来不足四至。一般迟脉主寒、主阳虚,在伤筋挛缩、瘀血凝滞等症中多见。损伤后期气血不足,复感寒邪常为迟而无力。

(4)数脉:每息脉搏来超过五至。数而有力,多为实热,虚数无力者多属虚热。浮数热在表,沉数热在里,虚细而数为阴亏,浮大虚数为气虚。损伤发热及邪毒感染脉数有力。损伤津涸,脉细数无力。

(5)滑脉:往来流利,应指圆滑充实有力,切脉时有如盘走珠之流利感。主痰饮、食滞。妇女妊娠期常现此脉。伤病中胸部挫伤、血实气壅时多见。

(6)涩脉:指脉形不流利,细而迟,往来艰涩,如轻刀刮竹。主气滞、血瘀、精血不足。涩而有力为实证,涩而无力为虚证。损伤时血亏津少不能濡润经络之虚证及气滞血瘀的实证多见。

(7)弦脉:脉形端直以长,如按琴弦。主诸痛,主肝胆疾病.主阴虚阳亢。在胸部损伤以及各种损伤的剧烈疼痛时多见,还常见于伴有肝胆疾患、高血压、动脉硬化等症的损伤者。弦而有力称之为紧脉,多见于外感寒胜之腰痛。

(8)濡脉:浮而细软,脉气无力以动,与弦脉相对。虚损劳伤、气血不足、久病虚弱时多见。

(9)洪脉:脉形如波涛汹涌,来盛云衰,浮大有力。其特点是应指脉形定,大起大落。主热证。损伤邪热内壅,热邪炽盛,或血瘀化热之证多见。

(10)细脉:脉细如线。多见于虚损患者,以阴血虚为主,亦见于气虚。损伤久病卧床体虚者多见,亦可见于虚脱或休克患者。

(11)芤脉:浮大中空,为失血之脉。在损伤出血过多时常见。

(12)结脉、代脉:间歇脉之统称。脉来至数缓慢,时一止,止无定数为结脉。脉来动而中止,不能自还,良久复动,止有定数为代脉。在损伤疼痛剧烈,脉气不衔接时多见。

2.伤科脉法的纲要

主要可归纳成以下几点:

(1)瘀血停积者多系实证,故脉宜坚强而实,不宜虚细而涩;洪大者顺,沉细者恶。

(2)失血过多者多系血虚证,故脉宜虚细而涩,不宜坚强而实;故沉小者顺,洪大者恶。

(3)脉模糊者,症虽轻而预后必恶。

(4)外证虽重,而脉来缓和有神者,预后良好。

(5)在重伤痛极时,脉多弦紧,偶然出现结代脉,系疼痛而引起的暂时脉象,并非恶候。

3.摸诊(触诊)

摸诊时伤科诊断方法中的重要方法之一。关于摸诊的重要性及使用方法,历代医学文献中有许多记载。《医宗金鉴·正骨心法要旨》云:"以手摸之,自悉其情"。通过医者的手对损伤局部的认真触摸,可帮助了解损伤的性质,有无骨折、脱位以及骨折、脱位的移位方向等。在没有影像学设备的情况下,依靠长期临床实践积累的经验,运用摸法,能对许多损伤性疾病获得比较正确的诊断。摸法的临床用途极为广泛,有许多摸诊的手法。

目前,虽然有许多科学仪器能对人体进行直接检查,但也存在局限性,仍不以代替检查者的手法检查诊断。临床行时摸诊时,应重视对比,并注意望、比、摸的综合应用。只有这样,才能正确分析通过摸诊所获得的资料临床意义。

(1)摸诊手法

①触摸法:即用手指仔细触摸伤处。以拇指或拇指、食指、中指置于伤处,稍加按压之力,仔细触摸。范围由远端开始,逐渐移向伤处,用力大小视部位而定。古人有"手摸心会"的要

领。通过触摸可以了解损伤和病变的确切部位,病损处有无畸形、摩擦征,皮肤温度、软硬有无改变,有无波动感。

②挤压法:用手掌或手指挤压患处上下、左右、前后,根据力的传导作用来诊断骨骼是否折断。检查肋骨骨折时,常用手掌按压胸骨及相应的脊骨,进行前后挤压。检查骨盆骨折时,常用两手挤压髂骨翼。检查四肢骨折时,常用手指挤捏骨干。此法有助于鉴别是骨折还是挫伤。检查骨肿瘤或感染患者,不宜在局部过多用力挤压。

③叩击法:应用以掌根或拳头对肢体远端的纵向叩击所产生的冲击力,来检查有无骨折的一种方法。临床上检查股骨、胫腓骨骨折,常采用叩击足跟的方法。检查脊椎损伤时可采用叩击头顶的方法。检查四肢骨折是否愈合,常采用纵向叩击法。

④旋转法:用手握住伤肢下端,做轻微的旋转动作,以观察伤处有无疼痛,活动障碍及特殊的响声。旋转法常与屈伸法配合使用。

⑤屈伸法:一手握于关节部,另一手握伤肢远端,做屈伸动作,如果关节部出现剧痛,说明有骨与关节损伤。关节内骨折者,可出现骨擦音。患者的主动屈伸与旋转活动常与被动活动进行对比,以此作为测量关节活动功能的依据。

⑥摇晃法:一手握于伤处,另一手握于伤肢远端,做轻轻地摇晃,结合问诊、望诊,根据患者的疼痛性质,局部异常活动、骨擦音的有无,判断有无骨与关节损伤。

(2)摸诊的内容

①摸压痛处:损伤的性质可能根据压痛的部位、范围、程度来鉴别。直接压痛可能是局部有骨折或筋伤。间接压痛如纵轴叩痛常提示骨折的存在。长骨干完全骨折时,在骨折部常有环形压痛。骨折斜断时,压痛范围较横断为大。

②摸畸形:触摸体表骨突的变化,可以判断骨折和脱位的性质、位置、移位方向以及呈现重叠、成角或旋转畸形等情况。

③摸肤温:根据局部皮肤冷热的程度,可以辨别热证或寒证及了解患肢的血运情况。热肿,一般表示新伤或局部瘀热感染。冷肿表示寒性疾患。伤肢运端冰凉、麻木、动脉搏减弱或消失则提示血运障碍。摸肤时通常用手背测试最为适宜。

④摸异常活动:异常活动多见于骨折、韧带断裂。检查骨折患者时,不要主动寻找异常,以免增加患者的痛苦和加重局部的损伤。

⑤摸弹性固定:当关节脱位时,常保持在特殊的畸形位置,在摸诊时手中有弹性感。

⑥摸肿块:首先要区别肿块的解剖的层次,是骨性的或囊性的,是在骨骼还是在肌腱、肌肉等组织中,还须触摸其大小、形态、硬度、边界是否清楚,推之是否可以移动。

(四)量诊

量诊在骨伤科的辨证中相当重要。量诊又叫测量检查或称量法是矫形外科检查中甚为重要的检查方法之一,其目的是了解人体各部位的尺寸或角度,以便对人体的结构规律、病理变化进行数量上的分析。临床常用测量方法有目测比拟法、尺测法和 X 线片测量法。它包括:肢体长度及周径的测量;肢体及躯干轴线的测量(角度测量);关节主动及被动活动的活动度测量;肌力的测定等。通过测量医师可以得到比较客观的数据,为治疗提供有力的证据,通过治疗前后测量检查的对比,可以客观地反映出治疗效果,从而进行对比分析,总结经验。骨伤科量诊有丰富的内容,有特别的工具,检查者常用尺及量角器等来测量其长度、粗细以及关节活动角度大小等,并与健侧做比较。

量法又称测量检查,是矫形外科检查中甚为重要的检查方法之一,其目的是了解人体各部位的尺寸或角度,以便对人体的结构规律、病理变化进行数量上的分析。临床常用测量方法有目测比拟法、尺测法和 X 线片测量法。它包括:①肢体长度及周径的测量,肢体及躯干轴线的测量(角度测量)。②关节主动及被动活动的活动度测量。③肌力的测定等。通过测量,医生可以得到比较客观的数据,为治疗提供有力的证据,通过治疗前后测量检查的对比,可以客观地反映出治疗效果,从而进行对比分析,总结经验。骨科量诊有丰富的内容,有特别的工具,应熟练掌握。

量诊有以下注意事项:

(1)测量前应注意有无先天、后天畸形,防止混淆。

(2)患肢与健肢须放在完全对称的位置上,如患肢在外展位,健肢也应位于同样角度有外展位。

(3)定点要准确,可在起点与止点做好标记,带尺要拉紧。

1.肢体轴线的测量

正常肢体轴线当站立时,下肢之髂前上棘、髌骨内缘及第一、第二趾间三点连成一直线,并拢两下肢时,膝踝部均一同靠拢。上肢则肱骨头、肱骨小头、桡骨头及尺骨小头四点成一直线,上臂与前臂轴线交叉成 $10°\sim15°$ 的提携角(男性正常 $10°$,女性正常 $15°$)。如此线改变,即形成肘内翻或肘外翻畸形。

外翻及内翻畸形系根据:①畸形方向总是根据身体中线,而不是肢体中线;②畸形方向总是以远端部分的方向为准。如膝外翻即表示小腿及足远离中线而外展,内翻则表示小腿内收。测定时,如为膝内翻,可并拢两踝,使内踝靠拢,测量两膝间距离,并根据大腿与小腿轴线的交角以确定其内翻角度。如为膝外翻,则并拢两股骨内髁,测量两胫骨内踝间距离及其外翻角度。

2.肢体长度的测量

两侧肢体长度多半相等,但正常时,两下肢长度亦有不相等者,如相差在 1cm 左右,不可视为病态。长于健侧,常为脱位的标志,多见于肩、髋等关节向前或向下脱位,亦可见于骨折过度牵引等。短于健侧,如有外伤,伤在肢体,多为骨折重叠移位所致;伤在关节,则因脱位而引起,如髋关节、肘关节向后脱位等。

通常欲正确量出肢体长度,须识别骨性标志;注意将两肢体放于相同而且对称的位置上,尤其是测量下肢时更应注意;固定必要部分,如测量下肢长度时,须固定骨盆,作两点间直线距离的测量,以免肢体畸形或肿瘤等影响,否则结果不易准确。

(1)长于健侧:当伤肢显著增长时,为脱位的标志,多见于肩、髋等关节向前或向下脱位。亦可见于骨折过度牵引。

(2)短于健侧:当伤在肢体时,多系短缩畸形之骨折。伤在关节时多见于髋关节、肘关节后脱位等。测量时应将肢体置于对称的位置上。测量时先定出测量标志,并做好记号,然后用带尺测量两点间的距离。如有肢体挛缩而不能伸直时,可分段测量。测量中发现肢体长于或短于健侧,均为异常。四肢长度测量方法如下。

上肢的长度:从肩峰至桡骨茎突尖或中指尖。

上臂长度:肩峰至肱骨外上髁上。

前臂长度:肱骨外上髁至桡骨茎突或尺骨鹰嘴至尺骨茎突。

下肢长度:髂前上棘至内踝下缘,或脐至内踝下缘(同盆骨折或髋部病变时用)。

大腿长度:髂前上棘至膝关节内缘。

小腿长度:膝关节内缘至内踝,或腓骨头顶点至外踝下缘。

两侧肢体长度多半相等,但正常时,两下肢长度亦有不相等者,如相差不超过 1～2cm,不得视为病态。

通常欲正确量出肢体长度,须识别骨性标志;注意将两肢体放于相同而且对称的位置上,尤其是测量下肢时更应注意;固定必要部分,如测量下肢长度时,须固定骨盆;作两点间直线距离的测量,以免肢体畸形或肿瘤等影响,否则结果不易准确。

比量肢体亦可以视诊测定,测量下肢宜使患者仰卧,测量上肢则宜取坐位。此法较简易,可迅速获得结果。

用量尺度量下肢长度,可使患者仰卧,放正骨盆,两下肢放置于相同位置,自髂前上棘下缘起,经髌骨内缘,至胫骨内踝下缘,或至足底,但后者往往因足弓高低不一致,不易准确。亦有在下肢侧短缩的患者,站立时,置砖或书本于缩短的肢体下,直至骨盆位于水平,所垫厚度即短缩程度。如需分段度量,则大腿长度可自股骨大粗隆顶端或髂前上棘量至膝关节间隙或内收肌结节,小腿长度可自膝关节间隙或腓骨头量至足的外踝,如以髌骨上缘为标准,则每因股四头肌收缩而移位,影响结果。

如下肢位置因髋部病变而维持于内收位或外展位时,下肢长度常显示增长或短缩,实则相等,此自然的增长或缩小亦可量出,即使患者平卧,自脐至内踝间度量,并作比较。

测定骨盆有无移位畸形,则可比较两侧自剑突至髂前上棘长度。

如发现肢体短缩(或延长),则可根据情况分为四种形式,即表面短缩(或伸长),真正短缩(或延长),相对短缩(或延长)及综合性短缩(或延长)。

3.肢体的周径

两肢体取相应的同一水平测量,测量肿胀时取最肿处,测量肌萎缩时取肌腹部。通常测量大腿周径取髌上 10～15cm 处,或髌上一横掌处;测量小腿周径取小腿最粗处。通过肢体周径的测量,可了解肿胀程度或肌萎缩程度等。

粗于健侧:有畸形者测量较健侧显著增粗者,多见于骨折、关节脱位等重症。如无畸形而量之较健侧粗者,多系伤筋肿胀等。

细于健侧:为陈旧性损伤失治或误治而成筋肉萎缩者,或有神经疾患而肢体瘫痪者。

当测量肢体周径时,宜依据骨性标志,在相对的同一平面对比测量。

上臂:腋皱褶平面、三角肌处环绕二头肌中份测量。

前臂:测量最大及最小周径。

腕:正在茎突处作测量。

掌部:2～5 掌骨头平面掌的周径。

大腿:髌上缘上 10cm、15cm 平面。

膝:髌上下缘及髌中点。

小腿:测量最大周径。

踝:最小周径在足背舟骨平面。

前足:足跖骨头处。

踝宽度:内外径宽度。

也有在上肢以鹰嘴为中点,于其上下 10cm 处测量,下肢则以胫骨上缘的关节线为中点,于其上下 15cm 处测量(如为小孩,则须按比例改变)。亦有取其他骨性标志为中点,于一定距离测量。或为适应肢体生长发育,均取某部分肢体中段测量,以作不同年龄时的对比。

4.关节功能的测量

包括关节主动运动和被动功能的测量,如果运动幅度不足,或运动的方向、幅度超过了正常范围,均应视为异常。

(1)关节主动运动功能的测量:正常各关节的运动方式及活动范围各不相同,而正常人又因年龄、性别、锻炼情况而有所不同。儿童的关节活动范围较大。运动员及杂技演员的某些运动范围亦可明显增大。相邻关节的运动范围亦可互相补偿互相影响。检查时应考虑到这些特点而做出判断。例如,髋关节运动受限时,可由腰椎各关节的运动加以补偿;膝关节屈曲挛缩,可继发髋关节屈曲挛缩。因此,临床检查时对患病关节的上下关节的运动,也应进行检查和测量,并与对侧比较。

(2)关节被动活动功能的测量:被动活动可分为两类:一类是和主动运动方向相一致的活动,正常时这类活动往往比主动运动范围稍大。一般应当先检查主动运动,后检查被动运动,以比较两者相差的度数。关节运动范围过大,见于先天性疾患或关节囊、支持韧带受损者。关节囊破坏或过松时,各方向的被动活动均增大。关节强直时,关节运动功能完全丧失,主动及被动运动均受障碍。假关节活动,指非关节部位出现类似关节的异常活动,见于骨折不愈合或先天性骨缺损者。肌肉瘫痪时,该肌支配的关节丧失主动运动功能,但被动活动可能性达正常,甚至超过正常范围;另一类是沿躯干或四肢纵轴的牵拉或挤压活动,及侧方牵拉或挤压活动,以观察有无疼痛及异常活动。被牵拉的组织主要是韧带、肌肉、筋膜、肌腱及关节囊等。被挤压的组织主要是骨与关节以及神经根等。

(3)肢体活动与疼痛的关系:了解肢体活动与疼痛的关系,对诊断与鉴别诊断有重要意义。劳损性疾患疼痛在活动时加重,休息时减轻;增生性关节炎则与此相反;腰痛伴间歇性跛行是椎管狭窄症的主症之一。关节各方向活动均受限且伴有疼痛,见于关节内粘连或关节内病损者;仅在某一方向某一范围内活动受限且伴有疼痛,而其他方向、范围的活动良好且无痛,见于肌肉、韧带等软组织损伤或粘连的患者。如肱骨外上髁上炎,抗阻力伸腕或被动屈腕牵拉伸腕肌群时,可引起肱骨外上髁部疼痛,并在该伸肌总腱附着处有明显压痛。冈上肌腱炎的患者,在肩关节外展 $600\sim1200$ 范围时疼痛,而在此范围以外则无疼痛。由于疼痛导致肌肉痉挛,关节的主动及被动运动均可受限,甚至不能活动。当痉挛解除后,功能即可改善。但在中枢神经性疾患(痉挛性瘫痪)和精神异常(如癔症)时,虽然肌肉也有痉,但活动时不痛。

(4)关节活动范围的测量:用特别的量角器来测量关节活动的范围,并以角度计算记录其屈伸旋转的度数,并与健侧进行对比,如小于健侧,多属于关节活动功能障碍。测量角度时,应先确定顶角和形成的两条边,即其上下肢的轴线。可先在肢体两端找出定点,在此两点间定出轴线,将角度尺的轴心放于顶角,两臂置于与轴线一致的直线上,即可测出其角度。然后记录量角器所示的角度。根据各关节的特点,确定所测的运动平面,按常规可选用额状、矢状、水平位进行。

常用的测量方法有中立位 0°法与邻肢夹角法两种。

①中立位 0°法:先确定每一关节的中立位为 0°,如肘关节完全伸直时定为 0°,屈曲时可成 140°。这一方法在临床中较为广泛应用。

②邻肢夹角法:以两个相邻的肢段所构成的夹角计算。如肘关节完全伸直时定为 180°,屈曲时可成 40°,则关节活动范围为 140°。

为了避免记录混乱,采用中立位 0°法做记录。

关节活动的角度测量也可将量角器的中心位置置一指示针,根据指示的起始角度,确定其活动范围,特别适用于旋转等角度的测量。

对不易精确测量角度的部位,关节功能可用测量长度的方法以记录各骨的相对移动范围。例如,颈椎前屈可测下颏至胸骨柄的距离,腰椎前屈时测下垂的中指尖与地面的距离等。

人体各关节功能活动范围如下:

①颈部:中立位为面部向前,双眼平视。颈部活动正常范围为:前屈 35°～45°,后伸 35°～45°,左右侧屈各 45°,左右旋转各 60°～80°。

②腰部:中立位不易确定,一般以伸直立为中立位,腰伸直自然体位,其活动度正常范围为:前屈 90°(正常时手指应可达到足背面,弯度呈弧形),后伸 30°(注意胸及腰段脊柱弯度改变的程度),左右侧屈(即向左及向右的侧屈度数)各 30°,左右旋转各 30°(固定骨盆,脊椎左右旋转的程度,应依据旋转后两肩连线与骨盆横径所成多角度计算)。

③肩关节:中立位为上臂下垂紧贴胸侧壁(0°)、肘关节屈曲 90°、前臂指向前方,但须固定肩胛骨,再测定其活动度。其活动度数正常为:前屈 70°～90°(于矢状面前屈,可达与肩关节成水平的位置,水平位屈曲可达 135°,如果继续前屈,因肩胛带的作用,可达 150°～170°),后伸 45°,外展 90°(超过 90°则为肩胛骨的作用),内收 20°～40°(上臂置胸侧,肘可触及同侧乳部即为内收),内旋 80°,外旋 30°,上举 90°(但应防止由于脊柱侧弯或脊柱过伸所引起的误差)。

④肘关节:肘关节中立位为前臂伸直,掌心向前,与上臂成一直线。其活动度正常为:屈曲 140°(即前臂与上臂轴线交角 40°左右,手指可触及同侧肩部前方),过伸 0～10°,旋前(内旋)80°～90°,旋后(外旋)80°～90°。旋转运动不是肘关节的作用,而是前臂及腕部的运动。屈肘至 90°,拇指向上,此为度量肘及腕部旋转运动中的中立位置。

⑤腕关节:腕中立位为手与前臂成直线(0°),手掌向下。其活动度正常为:背伸 35°～60°。(手指伸直时可背伸约 600,手指弯曲时背伸稍差),掌屈 50°～70°(手指伸直时可屈 700,手指弯曲时屈曲稍差),桡偏(外展)25°～30°,尺偏(内收)30°～40°。旋转腕部旋前及旋后同肘部的旋前及旋后,均为 80°～90°。

⑥手及手指:测量手指分开时最大宽度,可作双侧手对比,手指并拢,并测其强度,握拳测定指尖与掌面距离,测定手指掐捏、紧握、钩拉的力量。

拇指：中立位为手指沿食指方向伸直，其活动度正常如下。屈曲：拇指掌指关节屈曲为20°，指间关节屈曲90°。内收：0°。外展：40°。背伸：拇指掌指关节背伸为5°，指间关节背伸为0°。

拇指和小指对掌：拇指末端指腹可与小指末端指腹互相充分接触为正常。

手指屈曲：掌指关节屈曲为90°，近侧指间关节屈曲为100°，远侧指间关节屈曲为90°。背伸：掌指关节背伸为20°。外展：15°。内收：15°。

⑦髋关节：中立位为髋关节伸直，髌骨向前，并固定骨盆。关节活动度为：屈曲145°（卧位屈膝屈髋），后伸40°～45°（俯卧位，后伸），外展30°～45°（固定骨盆下肢伸直），内收20°～30°（固定骨盆，下肢伸直），内收40°～50°（屈膝90°），外展40°～50°（屈膝90°）。

⑧膝关节：中位为膝关节伸直，其活动度正常为：屈曲145°，过伸10°，当膝关节屈曲时内旋约10°，外旋20°。

⑨踝关节：踝关节中立位为足外缘与小腿间呈90°，而无足内翻或外翻。其活动度正常为：踝关节背伸20°～30°；踝关节跖屈40°～50°；跟距关节内翻30°，外翻30°～35°。

⑩足及足趾：足部关节中立位易确定，一般取足底与小腿成直角为中立位。跖趾关节背伸约45°，跖屈30°～40°。外展为5°～10°。内收为5°～10°。趾间关节：近侧趾间关节为背伸为0°，跖屈为25°，远侧趾间关节为背伸为0°，跖屈为20°。

（5）骨科测量运用的特点

①人体各关节的活动度，活动方向是不相同的。因此，骨科测量检查工具也是比较多的，有大及小型关节度量器（量角器）、骨盆倾斜度测量计、内外径度量器、足度量器、枕骨垂线、尺、木垫、三角板、叩诊锤、大头针、握力计、皮肤用铅笔、放大镜、棉签等。

②角度测量有特定的测量方法和记录方法，你用什么方法测量必须记录清楚。不能混淆。周径测量时必须双侧对比，用同一水平。否则会有误差，影响测量结果。

③测定关节运动，通常采用关节量角器，目测法不能得出准确的结果。一般以中立位为准绳，确定其屈、伸、旋转、内收、外展的运动度和运动幅度，测量时与对侧对比。以判断是否有病变，以便得出较准确的结论。

④关节活动正常的指数变异也是很大的，在年龄上的差异，小孩与老人是不同的。在性别上男女是不同的，在职业上也有很大的差异，另外与个人平时的锻炼有很大的相关性。如体操运动员与一般人比，运动员髋关节的活动度就明显大于一般人。即使是在病变的情况下，髋关节的直腿抬高试验可能也比一般人抬得高。因此，检查必须双侧对比。

（6）骨科测量的常用标志

①骨性标志

枕外隆凸点：枕外隆凸在正中矢状面上最突出之点。

耳下点：当头部位于眼、耳平面时，耳垂最低点。

颏下点：当头部位于眼、耳面时，下颏部在正中矢状面上最向下之点。

颈点：第七颈椎棘突尖端最突出之点。

脐点：脐中央之点。

肩峰点：肩胛骨肩峰上最向外突出之点；用手指沿着肩胛骨的肩胛冈或沿锁骨骨干向外

膜,便可寻得此点。

肱骨外上髁点:肱骨外上髁最尖端之点。屈肘时更为明显。

茎突点:桡骨茎突最尖端之点。拇指外展时,拇长展肌、拇长伸肌之间形成一个三角形深窝,在此窝之底易寻得此点。有时还可用到尺骨茎突点,在尺骨茎突尖端。

指尖点:当手臂下垂,掌面朝内靠拢大腿外侧面时,指尖最向下之点。以中指指尖点最为常用。

髂前棘点:髂前上棘最向前突出之点,可用手指沿着髂嵴向前摸得此点。

胫骨上点:胫骨内髁的内侧缘最高之点。

外踝下点:外踝最下之点。

内踝下点:内踝最下之点。

②表浅静脉标志:如头静脉、贵要静脉、大隐静脉等。

③肌腱标志:如股二头肌肌腱、肱二头肌肌腱、跟腱等。

④皮肤皱纹标志:如臀横纹、大腿皱纹、腘横纹等。

⑤身体标志线:如前正中线、锁骨中线、腋中线、腋后线、后正中线等。

二、各部位检查

(一)头部检查法

1.望诊

观察患者的神志是否正常,有无意识改变,如意识迟钝、嗜睡、朦胧、昏迷;患者的精神状态与头部损伤的程度密切相关,观察患者的表情、姿态和行动有无异常;患者对周围事物的反应,有无淡漠、激动、焦虑等表现;言语有无障碍。

头颅形状、大小与年龄是否相称;头部位置是否正常,有无强迫头位;头皮表面有无血管痣、伤口、肿块、瘢痕或瘘口流脓;有无局限性骨质隆起或凹陷。

观察眼睑裂的大小变化,注意两侧是否对称。睑裂小常见于动眼神经麻痹、颈交感神经损害以及面肌痉挛;眼睑裂变大见于面神经麻痹。眼球位置是否正常,单侧见于眶内肿瘤等,双侧突见于颅内压增高等。观察眼球活动有无改变,如外展神经、动眼神经麻痹可出现复视、斜视;若脑部病变可出现眼球震颤。观察两侧瞳孔是否等大等圆,对光反应是否存在。

观察鼻、耳有无出血,眼部有无瘀斑,咽后壁有无血肿,以判断有无发生颅内骨折。还要观察口开处是否正常,有无歪斜。

舌有无肌萎缩和震颤,伸舌时有无偏斜,以判断舌下神经有无损害。

2.触诊

头颅部触诊,注意颅骨有无压痛、凹陷,有无头皮下血肿,以判断是否有骨折存在。触摸颅骨有无局限性隆起,若质硬、无活动,可能为骨瘤。触诊鼻骨若有压痛、畸形,提示有鼻骨骨折。触诊下颌关节有空虚感,其前方可摸到下颌支的关节突,表明有下颌关节脱位。

3.量诊

用量角器、带尺来测量肢体的角度、长度及周径的方法称为量诊。测量前应注量有先后天畸形、与健肢放在完全对称的位置上,定点要准确。

（二）颈部检查

1.望诊

检查时患者取坐位，对颈部严重损伤的患者，可取卧位。检查时患者须脱去上衣，露出颈部和两侧上肢。坐位，两臂下垂，从前面观察头部有无向侧方歪斜，胸锁乳突肌有无挛缩，两侧肩部是否等高，以判断是否存在先天性斜颈。

观察颈部皮肤颜色是否正常，有无疮疹、肿物、瘢痕等。

从侧面观察颈椎生理曲度改变，有无前凸加大、曲度消失或是后凸。从后面观察颈部有无侧弯，头颈部有无后仰，颈椎有无后突畸形。

对于颈部严重损伤的患者，往往按时即能观察到患者不敢活动颈部。

2.运动检查

颈部正常活动不仅可使视野增宽，还能保持平衡感觉。颈部的活动有屈曲、后伸、旋转、侧弯。这些活动往往是协同的，可使头部的活动范围更广泛。虽然整个颈椎都参与头颈部的活动，但50%屈伸活动发生在寰骨与第一颈椎之间，其余则分布在其他各颈椎之间，颈椎5～6之间活动范围略大。约50%的旋转活动发生在环椎和枢椎之间，其余的旋转活动则分布在其他五个颈椎之间。侧弯不是一种单一的活动，往往伴有旋转运动，它是整个颈椎的联合活动。

（1）屈伸运动：检查前屈时，让患者头部尽量前倾，正常屈曲范围，下颏部可触到胸部，35°～45°检查后伸时，嘱患者头部尽量后仰，正常时可以看到头顶上的房间天花板，后伸范围35°～45°。

（2）旋转活动：检查时嘱患者向一侧转动头部，正常时下颏可以接近肩部。头部转动时两侧旋转程度做对比，并观察活动弧线是否流畅。正常旋转范围可达60°～80°。

（3）侧弯运动：检查时嘱患者将耳朵向肩部靠近。正常时头部能向每侧的肩部倾斜45°。检查时须防止患者抬高肩部靠近耳朵以带尝颈部侧弯受限。

3.触诊

颈部触诊宜采取仰卧位，该体位使颈部的肌肉松弛，便于进行检查。

（1）骨触诊：首先检查患者颈部前面的骨结构，医者站在患者侧方。一手扶住患者颈部的后面，另一手做触诊检查。

检查舌骨时，医者手指微屈，放在患者颈部的前面，甲状软骨之上，用食指和拇指夹住舌骨两侧进行触诊，舌骨呈马蹄形，自颈部中线向侧方及后方延伸，嘱患者做吞咽动作，可摸到舌骨运动。

检查甲状软骨时，医者将手指从颈中线向下移动，可摸到甲状软骨及其上方的切迹。软骨顶部相当第四颈椎水平，其下部相当第五颈椎水平。

第一环状软骨环紧靠甲状软骨的下缘的下方，与第六颈椎相对应。检查时让患者做吞咽动作，可以摸到第一环状软骨环随吞咽而运动。

颈动脉结节可从第一环状软骨环向侧方2.5cm处摸到，即第六颈椎横突前结节。该结节位于肌肉深层，检查时从手指的侧方向后压即能触及。检查时应两侧分别进行，如两侧同时检查，可影响从侧颈动脉血流，也可引起颈动脉反射。

检查颈部后面，嘱患者仰卧，医者站在患者头部上方，将双手扶住颈后，在颈后中线双手指接触,患者颈部后面肌肉放松,触诊头颈部后面骨性标志。从颅骨后面的枕骨开始,枕外隆凸呈半圆形隆起,位于枕部中线上,是上项线的中心。从枕外隆凸向侧方,可摸到上项线。在上项线的侧嵴向侧方触诊时,可摸到颅骨的圆形乳突。于颈椎后面的中线上逐个触诊棘突,检查有无压痛、异常活动,以判断有无棘突骨折。触诊时注意颈椎正常的生理前凸。第七颈椎和第一胸椎棘突比其他颈椎棘突大。正常时诸棘突基本成直线,创伤后一侧小关节脱位或棘突骨折,其直线排列会发生改变。

医者手指从第二颈椎棘突向侧方移动 2.5cm,即可摸到两椎体间的小关节。检查小关节时,注意有无触痛。第五颈椎和第六颈椎的小关节易患骨关节炎,因而常有触痛。

(2)软组织触诊:检查颈部前面的软组织,嘱患者仰卧,使颈部肌肉松弛。颈部前面的两侧有胸锁乳突肌,颈部的过伸常拉伤该肌。触诊时嘱患者把头转向对侧,此时,肌肉明显突起,便于检查。两侧对照检查肌肉的大小、形状和张力,注意触诊有无触痛、肿块。

淋巴结链位于胸锁乳突肌内缘。正常的淋巴结不易触到,若淋巴结增大,可以摸到并有触痛,胸锁乳肌起点部位的淋巴结肿大,提示有上呼吸道感染。甲状腺呈“H”形覆盖甲状软骨,正常的甲状腺光滑而不易触到。若有囊性肿或结节时,异常的腺体可以局限性增大,常有触痛。

颈动脉位于第六颈椎的颈动脉结节旁,用食指和中指触摸颈动脉的搏动,逐侧检查,两侧对比,不能两侧同时触诊,防止发生颈动脉反射。

在下颌角处触诊腮腺,腺体正常时,触诊只有下颌角的骨性感觉。如腺体发炎、肿胀,下颌角被肿胀的腺体覆盖,下颌角的骨隆触摸不清,骨性感觉消失。

触诊锁骨上窝有无肿胀、肿块。若锁骨骨折引起局部肿胀,锁骨上窝凹陷可能消失。

检查颈部后面时,患者取坐位,医者站其身后。首先触诊斜方肌,从颈部侧方的上部开始,向肩峰方向进行。颈椎屈曲性损伤时,该肌的上部常被拉伤,触诊时有压痛,并注意形态的改变。

在颈部斜方肌前方的淋巴结,正常时触不到,若发生感染,可触到肿大的淋巴结并有触痛。

项韧带起自颅底部的枕外隆凸,向下延伸到第七颈椎棘突;此韧带以纤维附着于每个颈椎的棘突,当颈部屈曲损伤时,项韧带被牵拉受伤,触诊时疼痛。

(3)特殊检查

①分离试验:做颈椎分离试验时,医者一手托住患者颌下,加一手托住枕部,然后逐渐向上牵引头部,如患者感到颈部和上肢疼痛减轻,即为阳性。分离试验可以拉开狭窄的椎间孔,也可以减少颈椎小关节周围关节囊的压力,还可以缓解肌肉痉挛,减少神经根的挤压和刺激,因此能减轻疼痛。

②挤压试验:做挤压试验时,患者取坐位,医者双手手指互相嵌夹相扣,以手掌面下压患者头顶,两前臂掌侧夹于患者两侧保护,不使头歪斜,以免挤压试验时造成意外损伤。当挤压时,颈部或上肢出现疼痛加重,即为阳性。检查时让患者能准确地说出疼痛部位,以便定位。挤压试验的机理是使椎间孔变窄,加重对颈神经根的刺激,故出现疼痛或放射痛。

③屏气收腹试验:检查时让患者屏住呼吸,收缩腹部肌肉以增加腹压,此时患者颈部出现疼痛,即为阳性。本试验的机理是增加椎管的内部压力,若颈椎管内有占位性病变,由于压力

增加,颈神经根受刺激加重,颈部即产生疼痛。

④吞咽试验:检查时患者坐位,嘱患者做吞咽动作,如出现吞咽困难或疼痛,本试验为阳性。常见于颈椎前血肿、咽后壁脓肿、颈椎骨折移位、颈椎脱位、颈椎肿瘤等。

⑤吸气转头试验:又称艾得松(Adson)试验。检查时患者取坐位。医者用手指摸到患者的桡动脉,同时将其上肢外展、后伸并外旋。然后嘱患者深吸气并把头部下颏转向检查的一侧,医者感到患者的桡动脉搏动明显减弱或消失,即为阳性。

本试验用来检查锁骨下动脉的情况。颈肋或前、中斜角肌紧张可压迫锁骨下动脉,该动脉在前、中斜角肌之间穿过进入上肢。本试验的特殊姿势,增加了前、中斜角肌的紧张,增加了对锁骨下动脉的压迫。当本试验出现阳性体征时,提示有颈肋或前、中斜角肌挛缩等病变。

⑥臂丛神经牵拉试验:患者坐位,头微屈。医者立于患者被检查侧,一手置该侧头部,推头部向对侧,同时一手握该侧腕部作相对牵引,此时牵拉臂丛神经,若患肢出现放射痛麻木,则视为阳性。颈椎综合征患者多出现该试验阳性。

(三)肩部检查

肩部是上肢运动的基础,它是由肩胛骨、锁骨和肱骨共同组成,被韧带、关节和骨肉相互连接,而形成三个关节相连接,即肩肱关节、肩锁关节、胸锁关节和肩胛胸壁连接。在正常肩部运动中,它们的运动彼此协调并有规律性,如果其中一个关节或接连发生运动障碍,就会影响肩部正常的运动功能。

肩部检查时首先观察肩外廓、姿势、轴线,注意有无强直、萎缩、麻痹、肿块、压痛或积液。对比两肩及肩胛骨的高度。测定两肩、胸锁及肩锁关节的稳定度。扣诊肱骨头位置。肩如平坦,常见于脱位三角肌萎缩。肩关节的积液因局部肌肉肥厚,甚至中度积液,亦不易发觉,反之,肩峰下滑囊积液则易于从后侧及上方察觉,故应注意区分。

骨性标志指肩峰、喙突及大结节三处,构成等腰三角形。如有改度,应考虑肩部骨性病度。若嘱患者将头偏向健侧,即可引起上臂痛时,则为牵扯神经引起张力征象,表明有臂丛神经痛。肩部自动运动检查可嘱患者外展上肢至直角,然后高举过头。

(①如能外展至90°,并高举与肩垂直,则肩胛带正常。

②若由30°～90°的动作迟缓,并在进行时有疼痛,可能为锁骨骨折。

③若上臂仅能稍微举起,并须用健肢托着,可能为肱骨的骨折或脱位。

④关节炎时,外展可引起疼痛,或不能外展。任何动作均引起疼痛。

⑤如有粘连,由30°～90°时无疼痛,接近90°时疼痛开始,外展愈大,疼痛愈烈。严重者仅留有肩胛骨动作。

⑥冈上肌的作用为在三角肌外展上臂时固定肱骨头,当冈上肌断裂时,如试行外展,三角肌虽然猛烈收缩,但上臂的外展不能单依靠三角肌作用,结果愈用力外展,肩愈高耸。其外展以最初30°较困难,若帮助外展至30°以外,则可用三角肌完成外展动作,或因肩胛骨作用,外展可达60°。

⑦当冈上肌肌腱炎时,冈上肌在中度外展范围(70°～120°)内恰好压及肩峰,故由30°～70°时无疼痛,接近70°时,疼痛突然出现,继续外展至120°以上时疼痛又消失。

除冈上肌肌腱炎外,冈上肌不全撕裂、冈上肌钙化、肩峰下滑囊炎及肱骨大结节裂纹骨折等病变,由于同一机制,将引起同样疼痛症状(Dawbarn 征)。

检查肩的被动运动时。须固定肩胛骨,然后作各方向的测定。按诊肱骨头及颈部时,亦常以手固定该部,然后被动旋转上臂测定之。若测定锁骨骨折是否连接,其方法亦类似。

肱二头肌如有损伤,则有下述体征:

①屈肘试验(Hueter 征):屈曲已旋后的前臂,肩部有疼痛。

②肩半脱位(Pagenstecher 征):肱骨头向上内半脱位。

③肱骨头上升(Cruveilhier 征):肱骨头可能上升。

(四)肘部检查

肘关节是由肱骨下端、桡骨头和尺骨鹰嘴组成,分别组成肱尺关节、肱桡关节和上尺桡关节。由于肘关节处肌肉较少,活动范围较肩关节小,因此发生在此处的疾病较肩关节易于诊断。检查时注意局部有无畸形,外观轮廓如何,肘后骨性结构(Hueter 线及三角)有无改变。伸肘时,肘后外侧凹陷(肱桡关节)是否存在,如有积液此凹陷即消失。

前臂与上臂长轴成的角度(提携角)应予测量。正常约 15°(男 10°,女 15°)的提携角,如已改变,即成肘内翻或肘外翻。肘后轴线也应测量,正常肱骨长轴与上髁连线成直角(B.O. Mapkc 髁上线)。

在肱桡滑囊炎时,肱骨外上髁及肘前窝前外侧有压痛,前臂旋前时疼痛可加剧。如检查桡骨头,则一手压局部,一手握腕部旋转,即可测知。

另外还应进一步检查肘部有无侧向运动,运动幅度如何,以判断是否有侧副韧带损伤或鹰嘴骨折。

(五)腕与手部检查

当进行手部检查时,应暴露整个上肢,进行估价。主动的肩关节、肘关节、肘关节及前臂的旋前与旋后活动很重要。这些关节的功能是手功能的正确位置所必须。在观察手时必须注意手颜色,以评定其血循环,应注意手有否肿胀,异常的姿势及估计皮肤的潮湿度,局部疼痛或压痛以及感觉敏感性。腕关节,腕掌关节,掌指关节及指间关节的主动与被动活动范围。应测量并记录握力。根据患者用手的不同动作来评定其功能。正确记录手检查所见是很重要的,简单的手的素描和相应的记号是很有帮助的,反复检查与初次检查同样重要,每次随访时都要重复一遍。只有在随访期间每周或每月做一系列的检查,才能使检查者了解是否有改善。

1.皮肤

正常驻手的掌面皮肤厚而固着,表面不平而湿润,便于持物牵拉和耐磨。手背正常皮肤薄而能动,便于手指关节屈曲,这是常见的水肿部位,从而限制手指的屈曲。检查者应注意有否肿胀,皮纹有否消失,表面的不平整,以及其色泽,湿度,瘢痕的皮肤病。

2.肌肉

起动手活动的肌肉可以分为外在肌和内在肌两种。外在肌的肌腹位于前臂,而其肌腱则止于手内。它们可以分为外在屈肌与伸肌。屈肌位于前臂的掌侧,使手指屈曲;伸肌则位于前臂的背侧,使手指和手直伸。

内在肌的起点的止点均在手内。

每一块肌肉应有系统地评价。令患者"握拳"和"伸直手指",这可给予检查者对手指活动范围有一个大概的印象,必须对每一组肌肉做进一步检查。

血管:手依靠桡动脉和尺动脉供血,有一个血管弓系统对手提供丰富的血液循环。

手的血液循环的判断,可观察皮肤的色泽,指甲甲床的发白和血管充盈良好。Allen试验是用来测定手部动脉血流通畅状况的。

（六）胸部检查法

1.望诊

望诊时患者脱去上衣,显露胸廓。观察皮肤颜色是否正常,若胸部外伤,皮肤可见青紫瘀斑。正常胸廓横径长,前后径短,上部窄,下部宽,近似圆锥形。观察胸廓前面两侧是否对称,若一侧隆起,另一侧变平,而胸廓后面亦一侧隆起,另一侧变平,胸椎棘突连线变成弯曲弧线,往往由胸椎侧弯形成此畸形。

若多发性肋骨折,伤侧胸部可明显塌陷并出现反常呼吸。胸部严重创伤,患者为减轻疼痛而采用腹式呼吸。

胸椎棘突出现角状后凸畸形,常见于胸椎压缩性骨折、胸椎结核。

脊柱胸椎段侧面观,胸曲正常应凸向后面,若胸曲后凸加大或消失,则胸椎有病变。

2.触诊

（1）骨触诊:先在胸部前面沿肋骨走行方向触诊,然后在胸背面沿肋骨走行方向触诊,如有明显压痛点,提示有肋骨骨折。进一步可作胸廓挤压试验,先进行胸廓前后挤压,医者一手扶住患者后背部,另一手从前面挤压胸骨部使之产生前后挤压力,如有肋骨骨折,可出现明显疼痛或骨擦音;再进行胸廓侧方挤压,医者用两手分别放置患者胸廓两侧,向中间用力挤压,如有肋骨骨折或胸肋关节脱位,则损伤处出现明显疼痛。

触诊肋软骨部,如有高凸、压痛,提示有肋软骨炎。

滑动触诊胸背正中,从第一胸椎棘突至第十二胸椎棘突。医者用中指置于棘突,食指、环指置于棘突两侧,中指沿胸背部棘突连线下滑,若中指不离开胸背部正中线,胸椎正常无侧弯;若中指离开胸背部正中线,且棘突连线有弧形弯曲,则有胸椎侧弯畸形。

若胸椎棘突有明显后凸,表明胸椎有压缩骨折或胸椎结核椎体有破坏。

（2）软组织触诊:触诊胸壁有无肿胀、压痛,如压痛表浅,范围较广,为软组织损伤。

顺肋间隙触诊,如肋间神经痛,可找到压痛点。胸背部软组织触诊还可以了解有无肿物及胸椎棘突附近有无脓肿。

（七）腹部检查法

1.望诊

患者仰卧,充分显露腹部。观察腹部外形,有无膨隆、静脉曲张、肠型、蠕动波,呼吸运动是否受限。

观察腹部皮肤有无瘀斑、血肿、伤口。若有伤口,应注意伤口的部位、大小。

2.触诊

腹部触诊重点检查脏器有无损伤。实质性脏器损伤,若腹腔内出血,检查时腹部有压痛、移动性浊音、肝浊音界消失。若肝、脾包膜下破裂或系膜、网膜内出血,可摸及腹部包块。胃肠道、胆管等空腔脏器破裂,因漏出的胃液或胆汁造成对腹膜的强烈刺激,产生腹膜炎,触诊可出现腹肌紧张、压痛、反跳痛。

下腹部触痛应进一步了解盆腔脏器中有无膀胱、输尿管、尿道、直肠等损伤。

腹腔除创伤血肿外,腹腔肿物尚须注意腰椎结核引起的腰大肌脓肿、椎体肿瘤。触诊时应了解肿物的大小、界限,质地软硬的程度,表面是光滑还是有结节感,有无波动及搏动,有无活动度,触诊是否敏感等,以判断损伤及病变的性质、程度。

(八)腰背部检查法

1.望诊

观察皮肤颜色,若有局部皮肤发红伴有肿胀,提示由感染引起。腰背部有无毛发斑,表明可能存在脊椎裂。皮肤有散在咖啡色斑,可能由神经纤维瘤病继发的皮肤改变。

观察有无脓肿及窦口。腰椎骨髓炎、结核可形成脓肿及窦口,以腰背筋膜、腹外斜肌、髂嵴所构成的腰三角处为好发部位。

观察腰椎弯曲情况,从侧面看腰椎有生理前凸;从后面观,腰椎棘突连线正常位于正中线,两侧髂嵴应等高。腰椎异常弯曲,角状后凸畸形,由单个椎体或2~3个椎体病变所致,如椎体压缩性骨折、脱位,椎体结核和肿瘤骨质破坏。弧形后凸畸形,由多个椎体病变所致,如类风湿脊柱炎、老年性骨质疏松症。脊柱侧弯畸形,可由姿势性或结构性引起。腰椎出现侧弯,可由原发性或继发性形成。腰椎生理前凸增大,右由水平骶椎、下腰椎滑脱、小儿双侧先天髋关节脱位形成。

2.运动检查

腰椎因没有肋骨的限制,所以腰椎的前屈、后伸、旋转运动范围比胸椎大。腰部运动有前屈、后伸、侧弯、旋转四种。

(1)前屈运动:检查时患者取站立位,医者站于侧方,一手扶患者腰骶部,另一手扶住胸部,嘱患者向前弯腰,弯腰时防止膝关节和髋关节屈曲而出现代偿性骨盆前倾。检查时注意观察棘突移动,是否有节律地形成均匀弧形。注意骶棘肌的肌张力,腰椎前屈运动有无障碍。腰椎前屈运动正常可达80°~90°。也可嘱患者站立位尽可能向前弯腰,用双手手指去接触足趾,若触不到足趾,可测量出中指指间到足趾间的距离。腰部前屈运动受限的常见的病有脊椎骨折或脱位、棘上韧带或棘间韧带撕裂、腰椎间盘突出症、腰椎结核、强直性脊柱炎等。

(2)后伸运动:检查时患者取站立位,医者站在患者身后,一手扶住患者腰骶部,嘱其向后作腰部伸展运动。注意防止患者骨盆后倾及下肢关节屈曲,以代替腰椎后伸运动。腰椎后伸正常可达30°。影响腰部后伸运动的常见病有腰椎滑脱、腰椎结核强直性脊柱炎等。

(3)侧弯运动:检查时患者取站立位,医者双手固定患者两侧髂嵴部,防止骨盆向一侧倾斜。嘱患者尽量向一侧作侧弯运动,然后再向另一侧尽量作侧弯运动,腰椎侧弯运动正常可达20°~30°,检查时注意观察有无运动障碍,同时比较两侧的活动范围。影响腰椎侧弯运动的常见病有腰椎横突骨折、腰背部软组织损伤等。

(4)旋转运动:检查时患者取站立位,医者两手固定患者两侧髂嵴,保持骨盆平衡。嘱患者向左侧旋转躯干,然后旋转回到原来的,再向右侧旋转射干,注意观察旋转运动范围,正常可达30°,两侧做对比。若出现运动障碍或有疼痛,常由腰部;软组织损伤、腰椎横突骨折等伤病引起。

3.触诊

(1)骨触诊:检查时患者站立,医者坐在患者后面,将两手置于两侧髂嵴顶部,两拇指放在腰背部中线第四、第五腰椎之间,检查腰椎后面棘突,逐个触诊,是否有压痛、畸形。若两个棘突之间摸到阶梯状畸形,可能有腰椎滑脱。最常见的是第五腰椎,在第一骶椎上方向前滑脱,或第四腰椎在第五腰椎上方向前滑脱。

检查腰椎前面时,让患者仰卧,两膝关节屈曲,使腹肌松弛,医者用手放在脐下,轻轻向下压迫,触诊第五腰椎和第一骶椎体的前面。

(2)软组织触诊:棘上韧带和棘间韧带连接腰椎的棘突,腰椎棘上韧带宽而厚,棘间韧带短而坚韧,连接相邻的棘突。在棘突线上触诊时,如棘上韧带或棘间韧带撕裂伤,触诊有压痛。

触诊骶棘肌时,医者站在患者背后,嘱患者头部后仰,使骶棘肌松弛,触诊时注意肌肉的形状、大小,有无触痛、痉挛或萎缩,两侧肌肉是否对称。腰背触诊还要注意是否有肿物。

前腹壁的肌肉是维持正常腰椎前凸的关键因素,麻痹时可导致腰椎前凸异常增大,检查时嘱患者仰卧,双膝关节屈曲,触诊腹部肌肉,注意肌肉张力改变。

在腹股沟区检查有封锁腰大肌脓肿,如有腰肌脓肿,当髋关节主动屈曲时疼痛加重。

4.特殊检查

(1)直腿抬高试验:患者仰卧位,两侧下肢伸直靠拢。嘱患者先将一侧下肢伸直抬高到最大限度,然后放回检查床面,再将另一侧下肢伸直抬高到最大限度两侧做对比,正常时腿和检查床面之间的角度约80°。当任一侧腿抬高过程中出现下肢放射性疼痛时,此为直腿抬高试验阳性。

本试验的机制是通过直腿抬高,使坐骨神经受到牵拉,若有腰椎间盘突出症、梨状肌综合征、椎管内肿瘤等病变,坐骨神经有压迫或粘连,通过坐骨神经受牵拉,即引起腰背部和腿部疼痛。

(2)仰卧屈膝屈髋试验:患者仰卧位,两腿靠拢,嘱其尽量屈髋、屈膝。医者双手按压患者双膝,使大腿尽量靠近腹壁,此时腰骶部呈被动屈曲状态。如腰骶部出现疼痛,本试验为阳性。表明腰骶韧带有损伤或腰骶关节有病变。

(3)拾物试验:本试验主要用于检查小儿脊柱前屈功能有无障碍。先取一物置于地面,让小儿拾起,注意观察其拾物的姿势。如直立弯腰拾物为正常。当脊柱有病变,腰不能前屈。

(九)骨盆检查

骨盆内最主要的关节是骶髂关节,是传导重力的枢纽所以易于招致损伤,容易发生疾病。故在检查时应该引起必要的注意。以防在诊断上造成一些不必要的差误。

1.骨盆的望诊

骨盆的望诊在矫形外科中,一般都采用立位观察。但骨盆损伤的患者需除外。髂前上棘、髂后上棘、腰骶部的菱形区,以及髂嵴,是骨盆望诊的最好标志。应观察下列项目:

(1)力线的改变:骨盆是脊柱的基石,无任何原因引起骨盆的倾斜,脊柱也会发生改变,骨盆倾斜角的增减,会影响脊柱矢状面的力线。骨盆倾斜角增大,脊柱势必向前倾斜,以保持躯干向前垂直,腰椎势必增加其前倾弧度,逐渐形成腰椎"前胸突畸形";反之骨盆倾斜角减小,导致腰椎发生代偿性后凸,表现为正常的前突减小,即成为"平背畸形"。

（2）背部及臀部肌肉的改变：需注意两侧髂后上棘有无向后凸畸形，臀骨肌有无麻痹，脊柱有无侧弯，当骶髂关节脱位时，由于髂肋肌向上后牵引，患者的髂骨会向上后移位。

（3）外伤患者，应特别注意其会阴部、腹股沟、大腿近端内侧、臀部、腰部有无肿胀及瘀斑，耻骨骨折此种现象多见。疑有尿道、膀胱损伤者应用导尿管导尿检查。

2.骨盆的触诊

触诊时必须先领患者自己指出最痛的区域，然后再进行触诊。骶髂关节有韧带损伤、半脱位或炎症疾患（如结核、强直性脊柱炎等）时，骨科三角（两侧骶髂关节和腰骶关节三个腰痛好发部位联合构成一个三角区，称为骨科三角）可有压痛。如有结核性脓肿，且较大者，可于下腹部两侧髂窝内触及肿块及压痛，若疑有骨盆骨折合并直肠损伤或骶尾骨骨折、脱位时，还需进行肛门指诊。

3.骨盆功能检查

（1）站立位：骶髂关节疾患时，患者常将体重支持在健侧下肢，使患肢松弛，呈屈曲状。腰旋转、前屈活动受限，疼痛加重，后伸侧屈活动度较少受限。

（2）坐位：骶髂关节疾病患者，坐位时常将患侧臀部抬起，身体向健侧倾斜。作腰前屈时，由下地骨盆相对固定，其疼痛及活动限制范围比站立时略为减轻或完全无限制。而腰骶关节疾病患者在坐位时所做的腰部各个方向运动与站立时相同，疼痛与活动幅度均不改变。

骶髂关节劳损、椎间盘突出及腰部疾患，根据活动时所引起的疼痛不同，可作鉴别诊断。

（3）卧位：侧卧位屈伸髋关节时，引起骶髂关节疼痛为阳性。骶髂关节松弛者，检查时将手放于骶髂关节部位，嘱患者屈伸髋关节，这时检查者可听到骶髂关节有响声，严重者在响声出现前有剧痛，响声之后疼痛完全消失，此为不平滑的骶髂关节面摩擦所致。

（4）卧床翻身活动：骶髂关节有病时，患者常喜向健侧卧位，两下肢屈曲，翻身感到困难，甚至需用手扶持臀部转动，此点对诊断骶髂关节病，有十分重要的意义。几乎所有骶髂关节疾患的患者，都具有这一阳性体征。

4.骨盆的特殊检查

骨盆的特殊检查很多，但主要有检查骶髂关节有无病变如：骨盆分离试验、床边试验（Gaenslen 试验）、斜扳试验（唧筒柄试验）、单髋后试验（Gillis 试验或 Yeo-man 征）等。检查骨盆是否有骨折的如：骨盆挤压试验。另外还有许多试验也可检查骨盆病变的试验如：①骶髂关节定位试验：患者仰卧，检查者抱住其两腿膝后部，使髋关节屈曲至 90°位，小腿自然地放在检查者右臂上。检查者左手压住膝部，使骨盆紧贴检查台。患者肌肉放松。然后以双大腿为杠杆，将骨盆向右和向左挤压。一侧受挤压，对侧被拉开，骶髂关节疾患时，向患侧挤压时疼痛较轻，而向对侧挤时患侧被拉开疼痛较剧烈。②坎贝尔（Compbell）征：嘱患者取站立位或坐位，躯干前倾时，骨盆不动，可能为骶髂关节病变；若骨盆及躯干同时前倾则为腰骶关节病变，主要活动在髋关节。③伊利（Ely）征：患者俯卧，一侧膝关节屈曲，使足跟接近臀部，正常者骨盆前倾，腰前凸增大；若骶髂关节有病变，则骨盆离开床面被提起，表示骶髂关节活动受限。

（十）膝部检查

膝关节的构造有其特殊之处，膝关节是人体关节软骨面最大和滑膜最多的关节，关节内部结构也是最为复杂的，周围滑囊很多，前有髌骨，内有半月板和前后交叉韧带。膝关节的运动远非是一个单一铰链式的运动。因此,膝关节的损伤和疾病发病率是比较高的,然而,膝关节疾病的检查和诊断又较为复杂,有时候很难从一般临床检查明确诊断,因此,除临床检查外,还需要结合 X 线、CT、膝关节镜等特殊辅助检查和实验室检查,甚至最终要依靠病理学检查的结果,但是全面地掌握病史细致地系统的物理检查仍不失为诊断膝部损伤和疾病的主要手段。

首先观察步态是否异常,有无跛行,蹲起活动是否自如,再进行下一步观察。

(1)局部皮肤情况:皮肤发红且皮温增高,多为炎症所致;皮肤色素沉着可见于骨肿瘤和长时期热敷或中药熏洗所致;局部汗毛增多常见于膝关节结核或膝关节较长时间固定后;膝关节附近的窦道常为膝关节结核所为;较远的窦道常是慢性化脓性骨髓炎引起;股骨远端、胫骨近端出现肿块并见局部皮肤静脉怒张,多见于骨肉瘤;无肿块只见静脉怒张,多数情况下为静脉曲张;局部皮肤有瘀血或皮肤擦伤,多为外伤所致。

(2)步态:观察步态很重要,很多疾病都能从步态上反映出来,如膝关节强直在伸直位走路时,健侧足跟抬高或患侧骨盆升高,患肢向外绕一弧形前进。

(3)肿胀:肿胀的部位、范围、程度和性质是诊断的重要依据。正常男子的髌骨可以看出明显的轮廓,髌骨周围有凹陷。女性和小孩的髌骨及周围的凹陷多数不很明显,因此,检查膝部肿胀需要与健侧的外形对比,发现膝部肿胀,要区分是关节积液肿胀还是关节周围肿胀。外伤造成的肿胀,因伤情的不同而表现不完全一样:一般说来软组织损伤肿胀较轻,骨折或脱位肿胀较重。如损伤后膝关节弥漫性肿胀,应考虑到是关节内骨折,常见的如股骨髁间骨折或胫骨髁间骨折。膝前部明显肿胀并有瘀斑,多为髌骨骨折。如见腘窝部明显肿胀应注意骨折、脱位合并腘血管损伤。

非创伤性的膝部肿胀较为复杂。膝关节滑膜炎时,少量积液常沉积于滑膜囊之前下外侧和前内侧隐窝,表现为髌韧带两侧正常凹陷消失。大量积液则充填全部隐窝,使膝部明显肿胀,而两端较细(关节肿大,两端肌肉萎缩),形似“鹤膝”,多为膝关节结核、风湿性关节炎、类风湿关节炎的表现。膝关节弥漫性红肿、灼热,多为膝关节的急性化脓性关节炎所致。

膝关节周围肿胀,因不受滑膜囊的约束,故无一定形态。不规则的肿胀若伴有疼痛,常提示有肿瘤或脓毒败血症的可能。若膝部周围出现弥散性肿胀,说明股骨下端或胫骨上端已发生骨髓炎。

第三节 骨与关节损伤的临床分析

骨关节损伤由多发骨折引发而来,原指除手、足小骨骨折以外,有 2 处以上大骨骨折。在凡有 2 个或 2 个以上部位发生骨折或脱位者,称为多发性骨关节损伤。

一、损伤的概念

损伤是指人体受到外界各种创伤因素作用所引起的皮肉、筋骨、脏腑等组织结构的破坏及其所带来的局部和全身反应。

现代骨伤科研究的对象主要为两类:一类为损伤,一类为疾患。

损伤:骨折、脱位、伤筋、内伤等。

疾患:骨痨、骨疽、痹、痿、畸形及骨肿瘤等。

二、损伤的分类

损伤是指人体受到外界创伤因素作用所引起的皮肉、筋骨、脏腑等组织结构的破坏及其所带来的局部和全身反应。轻则妨碍日常工作和生活,重则危及生命。按损伤的性质和特点可有下列分类方法。

(一)按损伤部位分类

按损伤部位不同可分为外伤与内伤。

外伤是指由于外力作用而引起的皮、肉、筋、骨损伤,临床可分为骨折、脱位与伤筋;内伤亦称内损,是指由于外力作用引起脏腑损伤及损伤所引起的气血、经络、脏腑功能紊乱而出现的各种损伤内症。伤科内伤与七情、六郁、劳倦、气血、痰食等所引起的内科内伤是不同的,伤科内伤必须具有外力伤害的病史。人体是一个内外统一的有机整体,从外伤来讲,皮肉裹于外,筋骨连续于内。因此,皮肉受损,筋骨亦会被累及;反之筋伤骨损,皮肉亦会受累。对内伤来讲,因经络为运气血的通道,经络内属于脏腑,外络于肢节,而且五脏之道皆出于经隧,因此无论是伤气血或伤脏腑,均可导致经络阻滞;反之经络损伤亦可内传于脏腑,经络运行阻滞必然引起气血、脏腑功能失调。外伤与内伤没有明显的界限,患者受到外伤时,损伤之力必由外及内,并可引起脏腑功能不和,外伤时多兼有内伤的症候。

1.外伤

可分为伤皮肉、伤筋、伤骨。

(1)伤皮肉:外来暴力作用于人体,都是由表及里,皮肉首当其冲,故最易受伤。临床上根据受伤处皮肤与黏膜的完整与否分为两种:

①创伤:古称"金疡""金创",又叫"红伤"。指皮肉受伤破损,皮开肉绽、出血、体表有创口,深部组织与外界环境相通者。相当于现代医学的开放性损伤。临床常见有:擦伤、裂伤、割伤、刺伤、穿入伤、贯通伤、火器伤等。

擦伤:皮肤受到粗糙面摩擦致伤,所引起的浅层皮损,创面有细小擦痕及细小出血点。

裂伤:由外伤打击所致皮肉及皮下组织裂开,且伤口边缘不整。

割伤:由锐利器具切割所致,创口较整齐常呈直线状,深浅程度可不同。深部割伤不仅肌肉而且血管、神经、肌腱均可被割断,出血较多。

刺伤:由尖细物体刺入皮肉所致,伤口不大,但一般较深,深部重要器官可以受到损伤,致伤物可折断于深部组织内。

穿入伤:多为高速的枪弹、弹片所致,组织损伤一般较大,致伤物可留在体内,并可将污染物带入组织内,又称非贯通伤。

贯通伤:致伤情况与穿入伤相似,但贯通伤有入口与出口两个伤口,也可将污染物带入组织内。

火器伤:由各种火器所致的损伤,如炸药、雷管、鞭炮等所致,伤情多复杂,处理较为困难。

②挫伤:皮肉受伤,皮未破者,为闭合性损伤。

(2)伤筋:人体肌肉、肌腱、筋膜、韧带、关节囊、软骨、周围神经和较大血管等因遭受外来暴力冲撞、强力扭转、牵拉压迫或矛刺刀割等原因而损伤,均属于伤筋。可分筋断与筋不断。

①筋断：一般指韧带、肌腱、筋络等软组织或神经的断裂，可造成功能障碍或丧失，并伴有畸形。

②筋不断：指筋伤而末断裂者，在早期常出现筋扭、筋翻等症，后期可出现筋强、筋缩、筋萎、筋结等。

（3）伤骨：由于外力作用使骨或关节损伤，称为伤骨。可分为骨折和脱位。

①骨折：骨的完整性或连续性发生部分或完全断裂。可分为骨损、骨裂、骨断、骨碎四种。

骨损：指骨表面之骨膜或皮质遭受损伤，并未发生骨裂，更无骨折，诊断主要依据骨表面的敏感压痛，X线常难发现骨质改变。

骨裂：骨骼只出现裂缝而未发生断裂，即为骨的连续性部分遭受破坏，常叫裂纹骨折。

骨断：凡骨骼折断成二段者。根据折断的形状又有横断形、斜型、螺旋形、劈裂型骨折等。骨的完整性、连续性完全中断。

骨碎：骨折后成三块以上碎片者，又叫粉碎性骨折。

②脱位：又称脱臼或脱骱，古称出臼。相对骨间关节面失去了正常的解剖关系，导致关节功能障碍者。可分为全脱位、半脱位、中心性脱位和骨错缝四种。

全脱位：指杵骨完全离臼，即组成关节的各骨端关节面完全脱出。

半脱位：指组成关节各骨之关节面仅部分脱离原位。

中心性脱位：指杵骨穿破臼底，从臼底脱出关节，见于髋关节，常合并臼底骨折。

骨错缝：指一些微动小关节如颈、胸、腰、关节受伤后关节面错缝或关节滑膜发生嵌顿。

2.内伤

可分为伤气、伤血、伤筋络、伤脏腑。

（1）伤气：损伤后气机运行失常，有气闭、气滞、气虚、气脱之分。

（2）伤血：损伤经络血脉，血离经脉滞留体内；血溢脉外或血逆妄行，自诸窍而出，临床上可分血瘀、血热、血虚、血脱。

（3）伤经络：经络为气血的通道，一旦经络受损。伤后则出现循经络扩散的症状。

（4）伤脏腑：即内脏损伤。可分为开放性和闭合性损伤两大类。

（二）按损伤过程和外力作用性质分类

按损伤发生的过程和外力作用的性质可分为急性损伤与慢性劳损。

急性损伤是指由于突然产生的暴力引起的损伤；慢性劳损是指由于劳逸失度或体位不正而使外力经长年累月作用于人体所致的病症。

（三）按受伤的时间分类

按受伤的时间可分为新伤与陈伤。

伤后未超过半月就诊者一般视为新伤；陈伤又称宿伤，俗称老伤，是指新伤失治，日久不愈，或预后又因某些诱因，隔一定时间在原受伤部位复发者。

（四）按受伤部位皮肤或黏膜的完整性分类

按受伤部位的皮肤或黏膜的完整性是否被破坏分为闭合性与开放性损伤。

受钝性暴力损伤，体表无创口者为伤闭合性损伤。由锐器、火器或钝性的暴力作用使皮肤或黏膜破损，深部组织与外界环境沟通者为开放性损伤。

（五）按受伤程度不同分类

按受伤程度不同可分为轻伤与重伤。

一般而言，外伤伤皮肉病情较轻，伤筋骨较重，而以筋断骨折为最重。在内伤中，伤气血病情较轻，伤内脏较重，内脏破裂出血为最重。

（六）按致伤因素的职业特点分类

按致伤因素的职业特点可分为生活损伤、工业损伤、农业损伤、交通损伤、运动损伤等。

（七）按致伤因素的性质种类分类

按致伤因素的性质种类可分为物理损伤、化学损伤和生物损伤等。物理损伤包括外力、高热、冷冻、电流等。化学损伤包括各种化学药品致伤。生物损伤包括各种动物伤害。

三、损伤的病因

损伤的病因，是指引起人体损伤（伤病）发生和发展的原因，或称为损伤的致病因素。现将损伤的病因分为外因和内因两方面介绍如下。

（一）外因

外因指从外界作用于人体而致损伤的因素，主要系外力伤害，但与外感六淫及邪毒感染等有密切的关系。

1.外力伤害

外力作用可以损伤人体的皮肉筋骨而引起各种损伤。急性损伤可由跌仆、坠堕、闪挫、压轧、拳击、殴打、刀刃、枪弹等引起；慢性损伤可因长年累月姿势不良、长期反复牵拉、摩擦等引起。根据外来暴力的性质不同，可分为直接暴力、间接暴力、肌肉强烈收缩和慢性劳损等四种。

（1）直接暴力：损伤发生在外力直接作用的部位，如挫伤、创伤、骨折、脱位等。暴力不通过中间环节，直接作用于人体受伤部位的暴力。其致伤特点：损伤发生在外力直接作用的部位；骨伤常为粉碎或横断；所致损伤常为开放性；所致脱位常并发筋断或撕脱骨折。

由于作用方式的不同又有以下几种：

①挤压伤：机体受到重物的挤压致伤。受害程度取决于挤压物的重量和挤压物与身体接触的面积。

②冲撞伤：机体受到器物的撞击致伤。

③击杀伤：锐利器具或器具直接作用于机体局部，造成损伤。伤情多严重。

（2）间接暴力：损伤发生在远离外力作用的部位，如传达暴力、扭转暴力、杠杆支撬作用所致损伤。当高处坠下时，臀部着地，身体下坠的冲击力与地面以脊柱的反作用力所发生的挤压力即可在胸腰椎发生压缩性骨折。如跌倒时手掌或手背着地时，常造成肱骨髁上骨折或肘关节脱位。间接暴力其致伤特点：损伤发生在远离外力作用的部位；造成骨折多为斜形、螺旋形、压缩性和撕脱性；筋腱损多为扭伤；内伤多为震荡伤。

由于作用方式的不同又有以下几种：

①传达暴力：多由大小相等，作用方向相反的纵向轴心作用形成，多发生在四肢和脊柱。特点：损伤发生在力的作用中心。骨折常为斜形或压缩性。力的作用中心常在骨质结构薄弱处，运动与静止交界处，坚质骨交界处。

②扭转暴力：由大小相等，作用方向相反的横向轴心作用所致。特点：损伤易发生在关节、

筋腱结构薄弱处或骨干细弱处。骨折常为螺旋形。软伤常为关节囊或韧带损伤。

③杠杆作用：由支撬作用形成。

（3）肌肉强烈收缩：肌肉猛烈收缩亦可造成损伤，如跌仆时股四头肌强烈收缩可引起髌骨骨折、体操运动员的肱骨内上髁撕脱骨折、投掷标枪时因肌肉的收缩可引起肱骨干骨折等。

（4）慢性劳损：《素问·宣明五气论篇》云"久视伤血，久卧伤气，久坐伤肉，久立伤骨，久行伤筋，是谓五劳所伤。"肢体某部位之筋骨受到持久的或反复多次的牵拉、摩擦等，可造成筋骨持续受外力积累所伤。长期不良姿势工作会引起肌肉劳损，如单一姿势弯腰长期工作造成腰肌劳损；长期持续的行走可引起腓骨、跖骨的疲劳性骨折。

2.外感六淫及邪毒感染

外界风、寒、暑、湿、燥、火六淫侵袭或邪毒感染也可致筋骨、关节发生疾患。如感受风寒后引起的落枕，各种损伤后可兼挟风寒湿痹，引起四肢关节疼痛或活动不利；开放性骨折邪毒感染后引起骨髓炎等。

（二）内因

主要是指从人体内部影响损伤发生和发展的因素。伤病的发生与发展无论是急性或慢性损伤、内伤或外伤主要是由于外力伤害等外在因素起主要作用，但也都有它们各自不同的内在因素和一定的发病规律。《素问·评热病论篇》指出："邪之所凑，其气必虚。"在《灵枢·百病始生篇》中更为明确地指出："风雨寒热，不得虚，邪不能独伤人。""此必因虚邪之风，与其身形，两虚相得，乃客其形。"说明大部分外界致病因素只有在机体虚弱的情况下，才能伤害人体。这不仅体现在外感六淫病症和内伤七情病症的发病，而且对损伤的发病也不例外。因此，我们强调内因在发病学上的重要作用。但是，当外来暴力比较大，超越了人体防御力量或耐受力时，外力伤害就成了主要和决定性的因素。

伤病的发生，外因是很重要的，但它与生理因素（年龄、体质、局部解剖结构）、病理因素（内分泌代谢障碍、遗传）等内在因素关系十分密切。

1.生理因素

（1）解剖结构：损伤的发生与局部的解剖结构有很大关系。间接暴力造成骨折时，骨折通常发生在骨密质与骨松质交界处、骨质结构薄弱处、运动与静止交界处。如肱骨髁上骨折，肱骨髁上部位，前后扁薄，前有冠状窝，后有鹰嘴窝，两窝之间仅有一层极薄的骨片，两髁稍向前屈，又是骨松质与坚质骨交界处，该处是结构上和力学上的薄弱点，故易发生骨折。第12胸椎与第1腰椎体易发生压缩性骨折，因为该处是运动与静止的交界部位。

（2）年龄：年龄不同，伤病的发生率、发生病种和好发病部位是不相同的。小儿骨骼有机物相对较多，骨骼柔韧性较好，但因骨骼较细小，尚未坚实，受外伤后易发生骨折，但小儿骨骼骨膜较厚且韧性较好，骨折时多为不完全性骨折；儿童骨骼有骨骺存在，受伤时有损伤骨骺的可能，如骨骺损伤，可导致受伤骨骼的生长发育受到影响，产生迟发性畸形。常发生于儿童或17～18岁以下的正在生长发育、骨骺尚未愈合的少年。青壮年筋骨强健，轻微外伤不易骨折，只有强大暴力作用才有可能发生骨折。老年人肝肾亏损，骨骼脆弱，轻微外伤就有可能发生骨折。如跌倒时是手掌部着地，小儿可能为肱骨髁上骨折，而在成人可能没有骨折或为肘关节脱位，老年人则可能发生桡骨远端骨折。同样是臀部先着地，在儿童可能没有骨折，但老年人极易导致股骨颈骨折或股骨转子部骨折。

（3）体质：体质的强弱与损伤的发生有密切的关系。身强力壮者，筋骨坚强对损伤的耐受力大，不易发生骨折、脱位、伤筋。年老体弱，气血亏虚，肝肾亏损，骨质疏松脆弱患者，轻微外伤就易发生骨折、脱位或筋伤。如老年人体质虚弱者的颞颌关节脱位，老年人常见的椎体压缩性骨折、股骨颈骨折、股骨转子间骨折等。《正体类要·正体主治大法》中指出"若骨骱接而复脱，肝肾虚也"。说明肝肾虚损是习惯性脱位的病理因素之一。

（4）职业工种：伤病的发生与职业工种有一定的关系，如手部损伤较多发生在缺乏必要的防护设备下工作的机械工人；慢性腰部劳损多发生于经常弯腰负重操作的工人；运动员及舞蹈、杂技、武术人员易发生各种运动损伤；经常低头伏案工作的中老年人易发生颈肩痛症或颈椎病等。

2.病理因素

（1）内分泌代谢障碍：内分泌代谢障碍与损伤的发生有一定的关系。如甲状旁腺功能亢进者，骨质脆弱，极易发生骨折。更年期妇女，体内雌性激素水平下降，骨质脱钙，骨量减少，易患骨质疏松症，轻微外伤就会导致骨折发生。肾上腺皮质功能亢进或长期使用肾上腺皮质激素后，容易发生骨折或使骨折愈合迟缓。

（2）遗传：某些骨病与遗传有一定的关系，如脆骨病，多发性骨软骨瘤（Ollier病）与遗传因素有关。

（3）骨疾患：原来骨骼就有病变，一旦受到轻微外力伤害，骨骼极易发生骨折。如骨囊肿患者，容易在骨囊肿部位发生病理性骨折；骨肿瘤、骨结核的病理性骨折也是如此，都是先有局部病变，后因轻微外力作用而发生病理性骨折的。

四、损伤的病机

外伤疾患多由于皮肉筋骨损伤而引起气血瘀阻，经络阻塞，或津血亏损，或瘀血邪毒由表入里，而导致脏腑不和；亦可由于脏腑不和由里达表引起经络、气血、津液病变，导致皮肉筋骨病损。

（一）气血津液病机

1.气血的生理功能

气是构成人体最基本的物质，是维持脏腑正常活动的基础。它由禀受于父母的先天之精气，和通过脾胃受纳、运代摄取的水谷之精气及由肺脏呼吸所吸入的自然清气共同组成。其充满于周身而无所不到，促进人体的生长发育，温煦四肢百骸，维护机体的健康。此外还能固摄津液，保持正常的津液代谢。

2.损伤与气血的关系

气血与损伤的关系极为密切，当人体受到外力作用时，常可导致气血运行紊乱而产生一系列的病理变化。人体一切伤病的发生、发展无不与气血有关，气血调和能使阳气温煦，阴精滋养。若气血失和，便会百病丛生。损伤后气血的循行不得流畅，则体表的皮肉筋骨与体内的五脏六腑均将失去濡养，以致脏器组织的功能活动发生异常，而产生一系列的病理变化。所以，气血与损伤的关系是损伤病机的核心内容。现将伤气伤血分述如下：

（1）伤气：由于跌仆闪挫，或负重用力过度，呼吸失调，冲撞胸部，或外邪、情志、饮食、劳倦

31

等病因作用于人体以致人体气机运行失常。一般可分为气滞、气虚,但损伤严重者出现气闭、气脱等证。

①气滞:指损伤后气机运行障碍。气运行于全身,应该流通舒畅,如人体的某一部分、某一脏器发生病变或受外伤。都可使气的流通发生障碍,出现"气滞"的病理现象。多由于闪挫劳损、情志内伤等因素引起。气本无形,故郁滞则气聚,聚则似有形而无实质。气机不通之处,即病变所在之处。《素问·阴阳应象大论篇》说:"气伤痛,形伤肿",以胀闷、疼痛、胀多于痛、痛无定处等为临床主要特征。肺气壅滞,失于宣降,症见胸膈胀闷,咳喘气促;肝气郁滞,疏泄失常,可见伤后情志抑郁或烦躁,胁肋、少腹胀闷疼痛,月经不调等;脾胃气滞,升降不利,受纳及运化功能失常,则见脘腹满闷疼痛,不思饮食,暖气吞酸,便秘等;经络气滞,营卫受阻,则见病变部位的经络、筋肉、骨节胀痛等。

②气闭:常为严重损伤而骤然导致气血错乱,气为血壅,闭而不宣。是气滞最重的表现。其主要见证为一时性的晕厥,或昏迷不省人事、恶心呕吐、窒息、烦躁妄动,或昏睡困顿,或牙关紧闭、四肢抽搐等。

③气虚:气虚是全身某一脏腑、器官、组织出现功能衰退的病理现象。其发生与气的生成与来源不足、过耗等有关。在伤科疾病中常见于某些慢性损伤患者、严重损伤恢复期及年老体弱者,脏腑机能减退,气的生化不足;伤后饮食失调,水谷精微不充,以致气的来源不足。其主要证候是:疲倦乏力、语声低微、呼吸气短、自汗、胃纳不佳、脉细软无力。

④气脱:指气机失调而引起的阳气虚衰的病理改变,是气虚最严重的表现。气的功能发挥,有赖于血及津液的正常。当血液或津液大量耗损时,就可导致本元不固,造成"气随血脱"或"气随液泄"的病理改变,发生气脱。气脱者多有突然昏迷,或醒后又昏迷,表现目闭口开、面色苍白、呼吸浅促、四肢厥冷、汗出淋漓、胸闷气憋、二便失禁、脉微弱等证候。常发生于开放性损伤失血过多、头部外伤等严重损伤。

(2)伤血:明·刘宗厚《玉机微义》说:"损伤一证,专从血论"。由于跌打损伤、碾轧挤压、拳击挫撞以及各种机械冲击等外力作用,均可伤及经络血脉,以致损伤出血;或血行之道不得宣通,瘀血停积;或血液不能循经流注,离经妄行,即可出现伤血的病理变化,而产生全身症状。临床上一般分为血瘀、血虚和血热三种。

①血瘀:指血液运行不畅,淤积凝滞,或血溢脉外,离经之血停于皮下、肌肤腠理之中,或蓄积于脏腑、体腔内,即称为血瘀。血液瘀滞,成为瘀血。血瘀可因局部损伤出血及各种内脏和组织发生病变所形成。在骨伤科疾患中的血瘀多属于局部损伤出血所致。血有形,形伤肿,瘀血阻滞,不通则痛,故血瘀会出现局部肿胀疼痛。血溢肌肉之间故见肿胀,溢于肌肤之间则见瘀斑;瘀血阻滞,不通则痛,故见疼痛。且痛如针刺,痛点固定不移,此乃血瘀最突出的一个症状。瘀血不去,可使血不循经,出血反复不止。体内有瘀血其全身表现多为面色晦暗、皮肤青紫、肌肤甲错、毛发不荣、舌暗或有瘀斑、脉细或涩等证候。

血瘀与气滞在临床上常同时并见,因气与血之间有着不可分割的关系。气滞会带来血瘀,血瘀会导致气滞。只是孰轻孰重、孰先孰后的问题,故在治疗上常行气与活血并用。

②血虚:指体内血不足,不能濡养脏腑、经络、皮肉、筋骨而出现的病理变化。其主要原因是失血过多或素体虚弱,或损伤日久,正气方耗,致心脾功能不佳,生血不足;或筋骨严重损伤,

累及肝肾、肝血肾精不充;或瘀血不去,新血不生所致。血虚的各种临床症状,均与"失于濡养"有关,病理方面主要与心、肝、冲任、经络等密切相关。血虚不能上营于头面,则头晕目眩,面色苍白或萎黄,唇舌色淡;心血不足,血不养心,则见心悸怔忡,失眠,健忘;肝藏血,主筋,开窍于目,血不养肝,则视物不清;血不养筋,则筋弛不收,肢体麻木,关节不利,爪甲无华;血虚精亏,肝肾不足,骨失濡养,则骨折筋断后愈合迟缓或不愈合;妇女损伤后冲任空虚,则见月经量少,色淡,甚至经枯经闭。

③血热:指血分有热,或热邪侵犯血分的病理变化。多由损伤后积瘀化热,或金刃创伤,邪毒感染所致。火热熏灼为主要病机。血热的主要临床表现有发热、口苦、口渴、心烦、舌红、苔黄、脉数等症,甚者出现高热昏迷。部分病例可因积瘀化热,邪毒感染,致使局部血肉腐败,酿液成脓。若邪热盛于血分,血受热迫,血热妄行,则可见鼻出血、齿出血、吐血、咯血、便血、尿血、肌肤出血等,或出血不止。

3.精津的生理功能

精是构成人体和维持生命活动的基本物质,即肾的先天之精与水谷后天之精。津液是人体内一切正常水液的总称,主要是指体液而言。清而稀薄者为津,浊而浓稠者称为液。津多布散于肌表,以渗透润泽皮肉、筋骨之间,有温养充润的作用。液流注浸润于关节、脑髓之间,以滑利关节、濡养脑髓和骨髓,同时也有润泽肌肤的功能。津和液两者都是体内的正常水液,两者之间可互相转化,故并称津液,津液和血是互生的,血液得津液的不断补充,才能在周身环流不息,《灵枢·痈疽》说:"津液和调,变化而赤是为血"。

4.损伤与津液的关系

津液与气血等共同组成人体生命活动的物质基础,在人体的生理活动过程中,三者相互为用,密切联系。当津液的生成、辅布、调节、转化、代谢等因损伤、外邪侵袭及其他致病因素影响而失调时,不仅直接影响皮肉筋骨、关节孔窍的润泽和濡养,且可形成水湿、痰、饮等病证及导致气、血、精液等方面的病理变化。

(1)津液亏损:指体内津液不足。多因摄入生成不足或津液耗损过多而引起。骨伤科常见于损伤失血过多、大汗,或久病精血内夺,或治疗不当,误用辛燥之品等,以致脏腑津液亏损,组织器官失去滋润和濡养,进而产生一系列的病理变化。津液是血液的重要组成部分,津液与血液的盈亏是相互影响的。

津液亏损,影响脏腑的气化功能,可导致气不化津,津气失调,津液的生成和辅布障碍,甚则因气无所依附,发生气随液脱的病理变化。气虚不能固摄,又可致津液损伤。若津液亏耗过多,阴液乃至真阴消亡,可产生亡阴,阴阳互根,亡阴则阳无所附,导致亡阳。临床上表现为面色苍白,四肢厥冷,汗出淋漓,脉微欲绝等症。

(2)水停痰聚:指体内水液不得输化,停留或渗注于某一部位而发生的病理变化。由于损伤致气机不利,气化失司,津液的输布失常,水液停留,气血浊邪熏蒸凝聚,则形成痰、饮、水肿。反之,水液停留,痰饮积聚,亦可阻碍气机流通。它既是疾病的病理产物,又是引起疾病的致病因素。

骨伤科不少疑难怪症的辨证,亦常与痰有关。痰流注于经络、关节可见麻木、刺痛、手足牵引酸痛,或聚而成块,或流注关节而漫肿等。内伤胸胁,水饮留于胁肋,症见咳喘咳痰,胸胁痞

33

满,转侧呼吸均牵掣作痛;水饮迫肺,则肋间胀满,气短息促。

(二)脏腑经络病机

1.脏腑经络的生理功能

脏腑是藏象学说的内在物质基础,包括五脏六腑和奇恒之腑,是生化气血,通调经络,濡养皮肉筋骨,主持人体生命活动的主要器官。经络是运行全身气血,联络脏腑肢节,沟通上下内外,调节体内各部分的通路。它内贯脏腑,外达肌表,网络全身。经络包括十二经脉,奇经八脉,十五别络,以及经别、经筋等。每一经络都与内在的脏或腑相互连接着,同时脏腑又有相互表里的配偶关系。故在疾病的发生和传变上亦可以相互影响。人体是一个统一的有机整体,内外之间有着密切的联系,不同的体表组织由不同的内脏分工主宰。脏腑发生病变,必然会通过它的有关经络反映于体表;而处在体表的组织、器官和经脉本身的病变,同样可以影响其所属的脏腑。

2.损伤与脏腑、经络的关系

脏腑的生理功能各有所主,其主病亦各有不同之见证。

(1)肝、肾:肝居肋下,损伤胁肋,气滞或瘀阻皆致肝郁不畅。伤损之时兼有恼怒抑郁则也致肝气失畅,此皆引起胁肋胀痛。肝藏血,王冰说:"人动则血运于诸经,人静则血归于肝藏"。因此,跌打损伤不论伤及何处,败血凝滞必归于肝,浊瘀归肝,肝阴耗损,肝阳失其制约则易升腾上犯,以致烦躁易怒,头晕目眩;肝火迫血妄行则见吐血咯血;阳亢甚者动风抽搐,角弓反张;阴血不足则视物昏花,眼睛干涩;肝藏血、主筋,肝血不足,筋骨失养,则见爪甲不荣,或筋肉萎缩。

肾藏精,生髓充骨,与人体骨骼的生长发育、坚固强盛有密切关系。腰为肾之府,肾虚常致腰膝酸软疼痛;肾虚不能充髓养骨,则骨髓不充,骨质疏松,受伤后易致骨折,或骨折后愈合缓慢或不愈合。肾阴亏损见于损伤久病、耗伤肾阴所致,或伤后过服温燥药物而引起,症见头晕目眩、健忘、腰膝酸软、咽干舌燥。肾阳虚多因素体阳虚,或年高肾亏,或伤后久病卧床,或慢性劳损,肾阴耗伤,阴损及阳所致,症见精神不振,形寒肢冷,面白无华,尿少水肿,阳痿不举,便溏,甚者五更泻,舌质胖嫩,苔白滑,脉沉迟,两尺无力。

(2)脾、胃:脾主肌肉、四肢;脾为仓廪,主消化吸收。《素问·灵兰秘典论篇》说:"脾胃者,仓廪之官,五味出焉。"胃主受纳水谷,脾主运化水谷,输布精微。脾胃运化水谷精微,为生化气血之源,故称为后天之本。脾还有统摄血液的功能。它对损伤后的修复起着重要的作用。脾胃气虚,运化功能不好,气血不足,肌肉失养,则四肢肌肉瘦削,举动无力,伤后不易恢复。反之,四肢坚强有力,既不易受伤,伤后亦易恢复。损伤后,瘀阻肌肉,逐瘀之时,尚需补脾,唯充益气血生化之源,才能生肌长肉帮助修复。败瘀归肝,肝阳上亢,易克脾土,而逐瘀之剂峻利,用之不当易损伤脾气,脾胃失运则不易康复。损伤后期气血未复也往往须调理脾胃以助生化,充养气血始得收功。

(3)肺、心:气血的周流循环,还有赖于心肺的健全。因肺主气,心主血。心肺调和,则气血循环输布得以正常,才能发挥煦濡的作用,筋骨损伤才能得到痊愈。肺主一身之气,心主一身之血,心肺功能正常,气血运行正常,损伤后出血过多,血液不足而心血虚损时,心气也会随之不足,出现心悸、胸闷、眩晕等症。损伤出血,心血不足,也会导致肺气不足,出现体倦无力、气短、自汗等症状。

（4）经络：经络是运行气血，联络脏腑，沟通表里上下，调节各部位功能的通路。故经络畅通，则气血调和，濡养周身，肢体健强，维持脏腑正常生理功能；若经络阻塞，则气血失调，濡养滞阻，肢体受损，而致脏腑不和引起病变。

（三）筋骨病机

1.筋骨的生理功能

筋是指筋络、筋膜、肌腱、韧带、肌肉、关节囊、关节软骨等的总称。《素问·五脏生成篇》中指出："诸筋者皆属于节"，说明人体的筋都附着于骨上，大筋联络关节，小筋附于骨外；筋的主要功能为连属关节，络缀形体，主司关节运动。

骨，属于奇恒之腑，《灵枢·经脉》说："骨为干"。《素问·痿论篇》："肾主身之骨髓。"《素问·脉要精微论篇》说："骨者，髓之府，不能久立，行则振掉，骨将惫矣。"扼要地指出骨的作用，不但为立身之主干，还内藏精髓，与肾气有密切的关系，肾藏精、精生髓、髓养骨，合骨者肾也，故肾气的充盈与否能影响骨的生长、壮健与再生；反之，骨受损伤，可累及肾，二者互有影响。故《素问·生气通天论篇》说："因而强力，肾气乃伤，高骨乃坏"，"是以圣人陈阴阳，筋脉和同，骨髓坚固，气血皆从。"肢体的运动，虽有赖于筋骨，但筋骨离不开气血的温煦和濡养，气血化生，濡养充足，筋骨功能才可劲强；而且筋骨又是肝肾的外合，肝血充盈，肾精充足，则筋劲骨强。因此，肝肾精气盛衰，关系筋骨的成长与衰退。

2.筋骨与损伤的关系

筋骨的损伤，在伤科疾患中最为常见，一般分为"伤筋""伤骨"，但它们又互相有联系。

（1）伤筋：凡跌打损伤，筋每当其冲，受伤机会最多，损伤及筋，必然使筋难司其职。临床上，凡扭伤、挫伤后，可致筋肉损伤，局部肿痛、青紫、关节屈伸不利、甚则感觉异常，运动障碍或出现异常活动；关节脱位时四周筋膜多有破损，肌腱错位，故筋难司其职，出现关节功能障碍。特别值得提出的是往往重伤骨肉轻伤筋，疏于严密的诊治措施，终致恢复不利，遗患久远。另外，由于长期劳损，使气血亏虚，筋脉失养，久而萎弱，发生断裂。如冈上肌腱脆性断裂等。筋伤日久，或瘀阻经络，筋失血养，会出现痿弱、筋挛、筋缩、筋急、筋缓、筋结、筋惕等。

（2）伤骨：骨是支持人体的主要器官，《灵枢·经脉》说："骨为干"，此外骨还能保护内脏免受外力损伤。在伤科疾患中伤骨可分"骨折""脱位""骨病"。

①骨折、脱位：多因间接暴力或直接暴力所引起。骨骼有一定的强度和一定的韧性，当外来暴力达到或超过骨骼的强度时，必然导致骨骼变形，当变形超过它的韧性范围，即可发生骨折或脱位。凡伤后出现局部肿胀、疼痛、活动功能障碍，并可因骨折断端位置的改变而有畸形、骨擦音、异常活动，或因关节脱位，骨的位置不正常，可使附着之筋紧张而出现弹性固定情况。注意伤骨的同时必然并发筋的损伤。长期劳损也可致骨伤，如行军足。

②骨病：骨是一个器官，如同其他器官一样，也会受到各种病因的影响而产生疾病。如小儿先天不足，后天失养，可见：骨质痿软，如佝偻病；骨质脆弱，如骨质疏松症、成骨不全、氟骨症、石骨症等。肾精及谷水精微充养骨髓，骨髓得以充分滋养，唯骨骼坚固耳。若邪气深入中骨，则可致骨质异常增殖。《灵枢·刺节真邪》说："有所传，深中骨，气因于骨，骨与气并，日以益大，则为骨瘤"。这就是邪气与骨并合，在某些部位骨质增殖为病。如果邪郁有热，则还可致

骨蚀,或并有肉腐、成脓、溃疡。

五、损伤的诊断

伤科疾病的诊疗也和其他学科一样,为了正确地认识伤科疾病,给治疗提供依据,就必须进行辨证。伤科的辨证,就是通过问、望、闻、切四诊,结合现代影像学、实验室检查和(或)病理学检查,将所收集到的临床资料作为依据,按病因、部位、伤势等进行分类,并以脏腑、经络、气血、津液、皮肉筋骨等为理论基础,根据它们内在的联系,加以综合分析,从而判断属何病何症,做出诊断的过程。伤科的辨证方法很多,有根据病程的不同阶段的分期辨证,亦有根据不同证候的分型辨证。它们有各自的特点和侧重。在临床运用时,常需互相结合,相互补充。

骨折是指由于外力的作用破坏了骨的完整性或连续性。骨折这一病名出自唐代王焘《外台秘要》。

(一)骨折的移位

损伤后骨折的移位的方向与程度,受暴力的大小、作用方向及搬运情况等外在因素有关,同时还与肢体的远侧段的重量、肌肉附着点及其收缩牵引拉力等内在因素有关。

临床上常有以下五种移位,通常合并存在。

1.成角移位

两骨折段之轴线交际花叉成角,以角顶的方向分为向前、向后、向内或向外成角。

2.侧方移位

两骨折端移向侧方。四肢按骨折远段、脊柱按上段的移位方向称之为向前、向后、向内或向外侧方移位。

3.缩短移位

骨折断端互相重叠或嵌插,骨折的长度因而缩短。

4.分离移位

两骨折端互相分离,骨折的长度因而增加。

5.旋转移位

骨折端围绕骨之纵轴而旋转。

(二)骨折类型的分类

骨折的分类方法众多,对骨折分类的目的是便于临床医生记忆,便于临床应用,能指导治疗,便于统一交流。通常的分类方法有以下几个方面。

1.根据骨折处是否与外界相通,分为二型

(1)闭合性骨折:骨折端不外界相通。

(2)开放性骨折:有皮肤或黏膜破裂,骨折处与外界相通。

2.根据骨折后的就诊时间分为二型

(1)新鲜骨折:伤后 2～3 周以内就诊的患者。

(2)陈旧性骨折:伤后 2～3 周以后就诊的患者。

3.根据骨折的损伤程度分为四型

(1)单纯骨折:无合并神经、血管、肌腱,或脏器损伤者。

(2)复杂骨折:合并神经、血管、肌腱,或脏器损伤者。

(3)不完全性骨折:骨小梁的连续性仅有部分中断者,骨折多无移位。但需与骨的滋养血管影像鉴别。

(4)完全骨折:骨小梁的连续性全部中断者,管状骨骨折后形成远近两个或两个以上的骨断段,骨折多有移位。

4.根据骨折线的形态分为以下九型

(1)横断骨折:骨折线与骨干纵轴接近垂直。

(2)斜形骨折:骨折线与骨干纵轴斜交成锐角。

(3)螺旋形骨折:骨折线呈螺旋形。

(4)粉碎骨折:骨碎裂成三块以上,称粉碎骨折。骨折线呈"T"形或"Y"形时,常称为"T"形或"Y"形骨折。

(5)嵌插骨折:常发生在长管状骨干骺端骨密质与骨松质交界处。骨折后,骨密质嵌插入骨松质内,可发生在股骨颈与肱骨外髁颈等处。

(6)压缩骨折:骨松质因压缩而变形,如脊椎骨及跟骨等。

(7)裂纹骨折:骨折间隙呈裂缝或线状,形似瓷器上的裂纹,常见于颅骨、肩胛骨等处。

(8)青枝骨折:多发生于儿童。仅有部分骨质和骨膜被拉长、皱折可断裂,骨折处有成角、弯曲畸形,与青嫩的树枝被折时的情况相似。

(9)骨骺分离:发生在骨骺板部位,使骨骺与骨干分离,骨骺的断面可带有数量不等的同组织。常见于儿童与青少年。

5.根据骨折整复后的稳定程度分为二型

(1)稳定骨折:骨折复位后经适当外固定不易发生再移位者,如裂缝骨折、青枝骨折、嵌插骨折、横向骨折等。

(2)不稳定骨折:骨折复位后易于发生再移位者,如斜向骨折、螺旋形骨折、粉碎性骨折等。

6.根据受伤前骨质是否正常可分为以下二型

(1)外伤性骨折:发生骨折前,骨质结构正常,纯属外力作用而产生骨折者。

(2)病理性骨折:发生骨折前,骨质原已有病变(如骨髓炎、骨结核、骨肿瘤等),经轻微外力作用而产生骨折者。

(三)骨折的临床表现

1.全身状况

轻微者一般无全身症状。一般骨折,由于瘀血停聚,积瘀化热,常有发热,5～7天后体温降至正常,无恶寒或寒战,兼有口渴、口苦、心烦、尿赤便秘、夜眠不安、脉浮数或弦紧、舌质红、苔黄厚腻。重者就可能合并休克和内脏损伤等。

2.局部症状

(1)一般症状

①疼痛:骨折后脉络受损,气机凝滞,阻塞经络,不通则痛,故骨折后出现不同程度的疼痛,直接压痛和间接压痛(纵轴叩击痛和骨盆、胸廓挤压痛等)。

②肿胀青紫:骨折后局部经络损伤,营血离经,阻塞络道,瘀滞于肌肤腠理,而出现肿胀。"血有形,故肿"。如果离经之血较多,血行之道不得宣通,伤血离经,透过撕裂的肌腱及深筋

膜,溢于皮下,不能消散,即成青紫或瘀斑。伤血者肿痛部位固定。瘀血经久不愈,变为宿伤。严重肿胀时还可以出现张力性水疱。

③功能障碍:损伤后由于骨折或脱位后肢全失去杠杆和支柱作用及气血阻滞引起剧烈疼痛、肌肉反射性痉挛及组织器官的损害,可引起肢体或躯干发生不同程度的功能障碍。伤在手臂则活动受限,伤在下肢则步履无力,伤在腰背则俯仰阻抑,伤在关节则屈伸不利,伤在颅脑则神明失守,伤在胸胁则心悸气急,伤在腹部则食欲缺乏胀满。如果组织器官无器质性损伤,功能障碍可能逐渐恢复,若为器质性损伤则为功能障碍有可能不能完全恢复,除非采用手术或其他有效的治疗措施。

(2)骨折特殊体征

①畸形:发生骨折时,由于暴力的作用、肌肉或韧带牵拉、搬运不当,常使骨折端移位出现肢体的形状改变,而产生畸形。

②骨擦音(骨擦感):骨折时由于骨折断端相互触碰或摩擦而产生,一般在局部检查时用手触摸骨折处可感觉到。

③异常活动:不能活动的骨干部位,受伤后出现好像关节一样能屈伸旋转的不正常活动,也叫假关节活动。

畸形、骨擦音(骨擦感)、异常活动是骨折专有特征,这三种特征只要有其一种出现,即可在临床上初步诊断为骨折。需行进一步的影像学检查。

(四)脱位

脱位是指构成关节的骨端关节面脱离正常的位置,发生关节功能障碍者。

脱位的临床表现有以下几种:

1.全身性情况

通常无全身症状。由于瘀血停聚,积瘀化热,有时有发热,1~3天后体温降至正常,重者就可能合并骨折等。

2.局部症状

(1)一般症状

①疼痛:关节脱位后附近韧带、肌腱与肌肉、脉络受损,气血凝滞,阻塞经络,不通则痛,故脱位后出现不同程度的疼痛,活动时加剧。

②肿胀青紫:脱位后由于关节周围受损,筋肉出血和组织液渗出充满关节囊内外,因而在短时间内可出现肿胀。如果离经之血较多,血行之道不得宣通,伤血离经,透过撕裂的肌腱及深筋膜,溢于皮下,不能消散,即成青紫或瘀斑。

③功能障碍:由于暴力致使关节脱位,引起关节构造失常,关节周围筋肉发生损伤,因而关节不得屈伸,活动功能障碍。

(2)脱位特有体征

①关节畸形:发生脱位时,由于暴力的作用、肌肉或韧带牵拉,常使骨端关节面脱离了正常位置,关节的骨性标志的正常关系发生改变,破坏了原来的轴线,与健侧对比不相对称,因而出现畸形。肩关节脱位常为方肩畸形,肘关节后脱位常为靴样畸形。

②关节盂空虚:关节完全脱位后,由于关节头脱离了关节盂,使关节头处于异常位置,造成

了关节盂空虚。

③弹性固定：关节脱位后，关节周围未撕裂的筋肉挛缩，将脱位的骨端保持在特殊的位置上，远端肢体被动活动时，虽可稍微活动，但有弹性阻力，去除外力后，关节又回到原来的特殊位置，此种情况叫弹性固定。

根据病史，一般症状和特有体征，结合影像学检查可做出诊断。

（五）伤筋

伤筋是指人体肌肉、肌腱、筋膜、韧带、关节囊、软骨、周围神经和较大血管等因遭受外来暴力冲撞、强力扭转、牵拉压迫或矛刺刀割等原因所致损伤。

（1）一般症状

①疼痛：伤筋后韧带、肌腱与肌肉、脉络受损，气血凝滞，阻塞经络，不通则痛，故出现不同程度的疼痛。

②肿胀青紫：筋伤后局部经络损伤，营血离经，阻塞络道，瘀滞于肌肤腠理，而出现肿胀。如果离经之血较多，血行之道不得宣通，伤血离经，透过撕裂的肌腱及深筋膜，溢于皮下，不能消散，即成青紫或瘀斑。

③功能障碍：筋伤后由于气血阻滞引起剧烈疼痛、肌肉反射性痉挛及组织器官的损害，可引起肢体或躯干发生不同程度的功能障碍。

（2）伤筋特有体征

①畸形：伤筋后由于筋断或筋跳槽或移位局部常有畸形。

②肌萎缩：伤筋后由于功能受限导致失用性肌萎缩。

③压痛点：伤筋后由于筋断或筋跳槽或移位或局部损伤致气血凝滞，阻塞经络，不通则痛，局部常有压痛点。

根据病史，一般症状和特有体征，结合影像学检查可做出诊断。

第二章　骨与关节损伤的急症处理

第一节　急症处理原则

骨与关节损伤的急症处理应从现场急救开始。现场急救情况紧急,刻不容缓,必须对明显威胁生命的严重创伤立即采取针对而有效的生命支持疗法,为进一步救治争取时间。现场急救的重点为:①维持呼吸道的通畅;②心跳、呼吸骤停的复苏;③活动性大出血的止血;④伤肢外固定。骨与关节损伤急救的目的是在于用简单而又有效的方法抢救患者生命,保护患肢避免进一步受到损伤,使能安全而迅速地被运送至附近医院,以便获得妥善的治疗。

一、抢救生命

根据患者受伤过程,通过简单观察和重点检查,即可迅速了解病情。一切动作要谨慎、轻柔、稳妥。

首先抢救生命,如果患者处于休克状态,则应以抗休克为首要任务,注意保温,有条件时应即时给予输血、输液。对合并有颅脑等复合伤而处于昏迷的患者,应注意保证呼吸道畅通。

二、创口包扎

有创口的患者,应及时而妥善地包扎,能达到压迫止血、减少感染、保护伤口的目的。包扎动作要轻巧、迅速、准确,要严密牢固、松紧适宜包住伤口。大血管出血,可采用止血带,应记录开始用止血带的时间。若骨折端已戳出伤口但未压迫血管、神经时,不应立即复位,以免将污物带进创口深处,可待清创时将骨折端清理后,再行复位。若在包扎创口时骨折端已自行滑回创口内,则到医院后务须向接诊医师说明,使其注意。

三、现场固定

在骨折急救处理时,将患者骨折、脱位的肢体妥善地固定起来,这是最重要的一项。目的是防止骨折断端或脱位的关节面活动而造成新的损伤,减轻疼痛,预防休克,这对骨折与关节损伤的治疗有重要作用。凡有可疑骨折者,均应按骨折处理。不必脱去闭合性骨折患者的衣服、鞋袜等,以免过多搬动患肢,增加疼痛,若患肢肿胀较剧,可剪下衣袖或裤管。闭合性骨折有穿破皮肤,损伤血管、神经的危险时,应尽量消除显著的移位,然后用夹板固定。但不可在现场试行复位,因此时不具备复位所需的条件。固定的材料应就地取材,可选用绷带、棉垫、木夹板、树枝、竹竿、木棍、木板等。固定时应防止皮肤受压损伤,四肢固定要露出指、趾尖,便于观察血运循环。固定完成后,如出现指、趾苍白、青紫、肢体发凉、疼痛或麻木、肢体远端动脉搏动消失时,表明血循环不良应立即检查原因,如为缚扎过紧,需放松缚带或重新固定。

四、迅速运送

经妥善固定后,应迅速运往医院。

第二节　骨折与关节脱位的复位

治疗骨折时,必须在继承中医丰富的传统理论和经验的基础上,结合现代自然科学(如生物力学和放射学等)的成就,贯彻固定与活动统一(动静结合)、骨与软组织并重(筋骨并重)、局部与整体兼顾(内外兼治)、医疗措施与患者的主观能动性密切配合(医患合作)的治疗原则,辩证地处理好骨折治疗中的复位、固定、练功活动、内外用药的关系,尽可能做到骨折复位不增加局部组织损伤,固定骨折而不妨碍肢体活动,因而可以促进全身气血循环,增强新陈代谢,骨折愈合和功能恢复齐头并进。并可使患者痛苦轻、骨折愈合快。

复位是将移位的骨折段恢复正常或近乎正常的解剖关系,重建骨骼的支架作用。在全身情况许可下,复位越早越好。复位的方法有两类,即闭合复位法和切开复位法。闭合复位通常又可以分为手法复位和持续牵引。持续牵引既有复位作用,又有固定作用。

1.复位标准

(1)手法复位:应用手法使骨折复位,称手法复位。手法复位的要求是及时、稳妥、准确、轻巧而不增加损伤,力争一次手法复位成功。

(2)解剖复位:骨折之畸形和移位完全纠正,恢复了骨的正常解剖关系,对位(指两骨骨折端的接触面)和对线(指两骨骨折段在轴线上的关系)完全良好,称为解剖复位。

(3)功能复位:骨折复位虽尽了最大努力,某些移位仍未完全纠正,但骨折在此位置愈合后,对肢体功能无明显妨碍者,称之为功能复位。对不能到达解剖复位者,应尽力达到功能复位。但滥用粗暴方法反复多次手法复位,或轻率采用切开复位,却又会增加软组织损伤,影响骨折愈合,并可引起并发症。功能复位的要求按患者的年龄、职业和骨折部位的不同而有所区别。例如,治疗老年人骨折,首要任务是保存其生命,对骨折复位要求较低。然而,对于年轻的舞蹈演员、体育运动员,骨折的功能复位则要求很高,对位不良则影响其功能。关节内骨折,对位要求也较高。

对线:骨折部的旋转移位必须完全矫正。成角移位若与关节活动方向一致,日后可在骨痂改造塑形有一定的矫正和适应,但成年不宜超过 10°,儿童不宜超过 15°。成角若与关节活动方向垂直,日后不能矫正和适应,故必须完全复位。膝关节的关节面应与地面完全平行,否则,关节内、外两侧在负重时所受压力不均,日后可以继发损伤性关节炎,引起疼痛及关节畸形。上肢骨折在不同部位,要求亦不同,肱骨干骨折一定程度成角对功能影响不大;前臂双骨折若有成角畸形将影响前臂旋转功能。

对位:长骨干骨折,对位至少应达 1/3 以上,干骺端骨折对位至少应达 3/4 左右。

长度:儿童处于发育时期,下肢骨折缩短 2cm 以内,若无骨骺损伤,可在生长发育过程中自行矫正,成人则要求缩短移位不超过 1cm。

2.复位前准备

(1)麻醉:骨折复位应采用麻醉止痛,便于复位操作。《三国志·魏书方技传》记载了汉·华佗运用麻沸散内服麻醉施行手术的实例。晋·葛洪运用羊踯躅(即闹羊花)、草乌等作麻醉药物。唐·蔺道人《仙授理伤续断秘方》认为凡整骨都要先服麻醉药。元·危亦林《世医得效方》指出:"草乌散治损伤骨节不归窠者,用此麻之,然后用手整顿","撷扑损伤,骨肉疼痛,整顿不得,先用麻药服,待其不识痛处,方可下手。"说明了麻醉整复骨折、脱位的方法。近代随着科学的发展,临床中可选用针刺麻醉、中药麻醉、局部麻醉、神经阻滞麻醉、硬膜外麻醉等,还可配合应用肌肉松弛剂,对儿童必要时可采用氯胺酮麻醉或全身麻醉。但对简单骨折,完全有把握在极短时间内获得满意复位者,也可以不用麻醉。

麻醉特别是全麻前,对全身情况应有足够估计。局部麻醉是较安全实用的麻醉方法,常用于新鲜闭合性骨折的复位。局部麻醉时,无菌操作必须严格,以防骨折部感染。在骨折局部皮肤上先做少量皮内注射,将注射针逐步刺入深处,当注射针进入骨折部的血肿后,可抽出暗红色的陈旧血液,然后缓慢注入麻醉剂。四肢骨折用普鲁卡因或利多卡因注射液 10～15ml。麻醉剂注入血肿后,即可均匀地分布于骨折部。裂缝骨折无明显血肿时,可在骨折部四周浸润。通常在注射后 10 分钟,即可产生麻醉作用。

(2)摸诊:《医宗金鉴·正骨心法要旨》云:"摸者,用手细细摸其所伤之处,或骨断、骨碎、骨歪、骨整、骨软、骨硬、筋强、筋软、筋歪、筋正、筋断、筋走、筋粗、筋翻、筋寒、筋热以及表里虚实,并所患之新旧也。先摸其或为跌仆,或为错闪,或为打撞,然后依法治之。"

在麻醉显效后、使用手法复位前,要根据肢体畸形和 X 线照片的图像,先用手细摸其骨折部,手法宜先轻后重,从上到下,从近端到远端,要了解骨折移位情况,做到心中有数,胸有成竹,以便进行复位。

3.复位基本手法

四肢各部分都有彼此要相互拮抗的肌肉及肌群。在复位时,应先将患肢所有关节放在肌肉松弛的位置,以利于复位。

第三章　骨与关节生物力学研究

第一节　概述

　　生物力学(biomechanics)被定义为研究人体活动的力和运动的一门学科。涉及多学科、多领域专业知识,如工程学、体育、医学、生物医学工程学、仿生学和康复工程学等有关的一般性问题,并用以解释和指导人体活动、损伤及进一步指导诊治。在骨科领域中,应用生物力学的概念和原理解释人体正常和异常的解剖及生理现象,有助于骨科医生进一步更好地理解和治疗人体运动系统疾患的疾病,因此,日渐成为现代骨科医生必须具备的科学理论基础,通过学习,避免出现原则性错误,更好地服务于临床诊治。

　　生物力学的基础是三大定律——能量守恒、动量定律、质量守恒三定律并加上描写物性的本构方程。利用上述基本概念,可用来解释生物活动现象。

　　生物力学研究的重点是与生理学、医学有关的力学问题。依研究对象的不同可分为生物流体力学、生物固体力学和运动生物力学等。

一、基本的生物力学概念

　　人体的任何运动和位移,都会对骨骼系统的骨产生复杂的力。一般来说,这些力可分为三种类型,作用于骨的外力、肌肉收缩和韧带张力等软组织引起的内力(internal force)及骨之间的内反应力(internl reaction force)。力也称为负荷(load),其作用于骨可引起骨的轻微变形。特殊骨的力反应可用定量分析方法叙述承受力和引起变形之间的关系,用以阐述力学性能的改变。

　　在决定骨的变形和断裂特性中,组成骨组织的物质特性很重要,例如:松变的骨与正常骨有同样的几何学结构,但负荷情况下,会发生较大的变形,且在较小的力作用下,就会发生骨断裂。

二、应力和应变

　　任何物体承受力时,会引起物体的变形,改变了原有的尺度。在物体内将会产生内力(internalforce),物体任何一点均会发生变形。变形点称之为应变(stain)。内力强度点称之为应力(stress),应变指局部的变形,是形变量与原尺度之比。应力指局部力的强度,是单位面积之力。

　　骨在任何一点遭受力产生的应变,从数学上说,与任何一点的应力有关。在应力和应变之间的定量关系,受组成整个骨的物质特性的影响。如果整个骨承受很重的力,就会超出骨组织所能耐受的极限应力或应变。在这一点上,将会产生机械性的损伤,骨的断裂也会发生。如果组成骨的物质特性很差,例如骨软化,造成骨断裂的应力和应变要比正常组织构成的骨要低。

当单骨受力时,应力和应变很不同,且方式很复杂,将涉及整个骨的结构。为了完整地描述任何一点应力和应变的特征,通过每一点的三个独立平面中的每个与正常和异常剪力应变相对应的六个应力值,必须详细说明。

正常应力——垂直于所给平面的单位面积的力

剪式应力——平行于所给平面的单位面积的力

三、常见骨应力

1.拉力和压力

较常见的应力,骨骼系统在几何学的结构上较复杂,力的类型也较复杂。这些力产生整个骨的很复杂的应变和应力类型及形变。简单的负荷结构,能充分证实一些基本的力学概念。

以一根棒为例,假使给予一个棒承受足够的力,棒的结构会造成内损害,逐渐产生失控或屈服(yielding)。失控发生在力变形曲线的某一点,称为屈服点。如果继续给予负荷,超过屈服点,会产生棒明显的变形,甚至发生完全断裂,类似骨折的发生。在棒断裂过程中,所有的能量被棒吸收,吸收了能量的棒将所吸收的能量转化到了棒折断间所产生的位移和变化。

应力和应变存在于棒任何一点横断面上也应考虑,由于负荷简单,在这些平面的应力和所有横断面上的应力是相等的。

在张力负荷时,结构表面承受外力相等但相反的负荷力,而在结构内,则形成拉张应力与应变。拉张应力可认为是许多小的力提升结构表面,最大的拉张应力发生于施加负荷垂直的平面上。在拉张负荷下结构将伸长和变窄。在临床中最常见的拉张应力引起形变,是各部位的撕脱骨折,如尺骨鹰嘴撕脱性骨折,就是在肱三头肌强力拉张下发生骨的折断所致。

2.挤压应力

在挤压负荷时,结构表面承受相等但相反的负荷,在结构内,形成挤压应力与应变。挤压应力可认为是直接加于结构面上的许多小的应力。最大的挤压应力发生于施加负荷的垂直面上。在挤压负荷下,结构缩短而增宽。显微镜观察显示骨结构表现挤压负荷时,骨组织衰竭表现为骨单元的斜向折裂和压缩。临床上多见的腰椎压缩性骨折,即属于此类暴力所致。

3.弯曲

圆棒以两种方式承受弯曲(bending)负荷,这两种类型的弯曲一般称为纯弯曲和三点弯曲(three point bending)。一根简单的圆棒承受纯弯曲负荷,在圆棒一侧产生凸面,而另一例产生凹面。这种作用在整个长度的圆棒产生不变的弯曲负荷(bending loading),在圆棒凹侧的材料将会产生压应变,而在凸侧的材料会产生张应变,在圆棒任何横切面产生的应变会导致横切面产生应力。圆棒凹侧有较高的压应力,而在圆棒约凸侧有较高的张应力。

在弯曲时,骨结构承担的负荷使结构按轴心弯曲。骨干弯曲时,它承受拉张和挤压的综合应力。在中位轴的一侧为拉张的应力与应变,而另一侧则为挤压的应力与应变。在中位轴上,无应力,也无应变。应力的大小与离骨中位轴的距离成正比。离中位轴越远,应力就越大。弯曲时牵拉凸侧使之比原来变长,挤压凹侧使之比原来缩短。介于凸侧与凹侧之间,既无牵拉,又无挤压(即没有长度的变化)。在这点上既然不改变长度,也就没有应变或应力。更准确地说,它是由弯曲引起的应力及应变都等于零的中心层。此层称为中位轴。

体内骨所承受的弯曲力,很容易通过单根圆棒的负荷来模仿,圆棒两端支撑,对侧负荷受力,即形成三点弯曲。在这种负荷情况下,通过圆棒切面的弯矩在承受负荷点上最大,而且此点易发生损害。在圆棒横切面上,三点弯曲也会产生剪式应力,但是在纯弯曲的情况下,不产生剪式应力。

在剪切位负荷时,力与结构面是平行的,在结构内产生剪应力与应变,可以说剪应力是在结构平面上有许多小的与之平行的负荷。剪切应力在结构内呈角状形变。凡是结构承受拉张或挤压负荷时,都将产生剪切应力。

四、骨结构及生物力学性能

骨骼系统的主要作用是保护内脏、提供坚实动力交接和肌肉的连接,以便肌肉活动和身体的活动。骨有其独特的结构和机械性能,使之能发挥作用。除牙齿的牙质和象牙质外,骨是体内最硬的结构。它也是人体内最有动力和终身保持代谢活力的组织之一。它可根据机械需求的变化来改变其性能和形态。

1.骨结构

骨由细胞、纤维的有机细胞外母质和细胞基质所组成。骨的特点是含有大量的无机物质,由矿物质盐类形成,与有机母质紧密结合。骨的无机组成部分使组织变硬而坚强,而有机成分则使之具有可屈性、柔韧性。

骨的无机(矿物)成分主要是钙和磷酸盐,主要为小结晶形式,类似人工合成的羟基磷灰石结晶。矿物质占骨干重量的 $65\% \sim 70\%$,使骨主体形态呈现固体特质。同时骨也是人体内重要的矿物质储备基地,也有人称其为钙库。从显微镜下观察,骨的基本结构单位是骨单元(Osteon)和 Havers 系统。

2.骨的生物力学性能

骨是刚性和柔性的杂合体,既含有刚强特性的矿物质成分,又含有柔韧可屈的有机基质成分,其生物力学性能与此特点处处相关。

不同性质的骨结构各有其机械性能。骨皮质比骨松质为硬,它能承受较大的应力,但在衰竭前,承受较小的应变。在体外,骨松质在应变超过 75% 时才会折断,而骨皮质如果应变超过 2% 就将折断。内于骨松质呈泡沫状结构,它能承受更多的能量贮存而不易折断。

一般来说,如果骨组织钙化程度好,其本身就较硬,在某一点承受应力产生的应变也较小,遭受相同应力作用下发生形变就小。然而,组成骨组织物质的质较差时立方体承受同样的应力,将会产生很大的应变。因为,骨的物质较软,易于受损。

第二节　关节软骨的生物化学和生物力学性能

关节是骨骼系统中骨与骨之间的功能性联结。动关节的关节骨端有一薄层($1 \sim 5mm$)而致密白色结缔组织,称为透明关节软骨。唯一例外是颞颌关节,其滑膜关节是由纤维软骨所覆盖。纤维软骨与弹性软骨,即第三类软骨,从胚胎学和组织学来看,与透明软骨有密切关系,但其机械性能和生物性能有很大区别。关节软骨的主要功能是:①承受力学负荷,使关节负荷扩散到一个较大的区域,以减少接触应力,②润滑作用,使对侧关节面做相对运动时的摩擦力和磨损减低到最小限度。实验表明,正常关节软骨的压应力和拉应力与关节面相平行。到目前为止期软骨的压力和拉力特性较明确,但是,所承受的应力大小尚不能确切计算,软骨承受负荷的方法尚未完全明了,需进一步研究。

一、软骨的负荷

软骨被认为具有弹性特征,在承受负荷 2 分钟内就会发生变形,将负荷很快去除后,大约 90% 的瞬间变形可瞬间恢复。在正常步态周期中,承受负荷时间在 0.5～1.0 秒,承受负荷的高峰低于 0.5 秒。任何部位关节软骨的硬度对其力学功能是相当重要的,可通过压痕试验测定。当关节软骨承受负荷时,会发生瞬间变形,紧接着有一依赖时间的蠕动期,即使负荷维持恒定,但压痕时间不断增加。在蠕动期,压痕最初增加很快,30 分钟后逐渐减慢,增加率很慢,1 小时后达到平衡。当负荷去除后,原有的软骨厚度恢复。正常情况下,单一软骨面上的局部压痕程度不同。例如,股骨头软骨最硬区位于股骨头向头分布形成的带状区中,并向前面和后面延伸形成环状,带状区的直径与髋臼相对应的髋臼软骨轮廓相似。最软的软骨位于股骨头小窝周围。

二、骨的张力特性

软骨承受张力负荷与关节软骨面相平行时,其硬度和强度与胶原纤维平行于张力方向排列的范围有密切关系。胶原纤维是抗张力的主要成分,张力继发于压力的作用,与关节面相平行,软骨表面胶原纤维主要的排列方向与压力垂直于关节产生的最大表面张应力相一致。胶原纤维的最重要力学性能是其拉张刚度和强度。虽然一根胶原纤维没有做过拉张实验,但胶原的拉张强度可在结构上的大量胶原做测试。例如人体肌腱约有 80% 的胶原(干重),其拉张硬度为 1×10^3 兆帕(MPa),硬度为 50MPa。与钢相比,钢的硬度约为 220×10^3 MPa。胶原纤维的拉张力虽强,有高百分比但它没有挤压力,因为它有高的纤细率,即长与厚的比率,容易在挤压负荷下变形,抗挤压性能较差,在挤压暴力下易损伤。

张力强度随关节面下的深度增加而减少。在软骨表面区,胶原纤维主要的排列方向与主要的张力方向和劈裂类型相平行。用一锐利锥刺关节面时,由于关节面纤维排列类型是有秩序的,会产生一拉长的裂口,而不是圆孔。关节软骨的劈裂类型表明,表浅区胶原纤维的排列方向和最大的张应变方向,都是由摩擦和压力产生的。但是,由于摩擦产生的张应变相当小,这是因为在软骨性关节面之间的相互摩擦作用较低之故。平行于关节面的张力,主要继发于压力。

邻近微纤维形成区的正常软骨区,胶原纤维表面的张力强度较低。远离损伤区的软骨仍保留其张力特性。

在正常软骨,张力强度主要取决于胶原纤维含量的多少和纤维排列的次序而与张力强度和糖蛋白的含量之间无关系。

关节内应力分布:

关节软骨的应力分布,在中间区和深部区不同于表浅区。当软骨面承受负荷时,基质内的液体,向侧面移动,与胶原纤维网状结构的抗力相遇,产生平行于关节软骨面的张应力。应力大小和方向取决于承受负荷的部位和程度。因为承受负荷的部位随关节运动的范围变化很大,因而应力的大小和方向也有所不同,在不同方向均可发生张应力。软骨最深层区的胶原纤维具有垂直排列的倾向,因而这部分胶原纤维还有另外一种将基质固定于软骨下骨的功能。

实验表明,当髋关节承负 2000 次负荷周期,软骨会遭到严重的振动和溃疡形成,使软骨和软骨下骨均发生不可恢复性变形,最初软骨变软变薄,最终逐渐完全消失,造成骨较广泛损伤。

基质内的液体压,形成于胶原纤维内的张应力,在软骨表浅区,纤维排列方向与其表面相平行,使表浅区的张应力强度和刚度增加。这种应力的产生有四种可能的方式,即研磨、滑动、压力和液体压。

关节软骨主要是个负重面,且把承受的压力传给下面的骨床。干骺部的软骨下骨松质有两种作用:负重大时由于骨骼变形,关节获得最大的接触面,负重面积也较大;骨松质的排列呈放射状,把大部分的应力向下传递给骨干。关节负重面由两层薄的软骨构成,其间有一层极薄的滑液相隔。软骨坐落在比较厚的骨松质垫子上。要减少软骨承受的压力,就需要把负荷分布在尽可能大的接触面上。软骨下的骨松质虽较硬,但能发生足够的变形和最大限度地负重接触面,使关节充分地适应负荷。

小梁骨的变形也吸收一些小的震荡和减少能量。自然也能发生小梁骨的微骨折。骨折的能量被骨组织吸收。只要显微骨折发生的频率比愈合率低,骨松质的可变形性就不会有明显的改变。因为软骨下骨对关节适应负重有重要作用,软骨下骨若失去顺应性,关节应力就增加,导致关节软骨的应力局部高度集中。

三、关节软骨的黏弹性

黏弹性材料的两个基本反应为爬行和应力松懈。当一个材料处于恒定负荷(无时间依赖)或一个衡定形变,以及反应有差异(时间依赖),则这种材料的力学行为被称为黏弹性。从理论上来说,这种材料的反应属黏液和弹性固定联合作用的反应,故称为黏弹性。软骨中有两种成分对承受负荷起重要作用,即蛋白多糖和胶原。前者能保留软骨基质中的水分。能调节水的流动;后者组成基质内的张力,维持蛋白多糖的含量。软骨承受负荷时,在基质内产生液体压,蛋白多糖影响软骨组织对压力负荷的反应。组织对压力的反应取决于基质内液体的流动,蛋白多糖维持和调节水的流动,因而决定了软骨的压力特性。

软骨基质中的胶原和蛋白多糖的嗜水性很强,软骨中水分较多,负重时水分和小分子溶质受压。从基质"小孔"流出,软骨变形;这些"小孔"越压越小,所以软骨受压时水的流失在初期比后期快得多。软骨如同吸满了水的海绵,其变形与失去的水量有关,因恒定的负荷挤压产生非线性形变。起初水分容易流出,形变也快。软骨的嗜水性基质有助于保留水分,产生内压力。在压力平衡下的负荷叫作流体静压力,能负荷高压屈服应力。

变形与承受外力的速度有密切关系。挤压越快,水分越难流出;挤压越慢,水分越容易完全流出。这种与施加外力速度有关的形变和普通工程的固体形变不同。例如木头和金属在一定应力的作用下,有弹性地发生一定量的线性形变。软骨的形变在于水分的丧失,不呈线性。这种有赖于应变率的形变便是黏弹性。

四、关节软骨的渗透性

关节软骨是一种高度泡沫性材料。若孔间互通,这种泡沫材料就有渗透性。渗透是测定液体能流经泡沫渗透材料的通顺性,它与液体流经材料时所发生的摩擦牵拉力(K)成反比,所以渗透性是一种物理性概念。它是测定液体在穿透泡沫性能渗透材料时、并在一定的速度下,能使液体流通的一种抵抗力。这种抗力产生于黏稠间质液和泡沫能渗透材料之间的一种相互作用。关节软骨的渗透率很低,所以半液体流过泡沫固体母质时,它产生高的摩擦抗力。

关节软骨的非线性渗透,指出组织有一个机械反馈系统,这在生理情况下,有重要意义。在高负荷时,通过摩擦拖拉力的增加,对抗间质浓的流动,组织将变硬,更难使液体渗出。这机能对关节润滑具有很重要的意义。

五、关节软骨的磨损力学

关节软骨磨损是通过机械作用去除固体表面的物质,像摩擦一样,磨损也分两个部分:承载面之间互相作用引起界面磨损和接触体变形引起的疲劳性磨损。如果两承载面接触,可因粘连或研磨而产生界面磨损。虽然化学、酶和代谢因素能降低关节软骨的屈服强度,但要磨损到骨骼外露却需要机械力。面间磨损发生于负重面的直接接触,其间无润滑膜(边界或液体)。负重面的疲劳性磨损不是由于面对面的接触,而是在反复压力压迫下,负重材料内产生显微破损的积累。

常见的缺损是软骨面的裂开,软骨的垂直切片可显示这种缺损,称原纤维形成,其结果将使病损延伸至关节软骨的全层。从力学观点,可把软骨纤裂分为开始、延伸和物质丧失。由表面切线纤维层开始的裂隙和破损,根据定义是张应力先把结构拉断。由于关节润滑得很好,作用在关节面上的剪力对于软骨磨损只不过起到次要作用。实际上通过关节的主要负荷是压力。如果整个关节软骨面受到平均一致的压力,就不存在张应力,但并非如此,任何时候只有一部分关节面负重。由于关节面是连续的,若一处受压另一处不受压,连接两者之间的组织就受到张力牵拉,这样负荷区的边缘就产生张应力。关节软骨对抗断裂的力量较强。关节软骨的纤维是胶原,无论负重与否,一般的排列表面纤维与表面呈切线,能对抗拉力。尽管如此,反复的正常负荷也能造成伤害,例如常见的老年人关节边缘纤裂就是这样的。

一旦出现软骨面超微结构损害和(或)质量损耗,软骨的表面层即变软,渗透压增加。在这种情况下,液体流动的阻力减小,使液膜中的液体通过软骨而漏泄。这种液体的流失增加了不光滑软骨面紧密接触的可能性,从而进一步加剧了研磨过程。即使承载面润滑作用良好,由于周而复始的反复变形可发生疲劳性磨损。疲劳性磨损的发生是因为材料反复受压而产生微小的损伤累积而成。虽然施加应力的量级远小于材料的极限强度,但如果经常施加应力最终可发生磨损。

软骨承受持续性较重的负荷时,可引起大量的水分从组织中丢失,产生较大的压力性变形。这种长时间承受负荷,可使关节软骨发生蜕变和软骨细胞坏死。

承受周期性张力和压力时,胶原网状结构可发生断裂。一般认为,承受负荷较轻,但周期性负荷时间长时,就可引起疲劳断裂。承受周期性负荷时比承受单次负荷更易发生损伤的材料,称为疲劳性材料。软骨组织就是易疲劳性材料。

未负荷时,胶原中的中央带纤维排列紊乱,受压时就沿张力线改排成最适宜对抗裂隙延伸的式样。如因酶变性或细胞代谢削弱了,这一结构反复正常的应力也能造成断裂。不然。裂隙延伸需要大的应力。这种大的局部张应力集中,可能发生在软骨内的压应力不均等的地方。若软骨因先天性或发展异常有结构或几何学上的改变,或在软骨修复期,即可发生这种现象。

软骨所承受不均等的压应力不单因自身结构的不规则,也来自下面和软骨紧连的软骨下骨中不均等的应力。正常软骨的结构,就是在最深层也能防止很大的应力梯度。在比较容易变形的关节软骨和坚强的骨松质之间,夹着一层具有中等弹性模量的钙化软骨,它能协助平稳地传递应力。胶原纤维的最深带穿过这些板层,起着稳定和支撑作用。软骨和钙化床之间的连接并非平直而呈波纹状,这就扩大了表面面积,增加了传递应力的能力,但不扩大从剪力而发生的张应力。尽管如此,某些关节在自然负重时,关节面临接区的深层也能发生显著的剪力差。

疲劳磨损是由于软骨组织的反复变形,它是显微损害的积累,磨损应力虽不大,但反复磨损可扩大应力的量值。

六、关节软骨的润滑作用

正常软骨对不同负荷时的极小磨损,说明关节内有独特的润滑作用。这作用是来自关节软骨面之间所形成的一个润滑液膜,在运动和负重时,关节软骨面上形成一个有吸收性能的边界润滑物。关节软骨的润滑作用对于关节活动至关重要。从工程学观点看,只有两种基本的润滑类型:界面润滑和滑液润滑。界面润滑是依靠化学吸附于接触体表面的单层润滑分子来进行。在做相对运动时承截面受到相互滑动润滑剂分子的保护,防止因表面不光滑而发生粘连和研磨。界面润滑与润滑剂的物理性质(黏滞度)或接触体的物理性质(刚度)基本无关。

关节软骨面与所有的面一样,不是非常平滑的。面上有粗糙的突出物,所以滑膜关节的情况可能是液膜厚度属平均关节面粗糙的类似状态。如此,粗糙面之间的边界润滑可能起一定作用。如果是如此,那么关节面的负荷承受两种润滑,即在非接触区,有液膜压力;而在粗糙端接触处,有边界润滑物的润滑素润滑。在混合润滑时,多数摩擦在边界润滑区仍极低,而多数负荷则由液膜来承受。滑液嵌在滑动面之间时,既可发生液膜润滑,又可产生界面润滑,或两个润滑机制均发挥作用。一个关节面在另一个关节面上滑动,在接触面上产生摩擦力。摩擦力 F 与负荷或重量 w 的比率称之为摩擦系数摩擦系数无单位,用以对比各种负荷的摩擦阻力,而不受接触面积大小的影响。

当两个相对应的关节面无润滑作用时,相互间的滑动形成的摩擦,会造成关节面的高低不平,在其粗糙面上产生许多小的突起物。两端最高的突起物能形成相互接触,在滑动时可造成折断。关节面间的干摩擦系数,取决于接触面的范围和接触点的剪力强度,当负荷增加时,接触面积增加,摩擦也相应增加。塑料间的干摩擦系数为 0.1～0.3,金属间为 0.3～0.8。

在高载荷和慢滑动速度下,液膜厚度减少。在这种条件下,从软骨基质中挤出的液体就成为润滑膜的主要来源。若液膜很薄,以致软骨面发生接触时,还要挤出更多的液体协助支持载荷。

界面润滑时,每一负重面被滑液中的一薄层大分子包裹,大分子为糖蛋白,因化学作用吸附在关节面上,形成一界面层,很适宜在另一对应相滑动,这对降低软骨间的摩擦是很重要的。当负荷过量时,这种功能停止。典型的界面摩擦系数为 0.05～0.15 之间。许多动物的负重关节润滑作用均涉及液膜和界面润滑。

能提供黏滞性的滑液成分是玻尿酸盐,为多糖类物质,有时称为玻尿酸。黏滞性增加了液体本身对剪力的阻力,因而黏滞性较低的液体,摩擦系数也较低。滑液组织的自身摩擦主要由玻尿酸盐润滑,玻尿酸盐附着在滑膜组织上产生界面润滑。滑液具有胶质变凝性的特征,使滑液形成大的玻尿酸盐分子。液体流动时,这些笨大的分子产生剪力助长各分子相缠和捕捉。移动这些分子,消耗一定的剪力,这就是流体的黏性。受压软骨形成的压渗液,主要为水和小的离子,穿过大约 60nm 的小孔,从软骨的组织中被挤压渗出到关节间隙。小孔仅允许小的分子通过,软骨基质中的大分子不能通过,软骨像一块自压性海绵,当承受压力时,液体流出。当压力解除时,液体又流回软骨。压渗多半发生在紧靠近接触区的周围。此处所承受的压力较低。这种机制称为自压流体静力滑润。关节相对活动压迫软骨,关节面间形成压力液膜,此液膜由原来的滑液和挤出来的软骨组织液组成。

第三节　韧带、肌腱的结构及力学关系

一、韧带的结构及力学关系

韧带为人体中一种致密结缔组织,一般在骨与骨之间起到连接作用,同时具有坚强的力学性能,能够保证骨与骨之间连接的完整性、稳定性,比如膝关节中交叉韧带、侧副韧带既是构成完整关节系统的一部分,同时维持关节稳定性,交叉韧带限制关节前后移位、侧副韧带限制关节左右移位,使之发挥正常的关节功能,人体负重、行走、运动等均可使关节承受较大的应力,关节内及周围的韧带便通过它的力学性能,发挥着巨大的生理作用。

二、韧带的基本结构

纤维囊为关节囊的外层,与滑膜紧邻,其增厚部分成为韧带,韧带的结构以纤维组织为主,有少量纤维细胞、组织细胞、脂肪和浆细胞以及结缔组织。韧带由纵向排列的成纤维细胞和平行排列的细胞外基质构成,主要为Ⅰ型胶原纤维,在显微镜下观察,韧带的结构与肌腱类似。

韧带具有保持关节稳定和防止关节异常活动的功能,例如肘关节为伸屈活动的合页关节,其韧带位于尺、桡两侧,可防止内、外翻动作,而前后方皆无韧带。韧带损伤,特别当完全断裂后,影响关节的稳定性,甚至出现异常活动,亦可继发粘连或创伤性关节炎。另一功能为供肌肉或肌腱附着。有些韧带可能是由肌肉或腱延续而来,如半膜肌向下延续为膝内侧副韧带。

韧带坚强,具有一定弹性,需要很大的外力才能使之断裂。由于韧带的中间部分最强。附着部分最弱,而且韧带的拉伸强度超过骨骼的拉伸强度,有人测定膝关节腓侧副韧带的拉伸强度为 $6.5kg/mm^2$,而骨骼为 $4kg/mm^2$。因此,在损伤时往往是韧带附着部发生撕裂或发生撕脱骨折,而韧带仍保持完整。纤维囊及韧带因富含神经感受器,损伤后疼痛显著,但因血供较差,愈合较慢。

三、韧带的力学性能

韧带不仅是骨与骨之间的连接带,而且还参与维持关节在运动状态下的稳定性。有的就是关节囊的增厚部分,称为关节韧带;有的位于关节囊以外,为关节外韧带;而位于关节囊以内的,则称为关节内韧带。至于连接各脊椎之间的韧带结构较复杂,自成一体,不能完全为上述类型所概括。关节在运动时,总是在一定的方向受到一定的韧带的制约,以使关节的活动保持在正常的生理范围以内。髋关节伸直时,髂股韧带紧张以防止其过伸;膝关节前交叉韧带在伸直位紧张。防止股骨的前移;踝关节内(外)侧副韧带在距下关节处于充分外(内)翻时紧张,则是防止距下关节超出其生理的外(内)翻范围。而将应力传给不具备生理外(内)翻活动的踝关节。韧带不单纯是被动的限制关节超出生理范围的活动,同时还通过韧带内的末梢感受器在张力下的反射作用,经神经中枢而组成肌肉的拮抗作用。当距下关节极度内翻时,踝关节外测副韧带受到张力,既被动地限制其继续内翻,又通过反射,使外翻肌组(腓骨长短肌)收缩以纠正其内翻,防止这一可能导致踝关节骨折脱位的危险动作发展下去。

韧带的胶原纤维排列则不是非常平行,如此可使这结构能承受一个方向占优势的拉张应力和承受其他方向的较小应力。

肌腱与韧带的弹性模量有不少学者进行研究和观察。这参数基于负荷与形变(延伸),或应力与应变的线性关系,即应力(每单位积的力)与应变之比:

$$E = \frac{\delta}{\epsilon}$$

在负荷—伸延曲线(或应力—应变曲线)的趾区。弹性模量是不固定的,而是逐渐增加。在线区的模量曲线,则比较稳定。

四、肌腱的结构及力学关系

肌腱是肌肉的延续部分,呈条索状,一般色亮白,弹性小,可拉伸幅度小,血管少,血供相对较差,代谢低,但有极强的抗张力($611 \sim 1265 kg/cm^2$)和抗摩擦力。

1.结构组成

肌腱是由胶质纤维束、束间结缔组织—腱内膜和腱束膜(有血管、淋巴管和神经通行其中)以及外周结合组织—腱外膜三部分组成。

肌腱的血管来源,一般来讲,可有以下四条途径:①肌腱与肌的移行部有较多血管入腱,向远近分支,血管或由肌质移行于腱;②在腱的骨附着部附近的骨或骨膜的血管有分支入腱,但数目有限;③在无鞘包裹的部位(如掌远端或前臂),血管来自肌腱周围,肌腱周围大多为疏松结缔组织,呈层状结构,与肌腱疏松结合,可随肌腱而移动;来自邻近的肌、筋膜或骨膜的血管,可经腱周分布于肌腱,以供应肌腱血供;④在滑液包裹的部位,腱的血管系通过腱系膜分布于肌腱。

肌腱的血供不外乎以上四条途径,但是对于肌腱来讲,即使有四条途径,仍然面临着血供欠佳、代谢率低等情况,导致肌腱一旦损伤,修复较为缓慢或困难。

肌腱与韧带的胶原纤维排列有些不同,以适应结构的功能。肌腱的纤维是有秩序的平行排列,使肌腱能承受高度单向(单轴)拉张负荷,以适应活动的需要。

2.生物力学

肌腱机械性能不仅依赖于胶原纤维的结构和功能,也与结构内含有的弹性蛋白的比例有关。

胶原纤维的排列在肌腱内呈平行状态,致使能承受高度单方向的负荷。研究证实在正常活动时,活体内的肌腱只承受最终应力的1/4。

虽然肌腱与韧带损伤机制基本相同,但肌腱有两个额外因素,因为它与肌肉相连,所以肌肉收缩所引起的力会传至肌腱;肌腱的横切面积与肌肉的面积有关。肌肉收缩时,肌腱将承受增加的应力。当肌肉收缩力最大时,肌腱的拉张应力也升至最高水平。若肌肉发生迅速的离心性收缩,例如踝关节的快速背屈,而腓肠肌与比目鱼肌不能有反射性松弛,则跟腱上的张力将增至更高。在此情况下,肌腱所承受的负荷可能会超越屈服点,从而导致跟腱断裂。

年老会导致肌腱与韧带的机械性能衰退,即其强度、刚度和承受形变能力的衰退。

第四节 关节结构和功能的力学关系

一、关节的结构和功能

关节包括关节面、关节囊及关节腔,关节面覆以软骨,关节腔内含有少量滑液。以形状而言,关节可分为枢轴关节、滑车关节、屈戌关节、椭圆关节、球窝关节等。

1.关节软骨

多为透明软骨,但少部分为纤维软骨,如下颌关节、肩锁关节、胸锁关节。关节软骨具有一定的弹性,在关节中具有承受压应力、吸收震荡、缓冲、传递负荷、减少关节活动时摩擦等作用。

关节软骨由软骨细胞和基质组成,细胞埋藏在基质内,基质成分75%左右为水分,其余为胶原、黏多糖蛋白和硫酸软骨素。其中硫酸软骨素可影响关节软骨基质的质地和弹性,胶原纤维穿行于基质内,浅层者与关节表面平行,有较大孔隙,允许滑液分子通过,中层胶原纤维斜行无序,深层胶原纤维垂直于关节面,并穿越软骨的钙化基层,紧密附着于软骨下骨板。关节软骨厚度随关节部位、大小、承受压力、磨损程度、先天发育等情况而不同,平均厚度为 2～3mm,软骨虽然厚度较小,但其发挥的作用却是不容忽视的。

软骨内缺乏血管、淋巴管和神经,其营养及代谢主要靠关节滑液维持。值得注意的是关节软骨在长期缺乏压力或连续过重压力负荷下将发生软骨萎缩,在经受持续六天的压力负荷后,将产生溃疡和破坏,在长期慢性活动摩擦中关节软骨将发生耗损,逐渐变薄,最为常见的髋膝骨性关节炎便是关节退行性变后发生关节软骨磨损、最后导致关节间隙变窄、发生慢性炎症、严重影响关节正常活动,而且一旦损伤,由于营养差,很难迅速再生修复。

2.关节囊

为包绕关节腔的结缔组织,一般分为两层,外层为纤维膜,内层为滑膜。

(1)纤维膜:厚而坚韧,线纤维束多纵行,深纤维束多环形。纤维膜具有一定的可拉伸性,但部分部位纤维膜被韧带增强,成为强韧的结缔组织索,缺乏弹性,可限制关节的过度活动。

(2)滑膜:为关节囊内层,薄而滑润,紧贴关节软骨边缘。滑膜可突出纤维膜裂隙形成滑液囊和腱滑液鞘。滑膜多呈粉红色,湿润光滑,表面多形成指状突起一绒毛,绒毛富含毛细血管和胶原组织,对炎症和刺激可增生变厚。滑膜下层可形成绒毛和皱襞具有可屈性,能改变关节腔的形态,对于关节力学系统存在一定的影响。

滑膜的主要功能中有一条为分泌清亮无色透明的黏稠性液体—关节滑液,呈碱性,在关节力学系统中具有缓冲压力、适应关节变形运动、提供关节软骨营养等作用。

二、关节运动的力学关系

正常站立时,体重施力于下肢各关节,而上肢的力却是负的。几乎身体的各种位置都不能借关节面自身的组合来取得平衡,而需要韧带、肌肉或二者的力量。关节部肌肉仅有小的杠杆臂,而有时却需平衡大的力矩,故肌肉加于关节的力可以是很大的。在活动情况下,肢体节段和身体的加速运动可培加关节力,但一般并不显著。

1.髋关节

髋关节是一个球臼关节,它由髋臼和股骨头组成,存在七线(沈通氏线、髋臼线、髋臼前缘线、髋臼后缘线等)一泪点二角(颈干角、前倾角),位置深在,较为稳定,生物力学研究颇多,但机制复杂,且存在许多争论。髋运动发生在所有三个面内:矢状面、额状面和水平面。髋关节最大的运动范围发生在矢状面内。髋关节上的面运动可考虑为股骨头在髋臼内滑动。球和臼在三个面内绕股骨头旋转中心旋转,产生关节面的滑动。

在双腿站立位,重力线通过耻骨联合的后方,由于髋关节是稳定的,因此通过关节囊和关节囊韧带的稳定作用,无须肌肉收缩就能达到直立。所以,直立时作用在股骨头上的关节反力为压在上面体重的1/2。因为每个下肢为1/6体重故每个髋关节上的载荷就是余下2/3体重的一半,即1/3体重,若为防止晃动并保持身体直立位,髋关节周围的肌肉要收缩,这个1/3体重的力还将按肌肉活动量成正比增大。

髋关节生物力学目前最热门的研究重点放在关节置换中髋关节生物力学试验研究中,而且已经取得一定的科研成果,相信将来会继续指导临床实践进一步发展。

2.膝关节

膝位置表浅,是双关节结构,承受很大的力,位于身体两个最长的力臂之间,是人体下肢活动较为重要的枢纽,这使得膝部不同程度的特别容易遭受损伤,其中与其生物力学特征相关。

经研究发现,膝最大屈曲发生在腿上抬时。小腿长度和膝运动范围之间存在重要关系,小腿越长,膝运动范围越大。

在任一关节的矢状面和额状面内可以描述面关节运动,即一个关节的两个关节面之间的运动,但不能在水平面内加以描述。所用的方法称为瞬时中心法。这种方法可用来描述身体两个邻近环节上相对的单平面运动,以及这些环节间接触点的位移方向。通常这些环节称为链节。当一个链节绕另一链节转动时,在某一瞬间有一个不运动的中心点,就是说此点速度为零。此点形成一个瞬时运动中心,即瞬时中心。

在正常膝关节中,应力分布在胫骨平台宽阔的面积上,若去除半月板,应力便只局限于平台中心的接触面上。因此,去除半月板,不仅使胫骨平台中心处的软骨应力值增加,还使接触面积减小,并改变接触面积的位置。长期在这种较小的接触上作用着高应力,可损害裸露的软骨,此面内的软骨通常是柔软而纤弱的,这就是创伤性半月板损伤手术切除后出现膝骨性关节炎早发的可能机制。

3.肩关节

肩关节属球臼关节,在一特定的平面内能够产生三种类型的表面运动。一是旋转,当球头在臼内旋转时,球的接触点改变,瞬间中心点不断变化,而臼的接触点维持不变。二是滚动,每个关节面上的每一个接触点作等量的改变和位移。三是平移,球的接触点保持不变,而臼的接触点改变。

肩是身体中最复杂的关节。肩结构的复杂联结使它的运动范围极易超过任何其他关节,使肱骨在空间运动超过半球范围。由于肩运动范围大,组成成分多以及这些成分在尺寸和形状上均有很大的个体差异,因而要对肩作一完全的定量的生物力学阐述非常困难。

肩关节存在前屈、后伸、外展、内收、旋前、旋后、上举、环转等多种运动轨迹,是人体大关节中最为灵活的关节。

肩关节关节稳定性取决于大小匹配的关节盂、后倾的盂窝、后倾的肱骨头、完整的关节囊、组成肩袖的各群肌肉。

三、关节结构对运动力学的影响

滑膜液是血清透析液,含有电泳蛋白。它的功能是提供润滑。干燥的关节摩擦系数较有滑膜液的关节摩擦系数大 14 倍。透明质酸是润滑作用的物质。同时滑膜液能提供营养作用。经前辈们以往的研究显示,肌肉对关节的作用并非独立的,可因其对抗肌的调整作用或施于肢体上的外界约束力而改变。根据肌肉所占面积及其力量计算出来的个均肌力为 $0.39 \sim 1.1N/mm^2$。无关节外影响的运动称为"局解机制",而肌肉和外部影响(如负重)共向形成的运动称"联合机制"。肢体活动还有开放或闭合运动链之别。如挥手时,前臂为开放运动链。手握持一固定物时,前行为闭合运动链。因此要预测某一关节的运动和力,必须全面了解肢体和身体的位置、外力和肌肉作用。必要时,尚可将肌力分解为压缩分力和运动分力。

影响关节退变的因素很多,除遗传、代谢、创伤及炎症等因素外,力学因素亦至关重要。

异常应力(高应力或低应力)作用于正常关节。人工关节是集生物力学及生物材料力学为一体的内植入物替代已损害的关节,而达到恢复功能,是骨科最新成就之一。

第四章　肩关节疾病

第一节　关节损伤与脱位

一、肩部骨折

肩部是上肢与躯干的连接部位,是上肢功能活动的结构基础。其主要由肩胛骨、锁骨和肱骨上端组成,并由韧带、关节囊和肌肉相互连接,形成肩部的四个关节:盂肱关节、肩锁关节、肩胸关节及肩胛胸壁关节。肩关节为全身最灵活的球窝关节,可做屈、伸、收、展、旋转及环转运动,由于活动范围较大,容易受到损伤。

(一)肩胛骨骨折

1.概述

肩胛骨由于自身的解剖特点,其骨折在临床上相对少见,多在遭受高能量暴力的情况下才发生骨折,肩胛骨骨折占肩部骨折的 3%～5%,占全身骨折的 0.5%～1.0%。

2.损伤机制及分型

多为高能量损伤。Zdravkovic-Damholt 分型是肩胛骨骨折常用的分型系统,将肩胛骨骨折分为:Ⅰ型,体部骨折;Ⅱ型,骨突部骨折;Ⅲ型,肩胛骨外上部位的骨折,包括肩胛颈和肩盂(图 4-1)。

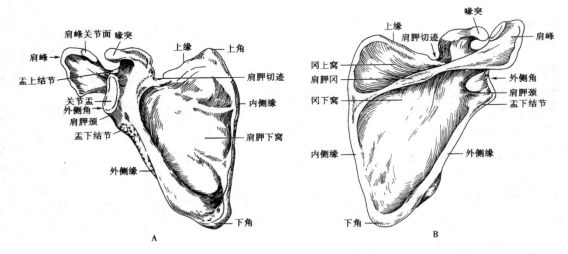

A.前面观;B.后面观

图 4-1　肩胛骨

3.临床表现

肩胛骨骨折后可出现肩背部疼痛、肿胀、肩关节活动障碍。查体可见肩胛部肿胀、局部压痛、肩关节活动障碍、外展受限,因此有假性肩袖损伤的特征。同时检查有无肋骨骨折、血气胸、腋神经损伤等。

4.相关检查

(1)X线检查:包括肩胛骨特殊位置照片。但由于肩胛骨的特殊形态及位置,X线片对骨折发现率并不高。

(2)CT检查:对于复杂的肩胛骨骨折,尤其是涉及肩胛盂、肩胛颈的骨折,三维CT重建对治疗非常重要。CT三维重建可以对骨折做出准确分型以制订治疗方案、手术入路及为内固定的选择提供可靠的依据。

(3)MRI检查:MRI检查可以判断是否存在喙肩韧带的损伤。

5.治疗

(1)非手术治疗:适应于部分青壮年肩胛骨骨折、骨折移位小的稳定性骨折。三角巾悬吊3～4周,早期肩关节功能康复锻炼。

(2)手术治疗:手术指征①移位大于5～8mm肩峰骨折,下陷畸形,妨碍肩峰下关节活动;②移位大于8mm的肩胛冈骨折,影响功能;③喙突骨折压迫神经血管束或存在喙肩、喙锁韧带损伤;④肩胛颈骨折横断面或冠状面上成角畸形大于40°,骨折移位大于10mm;⑤粉碎性肩胛骨骨折或肩胛骨体部外缘骨折刺入盂肱关节;⑥盂缘骨折合并肱骨头脱位,有肩关节失稳,骨折移位大于10mm;⑦盂窝骨折累及盂窝前部1/4或后部3/4,关节面阶梯移位在3～5mm以上。手术方式包括切开复位、内固定同时修复损伤、断裂的韧带。固定方式根据患者骨折的具体特点、部位、年龄等选择异型钢板、重建钢板、螺钉或克氏针等。

(二)锁骨远端骨折

1.概述

锁骨远端骨折是一种常见的肩部骨折,多为直接损伤。骨折占锁骨骨折的12%～15%,占全身骨折脱位的4.4%～5.9%,锁骨远端骨折往往伴有喙锁韧带断裂,骨折近端受斜方肌和胸锁乳突肌的牵拉向后上方移位,骨折远端受上肢重力的牵引向下移位,使得骨折断端分离,为不稳定骨折,治疗棘手,骨折不愈合的发生率高达30%。

2.锁骨远端骨折的分型

Neer将锁骨远端骨折分为三型:Ⅰ型,喙锁韧带完整,骨折无明显移位;Ⅱ型,骨折明显移位伴有喙锁韧带断裂;Ⅲ型,骨折累及肩锁关节关节面(图4-2至图4-4)。

3.临床表现

骨折后骨折断端常常发生移位,出现肿胀、疼痛和皮下瘀斑。患者往往对活动肩部感到恐惧,常用健手保护患肢于内收保护体位。通常可触及骨折断端。还应仔细检查上肢的神经功能及血供情况,判断有无血管神经损伤。

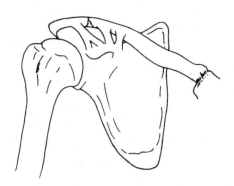

图 4-2　Neer Ⅰ型锁骨远端骨折

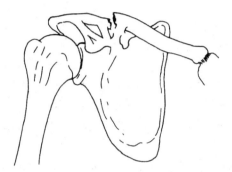

图 4-3　Neer Ⅱ型锁骨远端骨折

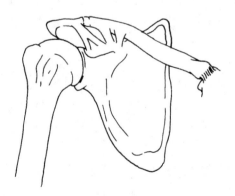

图 4-4　Neer Ⅲ型锁骨远端骨折

4.相关检查

X 线片检查包括前后位胸片,双侧肩锁关节前后位片、腋位片,标准的前后位胸片通常已经足够诊断锁骨骨折和观察骨折移位的程度。胸片应该包括胸锁关节和肩锁关节,还应该包括肱骨近端以及肺尖。对于Ⅲ、Ⅳ、Ⅴ型锁骨远端骨折,还可以做薄层 CT 扫描及三维重建,更好地显示锁骨后移的程度。

5.治疗

(1)非手术治疗:对于锁骨远端骨折的Ⅰ型和Ⅱ型损伤,骨折端移位轻微,可以采用非手术治疗。目前认为只需颈腕吊带制动即可,预后良好。

（2）手术治疗：适应于锁骨远端骨折移位明显伴有肩锁关节脱位者。可选择锁骨钩接骨板固定，利于肩锁、喙锁韧带及周围软组织愈合。提供一个稳定无张力的环境下修复及进行早期肩关节功能康复锻炼。

（三）肱骨近端骨折

1.概述

肱骨近端骨折是指肱骨外科颈及其以上部位的骨折，通常波及外科颈、大小结节、解剖颈或肱骨头，部分患者同时发生肱骨头脱位，少数病例合并臂丛神经损伤，国外常称之为"unsolved fracture"。多为直接或间接暴力损伤所致。特别是老年人，由于存在骨质疏松，轻微外力即可导致骨折。肱骨近端骨折占全身骨折的 4％～5％，其中有 15％是复杂、不稳定骨折，近年来发病率持续升高。

2.分型

目前临床上常用的是 Neer 分型和 AO 分型。Neer 于 1970 年提出肱骨近端骨折的四部分类法，此分类法是按照移位骨块的数量（移位＞1cm 或成角＞45°，否则不能认为是移位骨块）而不是骨折线的数量进行的分类。Neer 分类法包含骨折解剖部位、骨块移位的程度和不同组合等因素，可概括肱骨上端不同种类的骨折，并可提供肌肉附着对骨折移位的影响和对肱骨头血液循环状况的估计，从而可更加准确地判断和评价肱骨近端骨折的预后。

3.临床表现

患者肩部肿胀、疼痛、功能障碍；伤后 24～48 小时胸壁、上肢、肘关节和前臂可出现明显的瘀血。可触及骨擦感。还需要检查胸壁、肋骨骨折，应该注意是否有胸腔内损伤。同时要仔细检查血管神经，肱骨近段骨折后，邻近的臂丛和腋神经很容易受伤。

4.相关检查

肱骨近端骨折的影像学检查包括肱骨前后位、侧位和腋位。X 线片可以清楚地显示骨折状况。有时需要医生轻轻外展患肢并在拍片时有人扶住胳膊保持正确位置。

CT 扫描和三维重建可以获得更加详细的骨折信息。MRI 很少用于肱骨近端骨折的评估，但可以帮助了解相关的软组织损伤情况和创伤后早期的骨坏死。

5.治疗

（1）非手术治疗：适应于无移位或轻度移位的肱骨近端骨折。对儿童和老人肱骨近端骨折，尤其合并骨质疏松者，多数学者主张先行保守治疗。治疗的方法有闭合复位夹板外固定、三角巾悬吊、骨牵引、肩人字石膏固定、外展支架固定等。早期开始肩关节功能康复锻炼。

（2）手术治疗：适应于有移位明显的骨折。如无其他禁忌证，应采取手术治疗。

1）闭合复位、经皮克氏针固定术：闭合复位或利用钢针撬拨复位，对肱骨头血供干扰小，肱骨头坏死率较低。骨折复位后可采用经皮克氏针固定术或外固定架固定术，具有并发症少、康复期短等优点。

2）髓内钉固定：肱骨近端交锁髓内钉可增加骨内固定物的接触表面，从而减少骨小梁劳损。髓内针固定肱骨近端骨折可分为单针固定和多针固定，前者有 Polarus 钉、Sirus 钉，后者包括 U 形钉、J 形钉。

3）接骨板螺钉内固定：肱骨近端锁定接骨板固定是近年来肱骨近端骨折治疗的一大进步。

适用于骨质疏松性骨折,且接骨板四周的缝合孔可穿过环扎钢丝或缝合线,吸收旋转肩袖的张力,从而保证复杂骨折的初始高稳定性,以便早期活动。

4)人工肩关节置换:肩关节置换术包括半肩关节置换术和全肩关节置换术。人工肱骨头置换术在肱骨近端新鲜骨折中应用指征是:老年肱骨头粉碎性骨折;Neer四部分骨折并脱位;部分有骨质疏松和小肱骨头骨折片的老年三部分骨折并脱位;老年关节面骨折累及40%~50%;部分解剖颈骨折内固定无法使用。全肩关节置换适应于骨折之前存在肩关节退行性变、关节盂磨损或发育不良等以及其他适应于肱骨头置换术的骨折。

二、肩锁关节与胸锁关节脱位

(一)肩锁关节脱位

1.概述

肩锁关节脱位是肩部常见损伤之一,多由直接暴力所致,肩锁关节脱位约占肩部损伤的12%,肩锁关节脱位发生率占所有骨折脱位的4.00%~5.98%。男性发病是女性的5~10倍。年龄<30岁占多数,其中大部分是轻度损伤和半脱位。

肩锁关节由锁骨的外侧面与肩峰的内侧面构成滑膜关节,是上肢与躯干之间的一个重要连接点,对肩胛骨和上肢起支撑作用。纤维关节囊、肩锁韧带、喙锁韧带及其周围附着的三角肌和斜方肌的部分腱性组织参与维持肩锁关节的稳定,关节运动主要依靠周围肌肉的收缩来完成。肩锁关节脱位可导致关节周围韧带不同程度损伤、断裂,导致关节不稳(图4-5)。

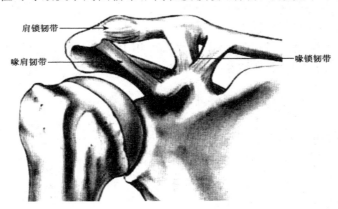

图4-5　肩锁关节及韧带

2.分型

根据影像学上锁骨相对于肩峰移位程度及肩锁关节和喙锁韧带撕裂的程度,肩锁关节脱位采用Rockwood等分型方法:Ⅰ型,肩锁关节韧带损伤,肩锁关节完整,喙锁韧带完整;Ⅱ型,肩锁关节破坏,关节间隙增大,喙锁韧带损伤,喙锁间隙轻度增宽;Ⅲ型,肩锁关节韧带破坏,肩锁关节脱位,喙锁韧带破坏,喙锁间隙大于正常肩关节的25%~100%;Ⅳ型,肩锁韧带破坏,喙锁韧带完全破坏,肩锁关节脱位并伴有锁骨向后移位进入或者穿透斜方肌;Ⅴ型,肩锁韧带破坏,喙锁韧带破坏,肩锁关节脱位,三角肌和斜方肌与锁骨远端分离;Ⅵ型,肩锁关节韧带破坏,喙锁韧带破坏,肩锁关节脱位,锁骨向肩峰或喙突的下方移位,喙锁间隙变小或者发生倒转,三角肌和斜方肌与锁骨远端分离(图4-6)。

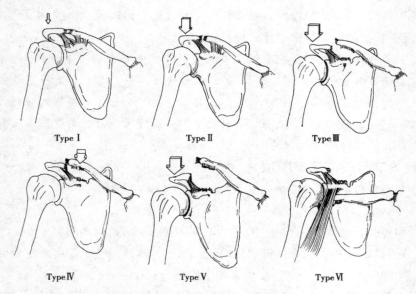

图 4-6　肩锁关节损伤 Rockwood 分类

3.临床表现

患者常常有明确的外伤史,直接暴力引起者在肩部受力区可以出现擦伤、挫伤和肿胀。肩锁骨关节脱位查体可以发现肩锁关节处有轻度肿胀与压痛。对于Ⅲ型以上的损伤,患者往往会用手托住伤侧肘部避免上肢晃动加重疼痛,显露双肩可以发现患侧肩部低于健侧而锁骨远端却明显突起,与对侧相比较,锁骨外侧端比较高,用力按压有弹性感觉,严重者喙锁间隙也可以出现疼痛、压痛和肿胀。急性肩锁关节损伤的诊断相对容易,琴键征阳性,Scarf 试验与 O'Brien 试验阳性。

4.相关检查

肩锁关节 X 线片检查包括:双侧肩锁关节前后位片、腋位片及 Zanca 斜位片,特殊情况时可摄应力 X 线片。Ⅳ型肩锁关节脱位损伤时做 CT 检查可以更好地显示锁骨后移的程度。

5.治疗

(1)非手术治疗:对于 Rockwood Ⅰ、Ⅱ型损伤,可以采用保守治疗。最常见的方式是简单止痛,局部冰敷治疗,舒适宽阔的胸颈吊带悬吊可减少上肢下垂而减轻症状。损伤之后的前8～12周应该避免对抗性体育活动及举重等,伤后 6 个月肩关节部位可能仍有疼痛等不适。对这些患者,如果损伤后 3 个月仍有持续的明显疼痛则应该考虑手术治疗。RockwoodⅢ型肩锁关节脱位,复位后用胶布固定或石膏条固定。但这种方法容易发生皮肤压疮等并发症,许多患者难以忍受。

(2)手术治疗:对 Rockwood 分型Ⅳ、Ⅴ、Ⅵ型损伤目前多主张手术治疗。肩锁关节脱位手术要考虑如下几个原则:①肩锁关节达到精确复位,恢复锁骨外侧端关节表面的垂直与水平稳定;②修复或者使用自体(局部的或远处的)/异体韧带替代撕脱的韧带,尽可能达到原有的生物力学形态;③在损伤的韧带牢固愈合之前,复位及重建的韧带必须有足够的稳定性,以免再移位;④一旦修复或重建的韧带牢固愈合,坚强的内植物或暂时性的稳定装置应该尽早去除,不然会断裂、松动或产生肩关节僵硬。手术时机:损伤后 2 周内复位容易,撕裂的韧带常常能直接修复。

(二)胸锁关节脱位

1.概述

胸锁关节脱位临床罕见,在所有外伤性关节脱位中少于 1%,创伤性胸锁关节脱位约占肩部损伤的 5%,多由高能量直接暴力或间接暴力所致。胸锁关节前后脱位发生率比例为 3:20。向后脱出的锁骨内端压迫上纵隔内重要组织器官可导致呼吸困难、臂丛神经损伤及大血管损伤等并发症,因此对胸锁关节后脱位的早期诊断和早期有效治疗至关重要。

2.临床表现

胸锁关节脱位后局部肿胀及疼痛明显,患者多主诉胸锁关节处疼痛及上肢活动受限。查体时可见前脱位患者胸锁关节处有前凸畸形,可触及向前脱位的锁骨头;后脱位患者可触及胸锁关节前侧有空虚感。

3.相关检查

影像学检查主要包括 X 线片、CT,但是正位 X 线片由于结构重叠而难以清楚地显示胸锁关节,易导致漏诊或延迟诊断,多数骨科医师认为怀疑胸锁关节损伤时应行 CT 检查。CT 不仅能明确锁骨有无脱位以及脱位方向,还可观察该区域重要的神经血管有无受压。

4.治疗

胸锁关节脱位临床诊断并不复杂,但往往因为合并其他损伤而易漏诊,从而造成拖延治疗时机导致陈旧性脱位,引起局部疼痛不适甚至上肢活动障碍。胸锁关节脱位治疗的基本原则是:复位、固定及康复锻炼。对于胸锁关节脱位的治疗,早期临床倾向于保守治疗为主,胸锁关节脱位虽然容易复位,但固定困难,保守治疗失败率较高,目前多倾向于行手术治疗。

(1)非手术治疗:非手术方式适用于无压迫症状的创伤性胸锁关节脱位早期治疗。

(2)手术治疗:适应于胸锁关节脱位不能进行手法复位或复位后无法维持固定者;后脱位压迫胸骨后方重要组织器官导致呼吸困难、声嘶及大血管功能障碍等严重并发症者;非手术治疗后发生习惯性脱位、持续性疼痛并致功能障碍者;存在小片骨折复位后不易维持关节地对合关系者,应该进行手术治疗。胸锁关节脱位的手术治疗多种多样,其基本原则为:术中准确复位恢复胸锁关节及其周围韧带结构并采用合适的内固定方式以达到胸锁关节的牢固固定。

三、肩关节脱位与骨折脱位

1.概述

肩关节脱位是成人全身关节脱位中最常见的疾病,约占四肢大关节脱位的 40%。肩关节脱位多发于青壮年,男性多于女性。

2.脱位机制

肩关节由肱骨与肩胛骨关节盂构成,关节盂小而浅,而肱骨头大,它们之间只有 1/4～1/3 的接触面,因此具有关节活动度大、关节盂浅的特点,而且关节囊的下壁最为薄弱,肩关节囊薄弱而松弛,肱骨头容易从此滑出,所以在大关节脱位中所占比例较大。肩关节周围肌肉组织的相互作用是维持肩关节稳定的主要来源。肩关节的稳定性取决于肩袖、关节盂、盂唇、盂肱韧带及关节囊的完整性,它们发生变异或损伤往往会导致肩关节不稳。损伤稳定结构中的任何一部分,均可导致肩关节不稳定。

3.分型

肩关节脱位根据脱位后肱骨头所处位置不同,分为以下几种。

(1)肩关节前脱位:脱位后肱骨头位于肩胛盂或喙突的前下方,占所有肩关节脱位的85%~95%。肱骨头根据肱骨头前脱位所处位置又分盂下型、喙突下型和锁骨下型。

(2)肩关节后脱位:肱骨头在肩胛盂后的肩峰下或肩胛冈下,在脱位过程中常发生肩胛骨关节盂后缘盂唇软骨损伤或骨折。临床较为少见,发病率不到5%。脱位类型根据肱骨头脱出后的位置分为三型:①盂下型,肱骨头位于关节盂下方,此类少见;②冈下型,肱骨头位于肩胛冈下,亦少见;③肩峰下型,肱骨头位于肩峰下方,关节面朝后,位于肩胛盂后方,此类最常见。

(3)肩关节脱位伴肱骨近端骨折的临床分型:Ⅰ型,无移位或轻度移位,肱骨大结节骨折、肱骨小结节骨折、肱骨外科颈骨折三项中任意一项伴肩关节脱位;Ⅱ型,移位小于1cm或成角小于5°,肱骨大结节骨折、肱骨小结节骨折、肱骨外科颈骨折三项中任意一项伴肩关节脱位;Ⅲ型,移位大于1cm、成角大于5°、完全移位、粉碎性、旋转大于45°、肱骨头翻转移位中任意一项或一项以上,肱骨大结节骨、肱骨小结节骨折、肱骨外科颈骨折三项中任意两项或两项以上伴肩关节脱位。

4.临床表现

(1)肩关节前脱位:疼痛、畸形及方肩畸形,拒绝上臂进一步的内收或内旋动作:Dugas征阳性。X线片检查可见肱骨头前下脱位。

(2)肩关节后脱位:临床表现疼痛较轻,不如前脱位剧烈。患侧上臂常处于内旋、外展和前屈位,且常用健侧手握住患肢牵向胸前,使患肩向健侧倾斜。可无方肩畸形,喙突处异常突起,而肩前侧平坦,肩峰后下方隆起并可触及脱位的肱骨头形态。患肩外旋严重障碍。体检时屈肘90°做肩外旋,常旋至中立位时很难继续外旋。X线片及CT检查可见肱骨头后脱位。

(3)肱骨近端骨折伴肩关节脱位:临床上较为常见。创伤后肩关节疼痛、肿胀、畸形,可有方肩及肩关节弹性固定,肩峰下有空虚感,摄肩关节正位片及斜位片即可明确诊断,必要时可做CT检查以了解骨折块的大小及移位情况。

5.相关检查

X线片检查不仅可以明确脱位类型,而且有助于了解是否伴有骨折、骨性缺损、盂缘磨损等。常拍前后位、侧方穿胸位和腋窝位X线片,上臂内旋50°~80°时拍片,可以发现肱骨头后外侧有无骨折凹陷。有时由于患肢的疼痛和肌肉痉挛,无法进行腋窝位摄片,也可以采用穿胸位X线片检查。正常人肩胛骨外缘与肱骨颈内侧皮质可连续成为一柔顺的抛物线,称为Moloney线,肩关节脱位时该线中断或增宽。

肩关节后脱位时,前后位X线片见肱骨头极度内旋,肩峰下型者肱骨头与肩胛盂后唇重叠影明显减少;肱骨颈不显示,大结节与肱骨头重叠,小结节显示在内侧,肱骨头与大小结节轮廓呈"葫芦"状影。盂下型者肱骨头位于肩胛盂下方,呈内旋位。在穿胸位肩关节侧位X线片上,可见肱骨头移向肩胛盂后方;Moloney线有中断,肩峰下型及冈下型者顶端变尖锐。肩胛骨正位X线片,可见肱骨头与肩胛盂有重叠。

CT 扫描能准确地显示出肱骨头脱出的方向、旋转情况与周围结构的关系，以及碎骨块的数量、大小、位置和移位类型。MRI 能够进一步显示可能存在的肩袖损伤，对治疗方法的选择更具指导意义，CT 检查可见关节盂前下方撕裂，关节镜检查直视下更能发现关节盂唇撕裂。

6.治疗

(1)非手术治疗：对于新鲜、单纯肩关节前脱位、后脱位以及Ⅰ型、Ⅱ型肱骨近端骨折伴肩关节脱位患者都可以考虑非手术治疗，行手法复位。常采用的手法复位方法有：①Kocher 法；②手牵足蹬法(Hippocrates 法)；③Stimson 法；④牵引推拿法；⑤改良椅背法。

复位后逐步做肩关节的各方向主动活动锻炼，使关节囊内积血或部分关节囊挤出关节腔。腋位肩部 X 线投照和 CT 检查显示已复位后，用胸壁绷带固定，将患肢屈肘 $60°\sim90°$ 上臂外展外旋，前臂依附胸前，用纱布棉花放于腋下和肘内侧，以保护皮肤，接着将上臂用绷带固定于胸壁，前臂用颈腕带或三角巾悬吊胸前 $2\sim3$ 周。固定可使受伤肌腱、韧带等软组织得到良好的修复。

(2)手术治疗：适应于手法复位失败或Ⅲ型肱骨近端骨折伴肩关节脱位者。根据骨折的分型、患者的年龄情况选择适当的内固定方式，包括克氏针和螺丝钉固定，小骨折块可采用张力带钢丝固定，T 形接骨板或者肱骨近端解剖型接骨板适用于不稳定的肱外科骨颈骨折，髓内针适用于较稳定的肱骨外科颈骨折。腋丛神经可因为肱骨外科颈骨折向上、向内移位和肱骨头挤压损伤，如神经无断裂可不需手术探查。

(3)治疗复发性肩关节脱位的原则是：区分创伤性脱位与非创伤性脱位。非创伤性脱位以及偶尔发作的创伤性脱位，应该进行观察和肌肉锻炼，包括肩部所有肌肉，特别是肩袖肌群包括斜方肌、背阔肌、前锯肌、肩胛下肌和胸大肌等。对于频繁发作的肩关节脱位，如果已经影响工作和生活，则应该考虑手术治疗。可以采用的手术方式有：关节囊修补、重叠紧缩关节囊及肩胛下肌、加强及平衡肌力、矫正肩关节盂以及肱骨畸形等，根据手术中实际情况，采用一种或者几种手术方式联合，其中最常用的是 Bankart 修复手术。

四、肩袖损伤

1.概述

慢性肩关节疼痛目前已经成为继慢性头痛、慢性下腰痛之后的第三大疼痛，引起肩关节疼痛的原因是多方面的，但大多数与肩袖疾病有关，肩袖损伤占肩关节疾患的 $17\%\sim41\%$。肩袖损伤最早是由 Smith 在 1834 年发现并命名的，但在当时并未引起重视，直到 1931 年 Codman 和 Akerson 指出本病是引起肩疼的一个重要原因。

2.解剖及病理机制

肩袖由冈上肌、冈下肌、小圆肌、肩胛下肌肌腱组成，呈袖套样附着于肱骨上端的大小结节，其腱性部分在止点处相互交织，形成腱帽样结构，牢固地将肱骨头包于关节盂内。肩袖上方是喙肩穹，其间有肩峰下滑囊相隔，肩部活动不仅发生在肩肱关节，也发生在肩峰与肱骨头之间，有学者称其为第二肩关节。肩峰下有宽 $1.0\sim1.5cm$ 前窄后宽的间隙，有肩袖和肱二头肌长头腱通过，底部为肱骨头，顶部为喙突、肩峰、喙肩韧带构成的喙肩穹。由于肩盂关节面平而浅，肱骨头球状关节面是肩盂关节面积的 3 倍，盂肱关节在三维方向具有 6 个自由度活动范围，关节囊和关节周围韧带比较薄弱，肩关节的稳定性主要由肩袖、肱二头肌长头以及肩胛带肌维持；肩袖还协同肩部其他肌肉群共同完成肱骨外展和在不同方向上的旋转。肩袖肌腱与周围组织之间的空隙非常狭小，当肩关节外展，特别是完成略带内旋的外展位姿势时，肩袖肌腱和肩峰下滑囊受到肱骨头和肩峰或喙肩韧带的不断挤压、摩擦和牵拉，易引发肩袖损伤。

创伤是年轻人肩袖损伤的主要原因，由跌倒时手外展着地或手持重物，肩关节突然外展或扭伤而引起。外力越大，肩袖断裂越严重。手球、排球、乒乓球、水球运动员比较容易损伤肩袖。肩袖损伤的原因还有血供不足，肩袖血管造影表明，在离冈上肌腱止点约 1cm 处有一个明显的血管稀疏区，称为 Critical zone（危险区），当肱骨内旋或外旋中立位时，危险区血管最容易受到肱骨头的压迫、挤压而缺血，这些缺乏血管区是导致肩袖退变和撕裂的内在因素。

肩部慢性撞击性损伤也容易引起肩袖损伤。Neer 于 1972 年提出肩峰撞击学说，认为 95％肩袖损伤由于长期肩部撞击、磨损所致，而不是循环障碍或创伤所致。肩峰形态与肩关节撞击症密切相关，肩峰分为三种类型：扁平型、曲线型、钩型，在尸体解剖完全性肩袖损伤中，73％是钩型，24％是曲线型，3％为扁平型。

3.临床表现

肩袖损伤多见于 40 岁以上的患者，特别是重体力劳动者及运动员。早期疼痛呈间歇性，夜间症状加重。在完全性肩袖断裂时，因丧失其对肱骨头的稳定作用，会严重影响肩关节外展功能。慢性损伤患者有肩袖肌群萎缩，若病程超过 3 个月，则会出现继发性关节挛缩。

查体可有以下特殊体征：①肩坠落体征。②撞击试验，向下压迫肩峰，同时被动上举患肢，如在肩峰下出现疼痛或上举不能时为阳性。撞击试验中局部封闭疼痛消失，关节活动无障碍则撞击症成立；而疼痛部分缓解、关节活动仍有障碍，则可能为冻凝肩。③疼痛弧征，患肢上举 60°～120°出现肩前方或肩峰下区疼痛。④肩肱关节内摩擦音，明显的摩擦音多见于肩峰下撞击征，尤其是伴有完全性肩袖断裂者。

4.分类

肩袖损伤的分类：肩袖撕裂位于关节侧滑囊或者两侧，根据撕裂的厚度可以分为：①一级撕裂，撕裂的宽度＜肌腱的 1/4，厚度＜3mm；②二级撕裂，宽度＜肌腱的 1/2，3mm＜厚度＜6mm；③三级撕裂，宽度＞肌腱的 1/2，厚度＞6mm。根据肩袖撕裂大小可以分为四种：肩袖撕裂直径＜1cm 为小撕裂；1～3cm 为中度撕裂；3～5cm 为大撕裂；＞5cm 为巨大撕裂。根据肩袖撕裂口的形状，还可以分为水平、水平拉开、垂直、垂直＋水平型损伤。

5.相关检查

（1）X 线平片及关节造影：X 线片可显示肩袖损伤者肱骨头上移和肱骨大结节畸形，平片诊断肩袖损伤阳性率为 78％，特异性为 98％。于冈上肌出口位，准确测量肩峰与肱骨头间距（A～H 间距），＜5mm 提示有广泛的肩袖撕裂。X 线平片检查对本病不具备直接诊断价值，但可作为鉴别诊断依据，是怀疑肩部损伤患者须进行的常规检查。

关节造影：正常情况下肩峰三角肌下滑囊与关节腔不通，如有肩袖撕裂，造影剂自关节内漏入关节周围滑囊，此时肩峰下可见造影剂，为阳性发现。关节造影对肩袖完全撕裂有较高的敏感性，是诊断肩袖损伤的经典方法。但肩关节造影是侵入性检查方法，对部分撕裂及其他软组织结构损伤难以显示，且存在造影剂过敏和关节感染的风险。对没有 MRI 设备条件的基层医院，肩关节造影不失为一种具有较高准确性和诊断价值的诊断方法，适合在基层医院展开。

（2）超声检查：由于超声检查具有无创、快速、可重复性、操作方便、费用低等优点，目前已成为诊断肩袖损伤和观察疗效、术后随访的常用方法。如患者肩疼痛明显不能做屈曲、伸直运动，或运动范围减小不能保持屈、伸体位，以及肩袖损伤的低回声可以被钙化的异常信号重叠或掩盖等因素均会影响超声对肩袖的检查。

（3）CT 断层扫描检查：单独使用 CT 扫描对肩袖病变的诊断意义不大，CT 扫描与关节造影合并使用对肩胛下肌及冈下肌的破裂以及发现并存的病理变化有一定意义。在肩袖广泛性撕裂伴有盂肱关节不稳定时，CT 扫描有助于发现肩盂与肱骨头解剖关系的异常及不稳定表现。

（4）MRI 检查：MRI 可直接显示肩袖损伤部位及相关病理改变。肩袖撕裂后的 MRI 表现主要在于肩袖的形态和信号异常，还有滑囊周围脂肪层的改变。高场强 MRI 的出现使其诊断肩袖全层撕裂和局部撕裂的敏感性和特异性均有较大提高。肩关节体检诊断肩袖损伤的敏感度比 MRI 高，而 MRI 诊断肩袖损伤的特异度明显高于肩关节体检，且肩袖撕裂越大，MRI 的特异性越高。这提示两者结合，更有利于肩袖损伤的诊断。

（5）肩关节镜检查：可直接发现肩袖损伤，同时可对损伤进行镜下修复。

6.治疗

（1）非手术治疗：适宜于病程较短（3 个月内）、损伤较小者及年龄较大对肩部功能要求不高者。非手术治疗常用的方法包括：休息、肩关节制动 2 周、中药或非甾体抗炎药口服、外敷活血化瘀、止痛类中药，配合局部痛点封闭、钙化沉淀物抽吸、理疗和肩关节 0°位牵引治疗等。统计发现，非手术疗法疗效不佳与肩袖损伤＞1cm²、治疗前症状持续超过 1 年、有显著功能减退这三种因素密切相关。有上述情况的患者应缩短非手术治疗时间，以免延误手术治疗时机，反之则可行较长时间保守治疗。

（2）手术治疗：适宜于经非手术治疗症状无缓解、有明确肩袖损伤、肩关节功能渐进性障碍者。手术目的在于修补撕裂的肩袖面，重建力偶平衡，清除不稳定的撕裂缘、扩大间隙、去除撞击因素等。肩袖撕裂的手术治疗分为开放手术和关节镜下手术。常见的开放手术方法有：单纯肩袖修补术、Mclaughlin 法、肩袖修复同时行肩峰成形术、三角肌肌瓣转移术及关节镜下手术等。

第二节　慢性劳损性疾病

一、肩关节周围炎

1.概述

肩关节周围炎简称肩周炎，是指肩关节周围软组织的退行性改变而致肩部疼痛、肩关节活动逐渐受限的慢性病症。多发于 40 岁以上，女性多于男性。广义的概念包括肩峰下滑囊炎、冈上肌腱炎、肩袖破裂、肱二头肌长头腱及其腱鞘炎、喙突炎、冻结肩、肩锁关节病变等多种疾患；狭义的概念仅指冻结肩（或称五十肩），中年以后突发性的肩关节疼痛及关节挛缩症。

2.解剖及发病机制

肩关节的解剖特点是活动度大、滑液囊较多,其中对肩关节的发病影响最大的是肩峰下滑液囊、喙突下滑液囊、三角肌下滑液囊。这3个滑液囊中,任何1个发生炎症或变性,都会引起滑液囊粘连,出现肩关节周围炎的症状,肩峰下滑液囊对肩关节周围炎的影响尤为突出。肩部喙肱间隙内的肩关节囊在肩部活动时,由于受到长时间挤压,造成局部组织不同程度的缺血、组织坏死以及相邻组织炎性反应,从而出现肩部活动障碍、疼痛症状。

肩关节周围炎致病原因较复杂,主要与肩部相关软组织退行性变化、外伤、劳损和外感风寒等有关。如肱二头肌长、短头肌腱炎、肩峰下滑囊炎等。此外,颈椎病、颈神经根炎、颈背部肌肉筋膜炎也可引起肩臂痛和肌肉痉挛,致使肩活动受限,久之,肩周围软组织粘连。

无论何种原因造成肩部软组织非特异性炎症,最终使关节韧带失去弹性,关节囊增厚而收缩,关节腔容积可由正常时的 20~35ml 明显缩小,甚至减少至 3~5ml,限制肩关节活动。

3.临床表现

冻结肩的病程传统上分为三期:即凝结期、冻结期、解冻期。凝结期,主要病变位于肩关节囊,关节囊紧缩,关节囊下皱褶互相粘连而消失,肱二头肌长头腱与腱鞘间有粘连。随后进入冻结期,此期除关节囊严重萎缩外,关节周围软组织均受累,退行性变加重,滑囊充血、增厚,组织缺乏弹性,喙肱韧带挛缩限制了肱骨头外旋,冈上肌、冈下肌、肩胛下肌挛缩,肱二头肌长头腱鞘炎,使肩关节活动明显受限。经 7~12 个月进入松动期,炎症逐渐消退,疼痛消失,肩关节活动能逐渐恢复。

患者在肩关节活动时,只能缓慢逐渐进行,可以有肌肉痉挛,三角肌、冈上肌和冈下肌可以表现有萎缩,肱二头肌肌沟有明显压痛,用拇指推动二头肌肌腱时疼痛加重,肩关节活动多方位受限。

4.相关检查

冻结肩患者肩部 X 线片检查大多正常,偶尔可以见到肩峰、大结节骨质稀疏、囊样改变。X 线片检查主要用于排除肩部其他病变,比如结核、肿瘤、骨关节炎等。

MRI 检查表现为患肩关节腔容积(5~10ml)较正常关节容积(25~30ml)明显缩小,关节囊下部皱褶消失,以及很轻微的关节囊及喙肱韧带的增厚病变,冻结肩严重者,可以出现肩峰下三角完全闭锁。

5.治疗

由于肩关节的活动度较大,参与活动的肌肉较多,冻结肩的治疗应该根据不同的病程进行相应的治疗。

(1)凝结期的治疗:在凝结期,治疗的目的主要是缓解疼痛。通常可以使用非甾体抗炎药物镇痛,必要时也可以使用其他镇痛药物。同时还可以进行理疗。在病变早期进行肩关节内类固醇激素的注射,可以减轻滑膜炎,从而缩短冻结肩的自然病程。

(2)冻结期的治疗:在镇痛后肩关节功能锻炼治疗。由于在冻结期肩关节的炎症反应阶段已经消退,不适合关节内注射类固醇激素,需要在更大范围内进行肩关节活动以恢复肩关节的活动功能,这是此期治疗的重点。患者可进行较长时间的低阻抗功能锻炼,除此以外还可以进行麻醉状态下的手法松解和关节镜下肩关节囊松解术。

(3)解冻期的治疗:解冻期应该主动运动,产生一定的牵张应力,使患肩周围肌肉收缩,韧带拉伸,关节囊同时受到牵张,关节腔内滑液流动增加,不仅改善关节囊外运动,更使关节囊内运动得到改善,使肩关节在各轴位、多方向的活动范围明显增加。

二、冈上肌钙化肌腱炎

1.概述

钙化性冈上肌腱炎是一种常见但易被忽视的肩关节疾病,发病率为2.7%～28%。52%为冈上肌单处沉积,25%为冈上肌多处沉积,16%为冈上肌与旋转肩袖其他肌腱同时沉积,还有部分表现于大圆肌、肩胛下肌、胸大肌等处受累。

2.病理机制

病变大多发生在冈上肌腱,病因目前尚不十分明确,可能与长期的各种原因造成的肌腱磨损、退变及钙质代谢失常有关。冈上肌腱是肩关节外展0°～15°的始动者。静止时冈上肌腱需承受上肢重力的牵引,收缩时肌腱的乏血管区还要受到肩峰和喙肱韧带等的挤压和摩擦,加上必须克服上肢重力的作用,其所受的应力一般远远大于组成肩袖的其他肌腱。因此冈上肌腱乏血管区在应力集中、反复使用及慢性劳损或轻微外伤的作用下最易引起变性和退行性等改变,继而发生局部钙盐代谢异常而导致钙盐沉积。

3.临床表现

患者的临床表现和疾病的病理分期有关,可以分为慢性期、亚急性期和急性期。慢性期的症状是肩部酸胀,上臂内旋、抬高时轻度疼痛,肩关节活动正常。慢性期可以持续数年,可以因为过度劳累或损伤引起症状加重。亚急性期患者可以出现肩部紧缩感,疼痛呈进行性加重,活动受限,上臂活动范围受限。急性期起病急,多数情况下与过度劳累、外伤有关。肩部出现剧烈疼痛,活动时疼痛加重,轻压肩峰下区有严重触痛点,可以放射至三角肌止点、前臂和手指。突然发生剧烈疼痛是因为钙化物周围的急性炎症反应、钙化物内压力增加所致,张力越高、疼痛越严重。如果滑囊破裂,囊内内容物流入周围软组织,则可使囊内压力下降、疼痛减轻。

4.相关检查

钙化病灶在X线片上表现为高密度影像。为更好地显示钙化物,常需要拍摄内旋位和外旋位。钙化物沉积有两种,一种是无定形的、绒毛状或者羊毛状、边缘不清楚的斑点状肿块。肩峰下滑囊有时有薄层新月形或者无定形球形块物。另一种是散在的钙化物,密度均一或呈点状,边缘清楚。有时可见患者右肩部大结节外上方有约3cm×4cm大小的钙化结节病灶,边界清楚,位于肩峰下方。

对冈上肌腱炎的病灶检查,还可以通过CT检查来进行。可以明确钙化病灶的大小和周围组织的关系。当数字X线片检查判断钙化病灶有困难的时候,可以考虑使用CT检查。

对于X线片,CT检查不能判断的冈上肌腱炎,还可以通过MRI检查来帮助诊断。MRI检查还能发现钙化病灶的位置、大小以及与周围组织的关系,同时对肩袖损伤有很高的诊断价值。

5.治疗

(1)非手术治疗:对于冈上肌肌腱炎的治疗先做非手术治疗,使钙化物吸收,可做穿刺、抽吸、注入类固醇激素等。一般情况下冈上肌肌腱炎通过非手术治疗均可取得一定的疗效。

（2）手术治疗：手术治疗的适应证为，急性期钙质沉积范围较大或钙质较硬，采用局部封闭、冲洗、捣碎法等治疗效果不满意者；对慢性疼痛难忍，症状持久，反复发作影响肩关节运动并有疼痛者。手术以清除钙化灶为目的。手术可行局部麻醉下切开后钙化灶清除术。另外，随着肩关节镜的不断发展，其镜下治疗和修复效果已经可与切开手术相媲美，并且有创伤小，协助诊断，解除疼痛与功能受限，把握病情，为治疗方案的制订提供依据等优点。

三、肱二头肌长头腱鞘炎

1.概述

肱二头肌长头腱鞘炎在临床上是一种常见病，本病好发于 40 岁左右，可因外伤或劳损后急性发病，大多数是肌腱发生退行性变的结果。患者多以结节间沟处压痛，肩部活动时疼痛明显为主要体征。

2.解剖及病理

肱二头肌腱长头走行于结节间沟内，在小结节处明显变窄、变薄，这可能是肌腱与结节间沟内侧壁磨损的结果。反复摩擦，使肌腱发生损伤，最终发生肱二头肌长头腱鞘炎。本病的病理表现是肱二头肌长头腱损伤，肌纤维撕裂，毛细血管破裂，液体渗出，局部瘀血，导致循环障碍，出现红肿疼痛。如果在急性期没有治愈，而后肌纤维又遭受多次撕裂，毛细血管反复破裂，液体不断渗出，加上该肌腱鞘也因与肌腱长期摩擦损伤引起充血、水肿，组织液渗出，充血、水肿吸收不全，损伤的组织无法修复，使局部产生慢性炎症、组织粘连、肥厚增生等组织变性。

创伤和退变均可导致肱二头肌长头腱滑车系统的损伤，如上臂外展外旋或外展内旋位时摔倒，或者向后摔倒同时手或肘部着地，可以引起肱二头肌长头腱滑车系统损伤。

3.临床表现

绝大多数患者可在肱二头肌长头腱所在的结节间沟处产生压痛，病程不长者 Speed 试验和 O'Brien 试验可很好地鉴别是肱二头肌长头腱本身还是肱二头肌长头腱滑车系统出现问题。

Speed 试验检查时嘱患者肘关节伸直，前臂外旋手掌向上前举 70°，检查者对患者的腕关节施加向下的力，患者阻抗该力时若出现肱二头肌（上臂和肩关节前方）疼痛，可嘱患者同样姿势但前臂内旋手掌向下时重复试验，若疼痛明显减轻，则认为 Speed 试验阳性。

O'Brien 试验检查时嘱患者手臂前屈 90°，内收 10°～15°，肘关节完全伸直，手臂内旋手掌向下，检查者在患者的前臂或腕关节上向下施力，在患者手臂同样的位置上，手臂外旋手掌向上，检查者重复施力。如果患者在第一次检查时诱发疼痛，而在第二次检查时疼痛减轻，则认为试验阳性。除了手臂的位置略有不同外，O'Brien 试验与 Speed 试验正好相反，Speed 试验对诊断肱二头肌长头腱本身的病变比较敏感，而 O'Brien 试验对肱二头肌长头腱滑车系统损伤比较敏感。

4.相关检查

MRI 或 MRI 关节造影检查对诊断肱二头肌长头腱及其滑车系统损伤十分敏感，尤其在横断面上正常的肱二头肌长头腱就像一个"咖啡豆"，而且位于结节间沟内，其周围的软组织光滑完整。

肩关节镜检查是肱二头肌长头腱滑车系统损伤诊断的"金标准"，它不但可以进行定性诊断,而且可以对损伤的肱二头肌长头腱滑车系统损伤程度进行分型。Ⅰ型为单纯盂肱上韧带损伤;Ⅱ型为盂肱上韧带和冈上肌损伤;Ⅲ型为盂肱上韧带和肩胛下肌损伤;Ⅳ型为盂肱上韧带、冈上肌和肩胛下肌同时损伤。

5.治疗

(1)非手术治疗:治疗方法有局部制动、理疗或热敷、体育锻炼、推拿按摩、口服消炎止痛类药、局部封闭等方法。局部封闭只要诊断正确、封闭部位准确,绝大多数患者第一次封闭后局部疼痛就明显减轻。

(2)手术治疗:适应于Ⅲ型和Ⅳ型肱二头肌长头腱滑车系统损伤和(或)肱二头肌长头腱半脱位、脱位、断裂者。可在关节镜下或小切口切开修复冈上肌、肩胛下肌和盂肱上韧带,将肱二头肌长头腱复位。若损伤严重,无法修复者也可行肱二头肌长头腱成形术,如将肱二头肌长头腱切断或将肱二头肌长头腱融合在肱骨近端。

四、肩峰下滑囊炎

1.概述

肩峰下滑囊炎属现代医学病名,约占肩周炎发病率的50%,可因直接或间接外伤引起,但大多数病例是继发于肩关节周围组织的损伤和退行性变,尤以滑囊底部的冈上肌腱的损伤、退行性变、钙盐沉积最为常见。

2.解剖及病理

肩峰下滑囊,又称三角肌下滑囊,位于三角肌下面与冈上肌上面,分为肩峰下和三角肌下两部分,两者之间有一薄的中隔,多数是相通的。滑囊覆盖肱骨节间沟和短小旋转肌。滑囊顶部和肩峰喙突紧密相连底部与肩关节囊上部相结,并形成滑囊底部大部分。当上臂外展90°时,滑囊几乎完全藏于肩峰下。滑囊将肱骨大结节与三角肌、肩峰喙突隔开,滑囊内部有滑液膜覆盖,其主要功能是肩关节外展等运动时,肱骨结节不只在肩峰喙突下摩擦。

当肩部受到直接撞击或肩外展受到间接暴力而导致损伤时可造成急性肩峰下滑囊炎。本病的发生往往合并其他肩周软组织退变和慢性炎症,尤以冈上肌腱炎最易发病,这是由于冈上肌腱在肩峰下滑囊底部。所以,当冈上肌腱发生劳损或退变时,肩峰下滑囊也必然受累(图4-7)。

3.临床表现及相关检查

肩峰下滑囊炎根据其表现不同可分为急性期、慢性期与肌肉萎缩期三个时期。急性期患者主诉往往在上肢外展时受到牵拉,扭闪或肩部外侧遭受猛烈撞击而导致肩峰外端及其下方疼痛、肿胀,同时由于剧烈疼痛而不敢做高举、外展、外旋等活动,触及肩峰外下方可有明显压痛与肿胀感,压痛放射至三角肌止点。损伤如不及时治疗或治疗不当,即可转为慢性,表现为疼痛减轻,但上臂外展、外旋、高举等活动受限。此类患者在检查时,肩峰外侧可触及一大小不等结节状阳性物,但搭肩试验阴性,内收、内旋运动多不受限,进一步发展,可导致冈上肌、冈下肌、三角肌出现不同程度的萎缩。

X线拍片,在患侧肩部三角肌或冈上肌附着处可见不规则斑状钙化灶影。

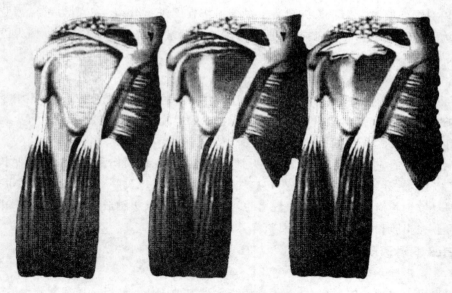

图 4-7　肩峰下滑囊炎病理过程

4.治疗

（1）非手术治疗：治疗方法包括休息制动、冰敷、口服抗炎药物、理疗及注射糖皮质激素或局麻药等，前四种治疗对肩峰下滑囊炎均有比较确切的疗效，但对于炎症位置深、顽固性难治患者及需尽快治愈重返赛场的运动员来说，局部注射疗法是一种更快速有效的治疗手段。肩峰下滑囊炎还可以通过体外冲击波进行治疗。

（2）手术治疗：对于长期顽固性疼痛而非手术治疗无效时，可以考虑行肩峰切除术或者增生肩峰下滑囊切除术，多能取得良好的效果。

五、肩胛上神经卡压综合征

1.概述

肩胛上神经卡压一直被认为是少见或罕见的周围神经卡压性疾病。肩胛上神经卡压综合征是由于肩胛上神经在肩胛上切迹部位受到卡压所致，是导致肩部疼痛的常见原因之一，很多种疾病均可引起肩部及后背部疼痛、酸困不适等。

2.解剖及病理

肩胛上神经为感觉和运动的混合神经，起自臂丛神经上干，由 C_5、C_6 神经组成，神经与肩胛舌骨肌平行走行，经斜方肌下方通过肩胛上横韧带和肩胛上切迹形成的管道进入肩胛上窝，分出 2 肌支支配冈上肌，分出 2 支或更多的细感觉支支配肩关节和肩锁关节的感觉；然后该神经由外侧绕过肩胛冈、肩盂切迹、弧形进入冈下窝，发出 2 肌支支配冈下肌及到肩关节和肩胛骨的小细感觉支。肩胛上神经在肩胛上切迹和冈盂切迹处最易受压，尤其以肩胛上切迹处卡压最多见，导致肩胛上神经卡压；此外尚有骨折移位及骨赘形成造成神经受压。

3.临床表现

早期表现为肩胛部不适或困乏无力，随着病程进展症状逐渐加重，表现肌肉萎缩、肌力下降、外展外旋无力，电生理检查可发现肩胛上神经传导速度减慢，潜伏期延长，重者肩外展外旋起始动作明显障碍或不能。

体征：肩胛部有明显压痛，范围常常较为广泛。包括冈上、下窝均可能存在压痛。但压痛点最明显的位置是在肩锁关节内侧后方及冈上窝的外上方，相当于肩胛切迹在体表的投影点。患侧肩部肌力下降，包括外展外旋肌力。

特殊体征：①肩关节外展起始 30°时，肌力下降最明显；②双上肢于伸直位、肩关节前屈90°位，交叉于胸前时，可诱发肩胛部疼痛。该项试验的机制是：当肩胛骨贴近胸壁并向前移位时活动幅度最大，可牵拉受压的肩胛上神经，从而产生肩胛部明显不适。故我们将这项检查的阳性结果，作为肩胛上神经卡压的特殊体征。

4.相关检查

肌电图检查：有条件的医疗单位均应将肌电图结果作为重要的辅助诊断，冈上、下肌静止时的肌电可能会出现正尖波或正尖波和纤颤波共同存在，肩胛上神经的运动传导速度减慢。同时对三角肌、腋神经做神经肌电图检查，以鉴别肩胛上神经卡压或 C5 神经根卡压。

5.诊断

肩胛上神经卡压综合征诊断依据主要有：①肩胛部疼痛不适，同侧上肢乏力；②冈上、下肌萎缩，肌力下降；③诱发试验阳性；④诊断性治疗有效，患者封闭治疗后肩部不适常可立即消失，肌力也随之恢复正常；⑤肌电图检查出现正向锐波、纤颤波，神经传导速度减慢；⑥肩胛骨正位 X 线检查显示肩胛上切迹狭窄、边缘毛糙、局部有钙化影及增生骨赘或骨折片等则有诊断意义。由于肩胛骨上切迹位置深，Tinel 征不明显。如果有颈肩部酸痛，冈上、下肌萎缩，外展＜30°时感到无力，诱发试验阳性即可诊断为肩胛上神经卡压征，肌电图可确诊。本病应与颈椎病、肩周炎、肩袖损伤、臂丛神经上干损伤等疾病相鉴别。

6.治疗

(1)非手术治疗：非手术治疗适用于患者肩部活动过度，神经受到反复牵拉所引起的神经充血水肿，能使局部无菌性炎症较快消退，从而改善症状。主要手段是局部封闭。选择压痛点做局部封闭(肩胛切迹处、冈下肌压痛点)为首选的治疗。

(2)手术治疗：对症状较重，冈上、下肌有明显萎缩的患者；以及肌萎缩虽不明显，但局部封闭后症状仅能改善 1～2 天或 1～2 周者，或症状反而加重者；均应积极采取手术治疗。

六、四边孔综合征

1.概述

四边孔综合征是旋肱后动脉和腋神经或腋神经的一个主要分支在四边孔处受压所致，四边孔处压痛，并向臂部放射，伴肩臂外侧感觉障碍、三角肌功能受限等一系列临床综合征，在周围神经疾患中较少见。

2.解剖及病理

四边孔由四个壁组成，上肢外展位观测为近似方形的肌性骨管，上壁为肩关节囊和小圆肌，下壁为大圆肌，内侧壁为肱三头肌长头，外侧壁为肱骨外科颈和肩胛下肌。将上肢标本外展 70°，测量四边孔前面上下径为 18.6mm±4.3mm，左右径为 18.4mm±1.9mm。

腋神经发自臂丛后束，与旋肱后血管伴行穿经四边孔向后。肩关节的运动、外伤可能使腋神经与肩关节囊、肌肉和肌腱摩擦损伤或肌纤维被拉断，产生累积性软组织损伤出血，继之瘢痕组织增生,导致腋神经通道狭窄压迫腋神经。

3.临床表现及相关检查

四边孔综合征主要临床表现及诊断:①肩胛部不适,肩外展无力或受限;②三角肌萎缩、肌力减弱或麻痹;③可伴有肱三头肌肌力减弱或麻痹,但桡神经主干不受累;④肩臂外侧皮肤感觉障碍;⑤四边孔处有固定压痛点;⑥肩被动外展、上举、外旋等动作正常,但可诱发或加重症状;⑦肌电图检查提示腋神经损伤或同时伴桡神经肱三头肌肌支损伤,但无肩胛上神经损伤;⑧诊断困难时,锁骨下动脉造影动态观察旋肱后动脉是否在四边孔处受阻,MRI 检查可见小圆肌萎缩,均有助于诊断。

4.治疗

(1)非手术治疗:四边孔综合征的保守治疗包括肢体固定、局部封闭及电针刺激三角肌,轻者多可治愈。

(2)手术治疗:若保守治疗 3 个月未恢复,应行手术探查,不应该等到三角肌出现萎缩后再进行手术治疗。手术方式主要为腋神经探查松解术,彻底解除对腋神经造成嵌压的因素,预防性切断肱三头肌长头或小圆肌的腱性部分。根据神经病理改变情况,决定神经减压松解的方式:神经外膜松解或束间松解,必要时神经内松解。

第三节　　特殊类型疾病

一、肩胛弹响

1.概述

肩胛骨在胸廓上滑行,形成肩胸关节。肩胛骨和胸廓间有两块肌肉:肩胛下肌和前锯肌及数个滑囊,正常时肩胛骨滑动自如、无感觉;当该滑动引起不适、疼痛感觉,伴响声、摩擦感时,即为痛性肩胛骨弹响症。

2.解剖及病理

弹响肩胛症的发病原因较多,可分为骨源性、肌源性和滑膜源性三类。骨源性如肩胛骨内侧角先天性弯曲度增大、肩胛骨肋面外生骨疣、肩胛骨肿瘤、肩胛骨骨折畸形愈合等;肌源性为位于肩胛骨与肋骨之间的肌肉产生类似狭窄性腱鞘炎的改变或外伤后瘢痕形成;滑膜源性为肩胛下肌或前锯肌下滑囊发生炎变所致。

3.临床表现及相关检查

弹响肩胛症的诊断并不困难,于肩关节稳定情况下,主动活动肩胛骨,即出现弹响,这时检查者用手触诊于肩胛骨的脊柱缘,可扪及弹跳感,但若开大肩胛骨下部而做肩胛骨被动性活动时,则触不到弹跳。通常患者往往能掌握活动的规律而自行引出弹响,本病需与肩关节弹响症相鉴别,主要在于弹响部位的不同,后者发生于肩峰下,于肩胛骨稳定情况下,活动肩关节时而出现弹响。在确定诊断为弹响肩胛症以后,有必要进一步拍肩胛骨正位及斜位 X 线片,以明确有无骨源性病因存在,然后结合外伤或慢性劳损病史而得出肌源性弹响肩胛症的诊断。

4.治疗

(1)非手术治疗:肩胛部弹响对于大多数人并无疼痛和不适感,也不会引起不良的后果,一般不需特殊治疗,绝大多数的患者,只需适当限制活动并进行理疗。疼痛明显时可行痛点封闭治疗。

(2)手术治疗:适应于非手术治疗无效或效果不巩固者。肌源性弹响肩胛症的手术方法主要为软组织松解术,将大菱形肌止点剥离松解,切除增厚的纤维束和粘连结缔组织,部分患者可结合施行肩胛角内缘部分切除术或胸、棘突以上软组织正中切剥术(大、小菱形肌起点)。

二、肩胛胸壁综合征

1.概述

肩胛胸壁综合征又称肩胛肋骨综合征,是由于肩胛与胸壁之间滑囊和其他软组织异常压迫或摩擦所致。常以肩关节功能障碍和背部疼痛为主诉,是引起肩、上肢复杂疼痛的病因之一。

2.解剖及病理

肩胛胸壁综合征是指肩胛胸壁关节由于活动不协调而导致的一种脊柱与肩胛骨之间的软组织慢性劳损性疾病,本病与肩关节活动频繁有关,由于关节肌肉长时间的摩擦,而产生炎性渗出、增生、肥厚,进而影响胸壁关节的正常活动。

3.临床表现及相关检查

患者为中青年渐进起病,多为体力劳动和(或)机械重复劳动者,可有外伤史。主要表现为双肩胛骨间区疼痛和(或)肩胛骨深部疼痛伴颈、肩、臂、枕区放射,严重者影响工作和休息。所有患者均可在肩胛骨内缘扣及固定区痛点,可触发颈、肩、臂区域轻触觉缺失。检查应站立位进行,双臂交叉,双手搭在对侧肩上,使肩胛骨向外滑动,能比较容易找到痛点,此点多位于 $T_3 \sim T_4$ 平面,后正中线旁开 7~8cm 肋骨上。

本症易与颈肩肌纤维炎、肩周炎及神经根型颈椎病相混淆,注意鉴别。

4.治疗

以非手术治疗为主。局部注射治疗可缓解肌肉痉挛,消除水肿和无菌性炎症等;手法治疗不仅可以促进局部血液循环、加速瘀血吸收、改善组织代谢,还可以解除粘连、理顺筋络;TDP治疗有较强的热渗透作用,能使局部组织血管扩张,促进血液循环和淤积代谢的排泄。三者合用,能起到舒筋活络、消肿止痛和促进修复的作用。由于姿势不良引起的,可通过支具或锻炼矫正。

三、肩关节挛缩

1.概述

肩关节挛缩是临床常见的疾病,腋窝烧伤后瘢痕挛缩、产瘫臂丛神经损伤所致。肩关节内收内旋畸形、儿童三角肌挛缩症等是肩关节挛缩的常见病因。儿童三角肌挛缩病因目前意见不一,可能与先天因素、遗传因素、肌内注射、胶原病等有关。

2.解剖及病理

(1)烧伤后由于瘢痕增生而挛缩畸形,尤其是腋部及其周围深度烧伤后,轻者于腋窝前,后缘单独或同时出现条索状瘢痕,严重时上肢与侧胸壁粘连,严重影响肩关节活动,因瘢痕挛缩形成皱褶。皮脂腺与汗腺分泌物积存或分泌不畅,易形成囊肿或囊肿感染破溃形成溃疡,严重影响患者生活和工作能力。

(2)产瘫致臂丛神经损伤多为部分损伤,伤处多保持神经连续性,神经再生能力强,大部分功能恢复良好 由于臂丛神经各部分损伤程度不同,其恢复不同步,会造成肩周肌力恢复不平衡。

产瘫后肩外展受限按其病理类型可分为 3 型:①动力型,其病理基础主要是三角肌、冈上肌及冈下肌麻痹,肩外展被动活动时无受阻因素,肩胛下肌无挛缩;②阻力型,患儿肩外展动力肌群的肌力已恢复或未受损害,但因存在肩内收肌群与肩外展肌群的同步电兴奋,当行肩外展时,外展、外旋肌收缩,同时内收、内旋肌亦收缩,形成肩外展阻力,造成肩外展活动受限,该类型最常见;③混合型,患儿肩外展受限不仅有动力不足,还伴阻力因素。

(3)其他:有先天性、遗传性、胶原病、自身免疫和注射性等各种解释。

3.临床表现

(1)腋部瘢痕挛缩畸形依其严重程度可呈现三种不同形式:轻度为腋窝部蹼状、条索状瘢痕挛缩;中度为腋胸瘢痕挛缩粘连;重度为臂胸瘢痕挛缩粘连。多因创面为深度烧、烫伤,包扎不当,缺乏有效康复治疗及功能锻炼所致。

(2)产瘫致肩关节挛缩患儿,患肢上臂处于内旋内收、肘关节处于伸直位或轻度的屈曲、前臂旋前、腕关节及各指屈曲。患肢肩关节主(被)动外旋和外展均受限。

(3)儿童三角肌挛缩症临床表现包括进行性肩颈部疼痛、局部皮肤凹陷,可触及条索状物,呈翼状肩样,肩关节内收及外展受限,患侧上臂不能紧贴同侧胸壁,搭肩试验阳性。

通过主动加被动活动肩关节,可判断是否存在肩关节内旋挛缩、肩关节下部挛缩、肩关节后部挛缩。文献报道儿童三角肌挛缩症可合并臀肌挛缩症、先天性斜颈、斜方肌挛缩、胸锁乳突肌挛缩等,检查时询问相关病史并同时行其他相应肌肉的联合检查可有助于诊断。

4.相关检查

影像学检查:对于产瘫致肩关节挛缩的患儿,肩关节可摄肩关节正位片和腋窝轴位片。建议在以下三个姿势行肩关节正位片。①肩关节内收、内旋 45°;②肩关节外旋外展 45°;③患手置于腰部,肩关节正位片能显示肱骨头、喙突、肩峰和盂肱关节等结构。

X 线正位片上的常见表现为关节盂变浅且形状不规则、肩胛骨发育迟缓、肱骨头发育不良和骨化滞后等。腋窝轴位片能清楚地显示肱骨头和关节盂的位置及相互关系,故它对肩关节后脱位的诊断价值更大。将患儿仰卧位,患肩抬高 10cm,上肢外展 90°,暗盒横置于肩上部,中心对着腋窝,并与健侧对比。由于肱骨近端骺软骨的骨化中心一般在 1～4 个月时出现,大小结节的骨化中心的出现则晚至 2～3 岁,单纯依靠 X 线片尚不足以全面观察肩关节的病理改变。

MRI 能显示肱骨头和关节盂表面软骨以及肱骨头周围软组织图的情况,特别对于肱骨近端骨化尚不明显或骨化滞后的低龄患儿,它的诊断优势较 X 线片更明显。MRI 的常见表现为关节盂后缘扁平及发育不良、后唇变钝、关节盂后软骨受压变薄以及半脱位等。

CT 对 5 岁以上的患儿有较大的诊断价值,能清晰地显示关节盂畸形、肱骨头发育不良和畸形以及关节脱位等病变。

超声检查:超声检查对儿童三角肌挛缩症的诊断与手术或病理比较有较高的符合率。超声检查对儿童三角肌挛缩症诊断的灵敏度和特异度均较高,分别为 88.89% 和 100%;同时,超声检查可显示病变部位及范围,为手术松解挛缩范围提供参考,是儿童三角肌挛缩症诊断的有效方法。

5.治疗

(1)腋部瘢痕挛缩:在大面积深度烧伤早期治疗过程中,应强调包括腋部在内的功能部位深度创面的早期修复和瘢痕挛缩防治。一旦形成腋窝的瘢痕挛缩畸形,通过主动、被动功能锻炼效果不满意的,也应尽早手术治疗,最大限度地恢复肩关节功能。皮瓣修复应该是腋窝瘢痕挛缩畸形修复的首选手段,术后局部皮肤柔软、弹性良好,不需要外展位固定,可于早期开始功能锻炼,对肩关节功能恢复十分重要。对于大面烧伤患者,肩关节外展、上举和前屈为首要需要解决的问题,以解决日常生活所需;外展和前屈达 90°,上肢上举达 160° 为恢复满意;外展和前屈达 75°,上肢上举达 120° 为恢复基本满意。采用 Z 成形术或五瓣成形术修复。

(2)产瘫所致肩关节挛缩:对于产瘫所致肩关节挛缩患者,传统的手术是切断肩胛下肌及胸大肌的肱骨止点,并将挛缩的肱二头肌短头和喙肱肌肌腱自喙突上剥离,以纠正患儿的内旋挛缩。由于肩胛下肌和胸大肌被完全切断,患儿术后丧失了主动肩内旋功能。此外,该手术有引起肩关节不稳甚至肩关节前脱位的可能,故目前已不再被临床采用。对于肩关节内旋挛缩畸形的手术治疗现主要有以下方法:①肩胛下肌剥离术;②肩关节前路松解术;③肱骨截骨术;④肌肉移位。

(3)三角肌挛缩:儿童三角肌挛缩患者,保守治疗无效,一经确诊应该尽早手术。

四、肩关节不稳定

1.概述

Bankart 于 1923 年最早使用肩关节不稳定一词,并首次描述了复发性肩关节脱位后盂唇或关节囊自盂缘撕脱现象,即 Bankart 损伤。传统的肩关节不稳定只表示前方或后方脱位。随着肩关节外科临床及基础研究的进展,肩关节不稳定内涵逐渐扩大。Cofield 将肩关节不稳定定义为:创伤或非创伤引起的向前方、前下、下方、后下、后方及前上方单向或多向脱位、半脱位。

2.解剖及病理

肩关节结构特点及稳定详见本章第一节肩关节解剖特点部分内容。各种原因所致肩关节囊韧带过度松弛、关节囊破裂、盂唇破坏,肩关节周围动力及静力稳定系统损伤,常导致肩关节多向性不稳。

3.临床表现

前方不稳是最常见的肩关节不稳类型,占所有肩关节不稳的 85%～95%,18～25 岁男性好发,主要发生在肩关节外展和外旋时,常伴有外伤史。前方脱位时,患者患肢常固定于轻度外展外旋位,轻微移动患肢便可产生疼痛,有时可出现短暂的感觉消失、麻木、麻刺感,即"僵臂"综合征。

后方不稳在肩关节不稳定中所占比例不足 5%,伴有外伤史或自然发生,运动员后方半脱位的发生常常由于反复的微损伤以及肩袖后部的制约力逐渐减弱所导致。后方脱位时,患者患肢被固定于内收、内旋位,X 线常规检查往往不能发现肱骨头的后移,因此肩关节后方脱位约有 50%患者被漏诊。

关节囊韧带过度松弛容易发生多向不稳,这种关节囊韧带的过度松弛可为先天性,患者常伴有身体其他关节囊的过度松弛。

4.相关检查

(1)体格检查:加载移位试验:患者仰卧位,检查者一手抓住患肢前臂近肘关节处,另一手置于患肢肱骨头下方;抓住前臂的手施力将肱骨头压迫进盂窝,然后另一手向前后方移动肱骨头,并判断肱骨头移位程度(图 4-8)。加载移位试验最常采用的分级方式为修正的 Hawkins 评分:0 级,肱骨头无或有轻微移位;1 级,肱骨头移位并骑跨于盂唇缘;2 级,肱骨头有脱位,但可自行恢复;3 级,肱骨头脱位,不能自行恢复。

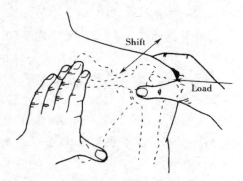

图 4-8　加载-移位试验(Load and Shift Test)

前抽屉试验:患肩置于外展 80°～120°,前屈 0°～20°,外旋 0°～30°;后抽屉实验,患肩外展 80°～120°,前屈 20°～30°,屈肘 120°,检查者一手固定患肢肩胛骨,一手抓住患肢上臂向前牵拉肱骨头或在患肩前屈至 60°～80°时施于肱骨头向后的应力。根据肱骨头前向或后向移位程度可分为 3 级:Ⅰ级,肱骨头移位大于健侧,但不超过肩胛盂;Ⅱ级,肱骨头移位并骑跨在肩盂缘;Ⅲ级,肱骨头嵌卡在肩盂缘外。

沟槽征:患者坐位,放松肩部肌肉,检查者一手固定患侧肩胛骨,一手握患肢肘部施加向下的力,若肩峰下出现横沟,>2cm 者为阳性。阳性结果说明下方不稳,一般均有多向性不稳存在。

恐惧试验与复位试验:主要用于检查前方不稳。患者仰卧位,检查者一手握住患者的前臂,另一只手在后方托起患者的上臂,轻而慢地外展和外旋上臂,当患者感到肩后疼痛并有即将脱位的预感而产生恐惧,拒绝进一步外旋时,恐惧试验阳性。在肩关节外展外旋的同时,对肱骨头再施加向前的应力,可进一步引发患者的恐惧感或疼痛,为加强试验阳性。进行恐惧试验后,于肱骨头施加向后的应力,当患者恐惧感减轻或消失时,即复位试验阳性。

对于多向性不稳患者,可出现前后抽屉试验、下方沟槽试验、恐惧试验等多项试验阳性。但应当注意的是,仅凭以上体征不能做出肩关节多向性不稳的诊断,除非其能再现患者的症状或发现关节内的病理改变。

麻醉下体检可用于肌肉发达者体检时不能松弛肌肉,或通过其他检查方法难以得到临床证实时,以及明显不能耐受疼痛体检者,也可用于肩关节松弛症患者健侧与患侧的相关比较,是一种敏感性及特异性均较高的检查方式。

(2)影像学检查:俯卧腋位片与喙突正位片可分别显示 Bankart 和 Hill-Sachs 损伤。肩关节造影对诊断肩关节囊、盂唇及肩袖损伤有一定意义。CT 可清晰显示 Hill-Sachs 损伤、盂缘骨软骨病变及关节内游离体。磁共振造影(MRA)可清楚显示盂肱上、中、下韧带,对诊断肩关节前方不稳有较高的特异性与敏感性。

5.治疗

(1)非手术治疗:非手术治疗的优点是不会对软组织造成进一步破坏,肌肉功能及本体感觉都能保留,对随意性、非创伤性及多向性肩关节不稳效果较好。对于肩关节前方脱位患者,保守治疗有较高的不稳定再发生率。对于急性脱位患者,明确诊断后应尽快复位,如疼痛明显可给予非甾体抗炎药口服。年轻患者由于复发率较高,可给予关节固定 3～6 周,以便软组织得到愈合。对于年龄>40 岁者,由于再脱位发生率不高,可于早期行康复锻炼,以避免关节僵化。康复锻炼的主要目的是恢复肩部活动范围及加强肩部肌肉如三头肌、肩袖肌群、肱二头肌肌力,以恢复肩关节稳定性。由于肌肉疲劳后会导致肱骨头活动增加,因此康复锻炼应注意对肌肉的耐力训练。

(2)手术治疗:对于保守治疗 6 个月无效、复发性肩关节脱位、创伤性肩关节前脱位、伴有病理损伤者可考虑手术治疗。

1)开放式手术治疗:手术方式包括如下。①肩胛下肌和关节囊紧缩手术通过限制肩关节的外旋动作以防止肩关节脱位,术后将不可避免地丧失较多外旋活动度,比如 Putti-Platt 手术。②肌腱移位术可以构筑防止肱骨头脱位的动力性结构,是肩前内侧稳定结构的动力性重建方法,比如 Bristow 手术。③Bankart 手术或各种改良的 Bankart 手术主要用于修复盂唇部损伤,并行关节囊重叠缝合。由于前方脱位大部分均伴有 Bankart 损伤,Bankart 术已成为目前应用最多的术式。④骨-喙突阻挡手术适合有肩胛盂骨性缺陷的患者,如肩胛盂撕脱骨折、反复脱位造成肩胛盂前方明显磨损及先天性肩胛盂发育不良的患者。⑤肩胛盂和(或)肱骨头近端截骨术,通过改变肩胛盂的前倾角和(或)肱骨头的后倾角度,将肱骨头维持于肩胛盂中央,比如 Webber 截骨手术。后方不稳治疗法与前方不稳相反,例如反 Bankart 手术、反 Putti-Platt 手术、肩关节后盂唇骨阻滞术等。多向不稳多采用下关节囊提拉移位术治疗。

2)关节镜手术:关节镜下修复盂唇、韧带、关节囊,无大切口,损伤小,且手术精确度高,术后对肩关节活动范围影响小,已被越来越多地应用于肩关节不稳的治疗中。

五、肩关节僵硬与强直

1.概述

关节僵硬是指关节运动受限,强直指关节骨性强直,丧失关节活动度。肩关节僵硬是肩关节周围骨折、损伤使局部软组织严重水肿、瘀血、渗出,关节活动障碍,关节长期固定发生广泛粘连所致。僵硬的肩关节通常还有一定活动度,关节腔仍存在,关节软骨尚无破坏变性,故不失时机地给予松解治疗,并配合积极锻炼,仍能恢复部分关节功能。

2.解剖及病理

骨折后所造成关节的僵硬或残疾常有发生,具体原因大概可分为:复合伤、多发伤、神经损伤致肢体活动障碍,因治疗需要不允许活动及不适当的固定,使关节内出血,血肿机化,周围软组织挛缩,纤维粘连,弹性降低;复杂性关节周围骨折,骨折的愈合周期长,固定时间长,致使关节肌腱的僵硬,血液回流受阻,邻近关节部位的骨折或骨折线波及关节面,关节面不平整致使日后的功能障碍;不适当的固定或患者复查不及时,老年人外伤骨折卧床时间长,又有畏惧心理,不愿家人或医师接触患肢,接触患肢而诉伤肢疼痛,长久卧床不起,骨折愈合而诸关节僵硬,肌肉萎缩而失用;治疗措施不得力,没有适时指导患者加强功能锻炼;术后未遵医嘱或年轻医师医嘱不清等均可导致关节僵硬,局部肿胀疼痛、麻木、肌肉萎缩等功能障碍。

3.临床表现及相关检查

查体可见患肩无肿胀,无畸形,患肩肩袖间隙处可有压痛,肩关节被动外旋时可以出现疼痛。在检查时应以被动活动度作为某方向的最大活动范围,记录在肩关节运动中有重要意义的外展、前屈、内收及外旋活动度和内旋活动度。因肩关节内旋活动度难以准确定量,临床上常以患侧手背贴于背部,外展拇指最高能触及的棘突表示。

所有肩关节僵直患者应该进行常规 X 线检查和 MRI 等影像学检查。影像学检查排除肿瘤、骨病、感染等疾患。对于同时存在手指麻木、乏力等主诉的患者,尚需进行肌电图、颈椎 MRI 等检查,排除颈椎间盘突出、胸廓出口综合征、臂丛神经病等疾患。

4.治疗

(1)非手术治疗:发生关节僵硬的初期,临床上常采用物理疗法、中草药熏洗等方法治疗。疗效不佳者应及时改松解治疗。

(2)手术治疗:关节僵硬病程较长者,关节周围粘连广泛、致密,伴关节囊、肌腱及皮肤挛缩,宜手术松解,包括挛缩关节囊切开、肌腱延长、纤维化肌肉切除或植皮等方法,还可以采用关节镜下进行肩关节粘连松解。患者采用沙滩椅位,全身麻醉,术前麻醉下常规体检,记录肩前屈、外展、内收及外旋活动度。检查时忌用暴力,以免引起关节周围结构损伤或导致关节内出血影响手术。

在松解过程中,应反复检查肩关节活动度,主要是内收及外旋、上举过顶和内旋活动,必要时可适当辅助手法松解,恢复肩上举活动度,使患肢能够完成过顶动作,手可跨越头顶触及对侧耳郭;肩内收及外旋活动度达健侧水平。手法松解时切忌使用暴力,以免造成肱二头肌长头腱、盂唇等结构的医源性损伤。

第五章 肘关节疾病

第一节 关节损伤与脱位

一、肘部骨折

肘关节是由肱骨下端和桡、尺骨上端构成的复合关节,包括肱桡、肱尺、尺桡三个关节及其形成的六个关节面。三个关节在同一个关节囊内。肱骨远端前面凹陷形成冠状窝;后方凹陷形成鹰嘴窝;内侧为滑车,即内髁,为前臂屈肌腱附着部;外侧为肱骨小头,即外髁,为前臂伸肌腱附着部。内外髁连为一体与肱骨干纵轴形成 30°～45° 的前倾角。同时肱骨滑车桡侧低于尺侧,当肘关节完全伸直时形成外翻角,即提携角。男性为 5°～10°,女性为 10°～15°。

桡骨头表面被软骨覆盖,顶端与肱骨小头形成肱桡关节。桡骨头侧方关节面与尺骨切迹形成近尺桡关节并被环状韧带包绕。尺骨鹰嘴与肱骨冠状突形成切迹,其半月状关节面与肱骨滑车构成肱尺关节。肱骨远端骨折主要是指肱骨髁上、髁间和单纯累及内外髁的骨折。桡骨头骨折和尺骨鹰嘴骨折在肘部外伤中均较常见。

(一)肱骨远端骨折

1.概述

肱骨远端骨折约占成人骨折的 2%。其几何形状不规则。肱骨远端包括内、外侧柱,向远端延伸张开,由鹰嘴窝分隔;再进一步靠远端,由滑车分隔。外侧柱与肱骨干垂线约成 20° 偏斜角,而内侧柱与肱骨干纵轴有 40°～45° 偏斜角。肱骨小头位于外侧柱最远端的前侧;内侧柱最远端是内上髁,终点是滑车近端。鹰嘴滑车切迹和滑车是最重要的屈伸弧,并维持一半的肘部固有稳定性。

2.病因学及分型

最常见的原因是创伤,包括直接暴力和间接暴力。肱骨远端骨折目前公认的分型方法是 AO 推荐的 A(关节外骨折)、B(部分关节内骨折)、C(完全关节内骨折)三型。A 型骨折占肘部骨折的 50%～60%,通过及时内固定治疗可获得较好效果。B 型骨折为部分关节内骨折,只累及内侧柱或外侧柱,肱骨小头或滑车的部分关节面。只要患者骨质较好,均应解剖复位、牢固固定、早期功能锻炼。C 型骨折为完全关节内骨折,即为髁间骨折,多见于青壮年严重的肘部外伤,多为粉碎性。严重的 C 型骨折在累及关节面同时往往还累及内外侧柱,使肱骨远端稳定性完全破坏。此类损伤,骨质条件好者仍应争取解剖复位达到满意效果。对于骨质疏松或有类风湿关节炎等关节面严重破坏疾病的患者可考虑全肘关节置换术治疗。

3.临床表现

骨折局部肿胀,可有短缩、成角畸形,局部压痛剧烈,有异常活动及骨擦音,上肢活动受限。

合并桡神经损伤时,出现腕下垂等症状。

4.相关检查

肘关节前后位以及侧位 X 线片常可做出诊断。还可加做肱桡关节位 X 线片,即前臂旋转中立位,X 线管球向头侧倾斜 45°。对骨折进行切开复位内固定时,应常规行 CT 扫描,三维重建图像对制订术前计划和指导手术过程也有所帮助。

5.治疗

骨折以手术治疗为主。

(1)手术入路包括:内、外、后侧三个基本入路。内侧入路需要仔细识别内上髁、滑车及尺神经。外侧入路相对简单,可良好显露外侧柱、肱骨小头及桡骨头。后侧入路主要为尺骨鹰嘴截骨入路。该入路可充分显露滑车关节面,对复杂关节面骨折进行解剖复位,优于肱三头肌舌形瓣入路、游离肱三头肌内外侧缘入路等。

(2)骨折复位内固定治疗:对于复杂关节内骨折,现在多采用双接骨板内固定。一块接骨板安置于肱骨内侧柱内缘,一块安置于外侧柱后面,两块接骨板所在平面垂直。若髁间、髁上骨折连接处有较大间隙或骨缺损时应予松质骨植骨。

双侧克氏针张力带固定可达到双侧张力加压的目的,但克氏针可能退出。同时对于严重的粉碎性骨折,该方法可能不能做到解剖复位和牢固固定。儿童肱骨远端骨折,可采用克氏针内固定治疗,这样可减少对骨骺的损伤。

(3)肘关节置换:全肘关节置换治疗肱骨远端骨折的指征为:①年龄＞65 岁;②不做剧烈活动;③骨质疏松明显;④骨折粉碎难以复位和固定。

(二)桡骨头骨折

1.概述

桡骨头骨折成人多见,青少年少见。通常因疼痛症状较轻,临床上容易误诊。

2.病因学及分型

(1)病因学:常由间接外力致伤造成,比如跌倒时手掌撑地,肘关节处于伸直和前臂旋前位,外力沿纵轴向上传导,造成肘关节过度外翻,使得桡骨头外侧部与肱骨小头发生撞击,产生桡骨头、颈部骨折。骨折块常向外下或外后下方向旋转移位。

(2)分型:1997 年,Hotchkiss 根据患者的 X 线片表现、临床特征以及合并伤的情况对桡骨头骨折 Mason 分型进行了改良。

1)Ⅰ型:桡骨头或颈骨折,无或微小移位。①前臂旋转功能仅因急性期的疼痛和肿胀而受限;②骨折关节内移位＜2mm。

2)Ⅱ型:桡骨头或颈骨折,脱位＞2mm。①机械性因素引起的运动受限及不协调;②骨折经切开内固定可修复;③骨折累及桡骨头关节边缘两处以上。

3)Ⅲ型:桡骨头和桡骨颈严重的粉碎性骨折。①骨折不可修复;②为恢复运动需行桡骨头切除。

3.临床表现

桡骨头或桡骨颈的无移位或轻度移位骨折的局部症状较轻,临床上容易被漏诊,需引起注意。移位骨折常引起肘关节外侧疼痛,肘关节屈伸和前臂旋转时疼痛加重,使活动范围受限。

被动旋转前臂时,偶尔可在肘外侧触及疼痛性骨擦音。

4.相关检查

(1)X线片:肘关节前后位以及侧位X线片常可做出诊断。X线片显示肘关节间隙前上方有骨折片时,很可能合并肱骨小头骨折。肘外翻应力位和前臂轴向应力位X线片有助于检查肘和前臂的稳定性。还可加做肱桡关节位X线片,即前臂旋转中立位,X线管球向头侧倾斜45°。

(2)CT扫描:三位CT扫描可以更清楚地显示骨折粉碎或移位程度,考虑行切开复位内固定时,应常规行CT扫描以完善术前计划和指导手术。

5.治疗

(1)非手术治疗:无移位或轻度移位的桡骨头骨折,前臂旋转受限在急性疼痛或肿胀期才明显,因为不形成机械阻挡,在急性期抽出关节内积血并注射局麻药物可减轻疼痛。Ⅰ型直接用石膏托或石膏管型,将肢体固定于功能位,Ⅱ型可采用手法闭合复位。患者屈肘90°位时牵引拉伸肘关节,术者按压桡骨头,同时患者做前臂旋转动作,使骨折复位,复位后用石膏固定,固定时间不宜长。

(2)手术治疗:桡骨头骨折手术治疗指征包括如下。①桡骨头颈部的严重粉碎性骨折;②超过1/3关节面的边缘骨折,特别是累及尺桡关节的骨折;③骨折块嵌入肘关节间隙;④桡骨颈骨折有成角,影响前臂旋转功能者。内固定方式目前大多采用克氏针、微型螺钉(棒)或接骨板、Herbert钉等固定。对于桡骨头广泛粉碎性骨折和明显移位骨折,不能进行重建保留桡骨头时,若不合并尺侧副韧带损伤或尺桡骨纵向分离等,可行桡骨头切除术。需要明确的是单纯桡骨头切除不作为桡骨头骨折首选治疗方法,只作为改善功能的最后选择。对于Ⅲ型骨折以及合并尺侧副韧带和骨间膜损伤,或合并尺骨近端骨折和冠突骨折常需行桡骨头置换术。目前多推崇Judet浮动杯双极钴铬合金假体,其假体头可自由转动,减少集中在假体和骨界面的应力,从而减少假体的松动和磨损。

(三)尺骨鹰嘴骨折

1.概述

尺骨上端包括鹰嘴、冠状突和滑车切迹。肱尺关节是肘关节的主要部分。肱尺关节屈伸过程中,屈曲60°位时尺骨滑车切迹与肱骨滑车之间完全吻合,在其他角度时两者不能紧密咬合。

2.损伤机制

尺骨鹰嘴骨折损伤包括:①直接暴力作用于尺骨鹰嘴后方,多造成粉碎性骨折;②跌落伤致上肢受伤,间接作用于肘关节,发生鹰嘴骨折。当跌倒时,如手掌撑地,肘关节呈半屈曲状,由于间接暴力及肱三头肌猛烈收缩,可造成鹰嘴撕脱骨折。

3.临床表现

尺骨鹰嘴骨折在某种程度上属于关节内骨折,常常有关节内出血和渗出。常常表现鹰嘴附近的肿胀和疼痛。骨折端可以触及凹陷,并伴有疼痛及活动受限。肘关节不能抗阻力伸肘是一个最重要体征,它表明肘关节伸肌装置的连续性中断。

4.相关检查

肘关节侧位 X 线片可显示骨折线的准确长度、骨折粉碎的程度、滑车切迹处关节面撕裂的范围以及桡骨头的移位等。肘关节骨化中心在融合前有可能与骨折混淆,可疑者应摄健侧片对比。

5.治疗

(1)非手术治疗:对于无移位的骨折可用屈肘 45°~90°长臂石膏后托固定。石膏固定 3 周后骨折相对稳定,可在保护下进行功能锻炼,在骨折愈合之前,避免屈肘超过 90°。

(2)手术治疗:移位的鹰嘴骨折是手术治疗的适应证,手术治疗目的如下。①维持肘关节的伸肘力量;②避免关节面不平滑;③恢复肘关节的稳定;④防止肘关节僵硬。

常用的内固定方法是张力带固定技术。该技术基本原理是中和作用于骨折端的张力,并可将其转化为压应力。手术先用二枚平行的克氏针对骨折端进行固定,此后将钢丝的近端通过肱三头肌腱的止点和远端通过低于骨折端在尺骨后缘的横形钻孔进行"8"字方式的缠绕。其次是钩板治疗鹰嘴骨折。钩接骨板固定的优点是钩端与接骨板螺丝钉均置于关节外,不损伤关节面。钩接骨板可将分离的小骨折块与主骨固定在一起,因而更适用于粉碎性骨折。

二、肘关节脱位及骨折脱位

(一)概述

肘关节的稳定结构包括静力性和动力性。静力稳定结构包括:肱尺关节、内侧副韧带和外侧副韧带以及次要的静力稳定结构桡骨头、伸肌和屈肌总腱的起点以及关节囊。动力稳定结构为横跨肘关节的肌肉,对肘关节产生挤压力,包括肘肌、肱三头肌和肱二头肌。

(二)流行病学

肘关节脱位是肘关节常见损伤,占所有肘关节损伤的 15%~20%。肘关节脱位多发生于青少年,成人和儿童也时有发生,又以肘关节后脱位最常见。

(三)损伤机制

暴力传导和杠杆作用是肘关节脱位的基本外力形式。肘关节后脱位时,患者在跌倒时用手撑地,作用力沿尺、桡骨长轴向上传导,使尺、桡骨上端向近侧冲击,并向上后方移位。当传达暴力使肘关节过度后伸时,尺骨鹰嘴冲击肱骨下端的鹰嘴窝,产生一种有力的杠杆作用,使止于喙突上的肱前肌和肘关节囊前壁撕裂。肱骨下端继续前移,尺骨鹰嘴向后移,形成肘关节后脱位。

肘关节前脱位多为直接暴力产生,发生时多在伸肘位、肘后暴力造成鹰嘴骨折后尺骨近端向前脱位。

肘关节处于内翻或外翻位,遭受传导暴力时,肘关节侧副韧带和关节囊撕裂,肱骨下端向桡侧或尺侧移位,产生肘关节侧方脱位。

肘关节骨折脱位亦称复杂肘关节脱位,还伤及韧带和关节囊软组织以及桡骨头和(或)尺骨近端,常见的类型有:①肘关节后脱位合并桡骨头骨折;②肘关节后脱位合并桡骨头和尺骨冠状突骨折,即肘关节恐怖三联征;③前方尺骨鹰嘴骨折脱位(经尺骨鹰嘴肘关节骨折脱位);④后方尺骨鹰嘴骨折脱位。

（四）临床表现

肘部明显畸形，肘窝部饱满，前臂外观变短，尺骨鹰嘴后突，肘后部空虚和凹陷。关节处于半屈曲位，只有微小的被动活动度。肘后三角关系改变。

（五）相关检查

X线片可判断肱骨远端与桡、尺骨近端的关节对位关系变化并可发现骨折情况。以肱骨远端为标准点，桡尺骨近端向后上方移位为后脱位，向前下方移位为前脱位，向侧方移位为侧方脱位。

（六）诊断

有外伤史，以跌倒手掌撑地最多见。肘部三角关系破坏。X线检查可确诊。

（七）治疗

1.非手术治疗

单纯的肘关节脱位通过非手术治疗可以取得满意疗效，遗留的后遗症较少。复位后将上肢用固定在功能位3周，拆除石膏后做主动功能锻炼。

2.手术治疗

复杂肘关节脱位，即肘关节骨折脱位治疗较为棘手，常需要手术治疗。治疗目的是恢复骨关节的稳定性，以使复杂的肘关节脱位变为简单的脱位。原则首先是恢复肱尺关节，复位肘关节脱位，尺骨近端（冠状突、鹰嘴）骨折的复位内固定；其次是如果肱尺关节不能恢复到正常，通过复位内固定或置换治疗桡骨头骨折，恢复其对肘关节的稳定作用；最后，侧副韧带损伤应该予以修复。

肘关节后脱位合并桡骨头骨折，首先进行肘关节复位，桡骨头的治疗要根据患者因素和骨折相关因素等决定。骨折块大于桡骨头的1/3、粉碎严重不能作内固定治疗时应该做桡骨头置换。

肘关节后脱位合并桡骨头和尺骨冠状突骨折（恐怖三联征）需在完成尺骨冠状突骨折固定、桡骨头复位内固定或置换后，修复外侧副韧带。之后还应检查肘关节的稳定性。肘关节由伸直位到屈曲位，如果屈曲未达30°～40°时轻易发生脱位，应该修复内侧副韧带或应用铰链外固定支架固定。

经尺骨鹰嘴肘关节骨折脱位时内侧副韧带通常完整或部分损伤。常采取后侧入路，先经尺骨鹰嘴骨折整复冠状突，将其临时固定于尺骨干或肱骨远端，然后复位鹰嘴进行固定。

后方尺骨鹰嘴骨折脱位时内侧副韧带常完整，如存在肘关节不稳，则需检查外侧副韧带，如损伤应予修复。

三、桡骨头脱位

（一）概述

桡骨头参与构成两个关节，其环状关节面与尺骨桡切迹构成上尺桡关节，桡骨头凹与肱骨小头构成肱桡关节。桡骨头被环状韧带包绕，环状韧带借助肘关节桡侧副韧带远侧纤维与肱骨附着。尺骨桡切迹下缘和桡骨颈内侧缘有方韧带附着。环状韧带和方韧带对维持上尺桡关节稳定有重要作用，同时骨间膜和斜索也有一定作用。

（二）流行病学

单纯创伤性桡骨头脱位在临床上很少见。一般情况下常常合并有尺骨骨折。桡骨头脱位主要发生于15岁以下儿童，这与14岁前肘关节结构尚未发育成熟有关。

（三）损伤机制

在上肢伸直或轻度屈肘位，手掌尺侧撑地受伤时，身体围绕一侧上肢旋转，肘部受到冲击、旋转和内翻应力的作用下可发生桡骨头脱位。此外，上肢受到单纯扭转暴力，前臂过度旋转时也可发生桡骨头脱位。桡骨头前脱位由前臂旋前暴力所致。当前臂旋前，桡侧遭受暴力时即可发生桡骨头前脱位。暴力大时可将桡骨头嵌入肱肌肌腱中，常常难以闭合复位。桡骨头后脱位多为前臂轴向暴力所致。当肘关节过度屈曲时桡骨头与肱骨小头靠紧，前臂再旋前。桡骨干与尺骨干斜向交叉，纵轴方向为内下斜向外上。此时再遭受轴向暴力沿桡骨干向上传导，即可使桡骨头向后脱位。

（四）临床表现

外伤后肘关节伸屈和前臂旋转功能障碍为主要表现。此外伴有肘关节肿胀、疼痛、压痛、畸形等表现。

（五）相关检查

肘关节正位X线片桡骨干上段轴线向近侧延长线没有通过肱骨小头关节面中点而向内或外侧偏移。肘关节屈曲90°位侧位片上，桡骨干轴线向近侧延长线没有通过肱骨小头中心，向前或向后移位即可判断前脱位或后脱位。仅有肘关节正位X线片可使桡骨头前、后脱位漏诊；仅有肘关节侧位X线片可使桡骨头外侧脱位漏诊。陈旧性桡骨头脱位X线片可见桡骨头发育为凹状，桡骨干发育较长。

（六）诊断

根据病史、临床表现以及临床查体，并结合X线检查即可做出诊断。

（七）治疗

1.非手术治疗

新鲜创伤性桡骨头脱位手法复位往往可获成功。前脱位患者复位后将肘关节固定在屈曲90°、前臂旋后位；后脱位者复位后可将肘关节固定于半伸、前臂中立位。

2.手术治疗

适应于环状韧带等软组织破裂嵌于肱桡关节之间阻挠桡骨头复位，以及小儿陈旧性桡骨头脱位可切开复位并重建环状韧带。对于桡骨头脱位手法复位失败者，应行切开复位，同时修补环状韧带。

成人陈旧性桡骨头脱位患者可行桡骨头切除术，儿童不行桡骨头切除术。对于桡骨头呈凸状、桡骨干超长的患儿可行骨骺成形和桡骨干短缩术。

四、桡骨头半脱位

（一）概述

桡骨头半脱位多发生于4岁以下的幼儿。Founuer于1671年首先描述其病理及损伤机制。1960年欧阳筱玺发表文章提出其发病机制，并命名为"小儿桡骨头半脱位"。

（二）流行病学

桡骨头半脱位是临床常见的肘部损伤，占 14 岁以下儿童肘部损伤的 45.4%。

（三）损伤机制

桡骨头半脱位多发生于手腕和前臂被牵拉。幼儿时期桡骨头尚未发育健全，头和颈直径基本一样，且环状韧带相对松弛，桡骨头稳定性较差。当上肢处于伸肘、前臂旋前位时，手腕或前臂受到纵向牵拉，桡骨头即可脱出，环状韧带则滑向关节间隙嵌入肱桡关节腔内。

（四）临床表现

桡骨头、仁脱位后，患儿肘关节一般呈轻度屈曲或伸肘、前臂旋前位。同时患儿哭闹并拒绝患肢活动。体格检查可在桡骨头外侧压痛明显。

（五）相关检查

X 线片检查无异常

（六）诊断

小儿有前臂牵拉或跌仆等外伤史；受伤后不愿上抬患肢，前臂不能旋后；肘关节处于伸展、前臂旋前下垂位；肘关节无畸形，一般无肿胀，但桡骨头处有明显压痛；同时 X 线片排除其他损伤即可诊断。

（七）治疗

一般采用手法复位即可达到治疗目的。通常顺序为牵引、旋后、压头、屈肘。复位时先将前臂旋后，伸肘稍加牵引，拇指压肘前桡骨头处，屈曲肘关节，必要时前后旋转前臂，感到复位的响声，复位后肘部及前臂可活动自如，用三角巾悬吊一周，应注意勿提拉小儿手臂，防止复发。

五、肘关节侧副韧带损伤

（一）概述

肘关节侧副韧带与肘关节的骨性结构及周围软组织共同为提供肘关节稳定性。内侧副韧带（MCL）可对抗外翻应力，并对肱尺关节提供支撑。内侧副韧带损伤时可出现肘内侧疼痛及外翻松弛。外侧副韧带（LCL）为肱骨、环状韧带（AL）及尺骨近端提供稳定，以维持前臂近端与肱骨滑车和肱骨小头之间的正常关系。外侧副韧带功能不全相对少见，也没有特殊的运动方式容易发生外侧副韧带损伤，临床上可表现为后外侧旋转不稳定。

（二）损伤机制

内侧副韧带包括前束、后束和横束，起自内上髁前下表面中央 65%，恰位于肘关节运动轴后方。内侧副韧带复合体的功能是对抗外翻应力、维持肘内侧的稳定。内侧副韧带最常见的损伤机制是长期受到慢性损伤，如运动员的投掷运动创伤（上肢在伸肘位受伤），这是外翻和外旋应力的共同作用所致

外侧副韧带起自肱骨外侧，滑车和肱骨小头的中心，是肘关节旋转轴的标志，在肱骨远端前侧皮质和桡骨头中心的连线内，向远端与环状韧带编织在一起。外侧副韧带和肌肉的肘外侧起点功能不全可致后外侧旋转不稳定。肘部受到轴向压缩、外旋及外翻应力的联合作用可发生外侧旋转不稳定，常见受伤机制为外侧副韧带近端变薄弱或受伤时韧带或肌肉的外上髁起点撕脱。

（三）临床表现

肘关节尺侧疼痛严重，有肿胀、压痛、瘀斑，主动运动存在但受限，被动活动引起肘部剧烈疼痛。

内侧副韧带损伤可有外翻应力试验阳性。外翻应力试验应在屈肘 30°位时进行，检查者一手稳定前臂，一手置于腋部握住上臂，对肘部施加外翻应力。

外侧副韧带损伤可行后外侧旋转不稳定试验。在使前臂近端被动旋后时对肘部施加外翻应力，不稳定的表现是肱尺关节出现异常间隙及桡骨头相对于肱骨向后半脱位，旋前和增加屈肘时可复位。

（四）相关检查

X 线片示无骨折、脱位，肘关节外翻应力位摄片见肘关节尺侧关节间隙增宽。

（五）诊断

有明确的外伤史，如跌倒时用手撑地，前臂呈外展伸肘位。肘关节尺侧疼痛严重，有肿胀、压痛、瘀斑，主动运动存在但受限，被动活动引起肘部剧烈疼痛。肘外翻活动超过 30°。X 线片示无骨折、脱位，肘外翻应力位摄片见肘关节尺侧关节间隙增宽。

在临床检查伤侧肘外翻有无异常活动时，还应注意同时检查健侧肘关节。因为少数正常肘关节的内侧副韧带较松弛，在完全伸直位时亦可能出现一定度数的肘外翻活动。

（六）治疗

1.非手术治疗

对于有症状的投掷运动员，内侧副韧带损伤的早期治疗包括休息、停止投掷运动、物理治疗及使用非甾体抗炎药物。尺侧腕屈肌和指浅屈肌的功能锻炼可防止或减轻内侧副韧带损伤。

2.手术治疗

投掷竞技运动员或重体力劳动者的内侧副韧带损伤需要进行手术修补，慢性损伤患者可行游离肌腱移植进行重建，将移植物固定在尺骨近端和内上髁部的等长位置。

外侧副韧带损伤时通过修复韧带或肌腱的外上髁起点可恢复外侧稳定性。对外侧副韧带慢性损伤患者可行游离肌腱移植重建。重建移植物的起点应位于肘部旋转中心或行等长重建外侧副韧带，止点应位于上尺桡关节的后方、尺骨的旋后肌嵴处。

第二节　肘部神经卡压综合征

一、肘管综合征

（一）概述

肘管综合征是指尺神经在肘部尺神经沟内的一种慢性损伤，过去又称为迟发性尺神经炎，较为常见。

（二）病理生理机制

1.病因学

肘管的各种结构和形态异常均可使尺神经受到卡压。以下的几种原因较常见。

（1）肘外翻：这是最常见原因。幼时肱骨髁上骨折或肱骨外髁骨骺损伤，均可发生肘外翻畸形。尺神经被推向内侧使张力增高，肘关节屈曲时张力更高，尺神经在肘管内反复摩擦产生慢性创伤性炎症。

（2）尺神经半脱位：主要是先天性尺神经沟较浅或肘管顶部的筋膜、韧带结构松弛，在屈肘时尺神经容易滑出尺神经沟。反复滑移使尺神经受到摩擦和碰撞而损伤。

（3）肱骨外上髁骨折：如骨折块向下移位，即可压迫尺神经。

（4）异位骨化：肘关节是异位骨化最易发生之处，如肘外伤后这种异位骨化发生在尺神经沟附近，容易压迫尺神经。

2.病理生理学

尺神经在上臂下段走行于肱二头肌筋膜浅面内侧，经肱骨内髁和内上髁之间的尺神经沟到前臂尺侧腕屈肌和指深屈肌之间下行。尺神经沟的浅面有尺侧副韧带尺侧屈腕肌筋膜和弓状韧带沟通形成的顶，两者之间的通道称为肘管，尺神经即被约束在肘管之中，当肘关节屈、伸时，尺神经在肘管内被反复牵张或松弛。任何使肘管容积绝对或相对减小的因素均可引起尺神经的卡压。

（三）临床表现

主要表现为尺神经支配去感觉、激励异常，具体包括：手背尺侧、小鱼际、小指及环指尺侧半感觉麻木或刺痛；小指对掌无力及手指收展不灵活；

查体可见手部小鱼际肌、骨间肌萎缩，及环、小指正爪状畸形，尺神经支配区域痛觉减退，夹纸试验阳性及尺神经沟处 Tinel 征阳性；基础疾病表现如肘外翻、尺神经沟处增厚或有包块。

（四）相关检查

电生理检查发现肘下尺神经传导速度减慢，小鱼际肌及骨间肌肌电图异常。X 线片多见肘外翻畸形或局部有移位骨块或异常骨化等。

（五）诊断

根据临床表现并结合电生理检查即可诊断。

（六）鉴别诊断

1.神经根型颈椎病

下颈段之颈椎病可因椎间孔狭窄而发生颈神经刺激症状，以手尺侧麻木、乏力为主要表现，主要区别在于颈椎病时肘管区无异常发现。

2.神经鞘膜瘤

肘部尺神经鞘膜瘤与肘管综合征有同样表现，检查时多可扪及节段性增粗的尺神经，Tinel 征阳性，而无肘部骨关节病变，鉴别困难时需在术中或病理检查后诊断。

（七）治疗

1.非手术治疗

适用于患病的早期、症状较轻者。防止肘关节长时间过度屈曲，带护肘可改善症状。非甾体药物偶可缓解疼痛麻木。一般不提倡肘管内类固醇激素封闭治疗。

2.手术治疗

适应于非手术治疗无效、进行性神经损伤者。尺神经前置术是基本治疗方法。如发现尺神经较硬,应切除神经外膜,并行束间松解。术后多能较快恢复正常感觉,但已萎缩的手部小肌肉却较难恢复正常。

二、迟发性尺神经炎

(一)概述

尺神经与肱骨内上髁解剖关系密切。肘部损伤及其后遗症均容易波及尺神经而引起迟发性尺神经炎。

(二)病理生理机制

产生尺神经炎的原因多与肘部骨折及其后遗畸形或骨异常增生有关,如肱骨外髁骨折后的肘外翻畸形、内上髁骨折后复位不佳或瘢痕增生、肘关节异位骨化等均可使尺神经受到牵拉或压迫而引起损伤。病理生理学与肘管综合征相似。

(三)临床表现

迟发性尺神经炎引起尺神经麻痹症状,发病缓慢,开始出现手尺侧部麻木、疼痛,病程较久者则可感觉完全丧失。受尺神经支配肌肉肌力减弱,晚期出现爪形手畸形,小鱼际肌及骨间肌萎缩。肘部可扪及粗大的尺神经,Tinel 征阳性。

(四)相关检查

电生理检查发现肘下尺神经传导速度减慢,小鱼际肌及骨间肌肌电图异常。

(五)诊断

根据临床表现并结合电生理检查即可诊断。

(六)鉴别诊断

需要鉴别疾病同肘管综合征。

(七)治疗

治疗以手术治疗为主。出现尺神经麻痹症状,应尽早手术治疗。治疗越早,效果越好。手术方式为尺神经前移及神经松解术。

三、前臂掌侧骨间神经麻痹

(一)概述

本病又称 Kiloh-Nevin 综合征,是由 Kiloh 和 Nevin 于 1952 年报道的。随后,有关病例不断见诸报道。该病是正中神经的骨间前神经支被指浅屈肌上缘的腱弓或纤维带卡压所致。

(二)流行病学及病因学

该病在前臂远端神经性病变中约占 1%。损伤机制:①直接创伤;②部分正中神经损伤致前骨间神经损伤;③卡压或骨间前神经炎症引起的神经病变。

(三)临床表现

单纯运动神经性麻痹,表现为拇长屈肌、食指和中指的指深屈肌以及旋前方肌的肌力减弱。此外,骨间前神经有一终末感觉支支配腕部的部分感觉,因此前臂和腕部的疼痛是本病的常见临床表现。屈肘时可发现旋前方肌力弱,手感觉正常,无手的内在肌瘫痪。

查体以拇长屈肌食指和中指的指深屈肌以及旋前方肌的肌力减弱为主。拇、食指捏握试验有助于诊断。

（四）诊断

典型的临床症状及拇、食指捏握试验有助于诊断。电生理检查有助于鉴别。

（五）鉴别诊断

本病应与胸廓出口综合征、神经根性颈椎病以及臂丛神经炎、正中神经部分损伤进行鉴别。

（六）治疗

1.非手术治疗

可采用休息、固定、减少前臂活动和局部封闭治疗。对创伤引起的前骨间神经损伤，一般观察 3～4 个月不能恢复，应进行手术治疗。

2.手术治疗

对因穿透伤引起的神经损伤，应立即进行手术治疗。对保守治疗 8～12 周无效者，可行手术治疗。手术应松解 Strutheres 韧带，切除肱二头肌腱膜，对旋前圆肌进行松解等，并对骨间前神经存在的卡压因素进行松解。

四、前臂背侧骨间神经麻痹

（一）概述

1905 年，Cuillain 报道了 1 例病例，一位管乐师因前臂反复的旋后和旋前，引起骨间后神经卡压。以后，对骨间后神经卡压的病例不断有临床报道。动脉瘤、肿瘤以及肘部骨折等均被认为是骨间后神经卡压的原因。

（二）流行病学

桡管综合征以优势手常见。手工劳动者及需反复用力旋转前臂的运动员易发生此病。患者以 40～60 岁较多见，男女比例相似。

（三）病理生理机制

桡神经沿桡神经沟绕肱骨中段背侧旋向外下，在肱骨外上髁上方穿外侧肌间隔，至肱肌与肱桡肌之间，在此分为浅、深两支，深支穿旋后肌至前臂后区，称为骨间后神经。桡神经深支在穿过旋后肌处受到损伤或压迫，发生神经变性等改变，导致支配肌肉无力，发病前无明显创伤病史，以重复性前臂慢性损伤为主，症状逐渐出现。

（四）临床表现

逐渐发生伸掌指关节、伸拇、外展拇指无力，伸腕偏向桡侧。无感觉异常，无疼痛。

（五）诊断

(1)依据临床症状表现活动障碍为主。

(2)中指伸指试验：伸中指使桡侧腕短伸肌筋膜绷紧，压迫骨间后神经。肘部旋前位、前臂完全伸直时，使患者中指对抗阻力伸指，桡管区疼痛者为阳性。

（六）鉴别诊断

前臂背侧骨间神经麻痹与桡管综合征：两者病因相似，卡压部位相近，病理上无明显区别，临床上仅以临床表现加以区分，即前臂背侧骨间神经麻痹以运动障碍为主，桡管综合征以感觉障碍为主，运动障碍不明显。

（七）治疗

1.非手术治疗

早期可进行保守治疗,将患者前臂固定于伸腕,屈肘,前臂后旋位,达到减轻神经卡压的目的;局部封闭,每周1次,连续2～3次为一个疗程。

2.手术治疗

非手术治疗无效应及时采取手术治疗。手术常采用肘前方 Henry 切口,起于肘关节上,止于肘关节下7cm。在肱肌、肱桡肌间隙找到桡神经,向下追踪直至旋后肌管处。手术需探查骨间背侧神经常见的卡压点,包括桡骨头前方,桡侧腕短伸肌弓和旋后肌的 Frohse 弓。去除所有可能压迫神经的因素。对晚期患者,如伸肌明显萎缩,时间超过1年半,可考虑直接做肌腱移位术。

五、旋前圆肌综合征

（一）概述

1951年,Seyffarth 首次报道了旋前圆肌综合征。当时其描述的旋前圆肌综合征并非都为旋前圆肌卡压,因而命名并不准确。但临床长期将此类病变称为旋前圆肌综合征,所以这一命名沿用至今。

（二）流行病学

旋前圆肌综合征发病年龄多在50岁左右,女性患者多于男性,为男性患者的4倍以上。正中神经通过旋前圆肌或指浅屈肌时神经受到卡压所致。

（三）临床表现

1.疼痛

前臂近端疼痛,以旋前圆肌区疼痛为主,抗阻力旋前时疼痛加剧。疼痛可向肘部、上臂放射,也可向颈部和腕部放射。一般无夜间痛史。

2.感觉障碍

手掌桡侧和桡侧3个半手指麻木但感觉减退比较轻。反复旋前运动可使感觉减退加重。

3.肌肉萎缩

手指不灵活,拇、食指捏力减弱,拇、食指对指时拇指的掌指关节、食指的近节指间关节过屈,而远节指间关节过伸,鱼际肌有轻度萎缩。

4.体格检查

（1）旋前圆肌触痛、发硬。

（2）Tinel 征:阳性率较高,常于发病4～5个月后出现。

（3）正中神经激发试验:①旋前圆肌激发试验,屈肘抗阻力下使前臂做旋前动作,肌力减弱者为阳性;②指浅屈肌腱弓激发试验,中指抗阻力屈曲诱发桡侧3个半指麻木为阳性;③肱二头肌腱膜激发试验,前臂屈肘120°抗阻力旋前,诱发正中神经支配区感觉变化为阳性。

（四）诊断

根据病史及临床表现。神经电生理检查有助于诊断。

（五）鉴别诊断

需与腕管综合征进行鉴别。旋前圆肌综合征与腕管综合征的临床表现相似。两者的主要相同点为:腕部和前臂痛;鱼际肌肌力减弱;桡侧 3 个半手指麻木或感觉异常。不同点为:旋前圆肌综合征无夜间痛,腕部 Tinels 征阴性,腕部神经传导速度正常,掌皮支区感觉减退。

(六)治疗

1.非手术治疗

对轻度、较重上肢劳动后引起间断性发作的病例,可行保守治疗,包括避免重体力劳动、固定、局部封闭治疗等。

2.手术治疗

一般对经 8～10 周保守治疗症状和体征不能改善者应考虑手术治疗。旋前圆肌综合征存在许多潜在卡压因素,由于临床定位往往比较困难,因此手术中应尽可能检查所有可能的卡压点并进行松解。手术沿肱二头肌腱膜间切开深筋膜,显露正中神经和肱动脉。应注意保护前臂中部和外侧皮神经。术后屈肘位石膏固定 2 周。

六、旋后肌综合征

(一)概述

旋后肌综合征是桡神经深支(骨间背神经)在旋后肌腱弓附近发生卡压,使前臂伸肌功能障碍为主要表现的一种综合征。

(二)病理生理机制

1.病因学

(1)解剖异常的旋后肌浅层近侧缘横纤维束在旋后肌腱弓上越过桡神经深支造成压迫。腱弓狭窄,与桡神经深支及周围组织粘连等造成桡神经深支入口缩窄。

(2)桡返动脉及其分支交叉于桡神经深支上,或桡侧腕短伸肌内侧,缘腱弓牵张卡压。造成桡神经深支受压综合征。

(3)桡神经深支在旋后肌浅深层间穿越,所以旋后肌组成了该段的神经通道,称为"桡管"。前臂长期用力旋前旋后可使旋后肌肿胀、粘连,尤其是 Frohse 腱弓更易发生损伤,出现炎性水肿、瘢痕粘连等。或在桡管内有局部的占位性病变如脂肪瘤、血管瘤、血肿、腱鞘囊肿、纤维瘤等使神经间隙狭窄,出现桡神经深支(即骨间背侧神经)受压症状。

(4)孟氏骨折、桡骨头骨折或脱位时,如桡骨头向前上方移位敛桡神经深支(骨间背侧神经)受牵拉或压迫。

(5)类风湿性关节炎、滑囊炎、肘内翻及局部软组织损伤形成瘢痕粘连等使 Frohse 腱弓、旋后肌或桡侧腕短伸肌肿胀粘连。

2.病理生理学

旋后肌是肘后一块小肌肉,起于尺骨下端后方桡侧,止于桡骨上段桡侧,分为深浅两层,桡神经深支经旋后肌两层之间穿过,除支配旋后肌外,还支配尺侧腕伸肌、指总伸展肌、食指和小指固有伸肌、拇长、短伸肌及拇长展肌,是一种单纯运动神经,在旋后肌浅层的近侧缘是较坚韧的腱性结构,称为旋后肌腱弓,神经常在此处受压。

3.病理学

初期受压部位的桡神经深支与周围软组织充血水肿,渗出,无菌性炎症反应。腱弓肥厚。后期可见周围组织瘢痕粘连、纤维增生、神经肿胀、变性或淀粉样沉积等。

（三）临床表现

起病缓慢,可逐渐发生伸掌指关节,伸拇,外展拇指无力,伸腕偏向桡侧,原因是尺侧伸腕肌受累,桡侧腕伸肌完整。无虎口区感觉异常,无疼痛。本病中指试验阳性,检查时令肘、腕、指间关节伸直,抗阻力伸直掌指关节诱发桡侧腕短伸肌起点内侧缘疼痛为阳性。

（四）相关检查

电生理检查可见前述肌肉的失神经改变和前臂桡神经运动传导速度减慢而感觉传导速度正常。

（五）诊断

根据临床表现,结合电生理检查,一般可确诊。

（六）治疗

本病以手术治疗为主。诊断成立,即应行神经探查术,切开旋后肌腱弓减压,切除致压物,同时手术需探查骨间背侧神经常见的卡压点,包括桡骨头前方,桡侧腕短伸肌弓和旋后肌的Frohse弓。需要时做神经束间松解。经治疗后桡神经深支功能多可得到较好恢复。

第三节 慢性劳损性疾病

一、网球肘

（一）概述

网球肘(肱骨外上髁炎)因最先发现网球运动员经常发生肘关节外侧疼痛而得名。其实,只要肘关节活动过度、强度过大者均易导致此病。该病又称为"肱桡关节滑囊炎""前臂伸肌总腱炎""肱骨外上髁炎"及"肱骨外上髁软组织劳损"等。疼痛的产生是由于负责手腕及手指背向伸展的肌肉重复用力而引起的。患者会在用力抓握或提举物体时感到患部疼痛。网球肘是过劳性综合征的典型例子。

（二）流行病学

除网球运动员外,高尔夫球选手、家庭主妇、砖瓦工、木工等长期反复用力做肘部活动者等都是网球肘常见发病人群。

（三）病理生理机制

网球肘多因慢性劳损致肱骨外上髁处形成急、慢性炎症所引起。手腕伸直的肌腱在抓握东西(如网球拍)时收缩、紧张,过多使用这些肌肉会造成这些肌肉近端的肌腱变性、退化和撕裂,引起症状。前臂伸肌群的长期反复强烈的收缩、牵拉,使这些肌腱的附着处肌纤维产生撕裂、出血、机化、粘连,形成无菌性炎症。

（四）临床表现

发病缓慢。早期只是感到肘关节外侧酸困和轻微疼痛,患者自觉肘关节外上方活动痛,疼痛有时可向上或向下放射,感觉酸胀不适,不愿活动。手不能用力握物,握锹、提壶、拧毛巾、打毛衣等运动可使疼痛加重。一般在肱骨外上髁处有局限性压痛点,有时压痛可向下放散,有时甚至在伸肌腱上也有轻度压痛及活动痛。局部无红肿,肘关节伸屈不受影响,但前臂旋转活动时可疼痛。严重者手指伸直、伸腕或持筷子动作时即可引起疼痛,患肢在屈肘、前臂旋后位时伸肌群处于松弛状态,因而疼痛被缓解。有少数患者在阴雨天时自觉疼痛加重。

(五)诊断

肘关节外侧压痛,疼痛可沿前臂向手放射,前臂肌肉紧张,肘关节不能完全伸直,肘或腕关节僵硬或活动受限。

除局部压痛外,尚有 Mills 征阳性,患者前臂旋前位,做对抗外力的旋后运动,肱骨外上髁处疼痛者为 Mills 征阳性。伸肘位并握拳、屈腕,然后主动将前臂旋前,若引起肱骨外髁疼痛也为 Mills 征阳性。

(六)治疗

1.非手术治疗

大多数网球肘通过非手术治疗取得满意疗效,尤其是网球肘的早期或初发,通过非手术治疗措施可以消除症状,接受并坚持功能康复锻炼可以避免复发。主要的非手术治疗措施包括:①休息,避免引起疼痛的活动;②冰敷肘外侧;③口服非甾体类消炎止痛药;④局部封闭治疗。

2.手术治疗

适用于顽固性网球肘,经过正规保守治疗半年至 1 年后,症状仍然严重、影响生活和工作可以采取手术治疗。手术可采用关节镜手术,清除失活组织、改善局部的血液循环,促进肌腱和骨愈合。

二、尺骨鹰嘴滑囊炎

(一)概述

在尺骨鹰嘴肱三头肌腱附着处有两个滑囊,一个位于肱三头肌腱与肘后韧带及鹰嘴之间,另一个位于肱三头肌腱鹰嘴附着部与皮肤之间。正常的滑囊有润滑肌腱来回活动及缓冲局部机械冲击、摩擦的作用。尺骨鹰嘴滑囊因创伤、劳损、感染等因素刺激而出现的滑囊充血、水肿、渗出及增生的炎症性疾病即为尺骨鹰嘴滑囊炎。

(二)流行病学

尺骨鹰嘴滑囊炎多见于学生、矿工、家庭妇女等。逐渐发病,常经数月、数年后无意中发现肘尖处有一肿物。

(三)病理生理机制

常因局部受到撞击或反复机械摩擦刺激和经常的微小损伤所致。为急、慢性创伤性炎症表现,即滑囊充血、水肿,浆液性渗出,囊壁异常增厚,滑膜增生、纤维化、钙化。

(四)临床表现

主要表现为局部肿胀、疼痛。急性损伤期在尺骨鹰嘴处骤起一肿物,压痛,张力较高,皮温可稍高,穿刺可抽出血性液体。肘关节屈伸活动受限。慢性期在尺骨鹰嘴部形成圆形或椭圆形包块,质软,无压痛,有波动,皮肤和正常处一致,囊内抽出无色清亮黏液。肘关节轻度屈伸活动受限。

(五)相关检查

X 线检查提示肘后软组织肿大,慢性患者可有钙化影。

(六)诊断

阐明疾病的临床诊断,以及疾病诊断依据。

(七)鉴别诊断

肱三头肌腱炎,局部肿胀不明显,肱三头肌抗阻力试验阳性。

(八)治疗

本病亦以手术治疗为主。一般非手术治疗可治愈。主要采取休息、口服非甾体类消炎止痛药治疗。

三、肱骨内上髁炎

(一)概述

由急性损伤或慢性劳损引起的肱骨内上髁或周围软组织的炎性改变称为肱骨内上髁炎。肱骨远端内侧的内上髁处是伸指、伸腕肌肉的附着点。手部用力及腕关节活动过度会损伤肌肉附着点,造成伸肌总腱的肌筋膜炎。该处有一根细小的血管神经束,从肌肉、肌腱深处发生,穿过肌膜或腱膜,最后穿过深筋膜,进入皮下组织。肌肉附着处的肌筋膜炎将造成该神经血管束的绞窄,是引起疼痛的主要因素。肱骨内上髁肌肉附着点受到较大外力时可造成肌腱及筋膜撕裂,这也是引起疼痛的原因。

(二)流行病学

患者以从事前臂旋外、屈腕运动者为主,如以纺织工、矿工、泥瓦工和高尔夫球运动员等多见。

(三)病理生理机制

1.病因学

肱骨内上髁为桡侧腕屈肌、掌长肌、旋前圆肌、指浅屈肌、尺侧腕屈肌等附着,主动或被动牵拉这些前臂屈肌总腱时,肱骨内上髁部发生牵引应力,当牵引应力超过其适应能力时引起屈肌总腱肌筋膜的损伤。

2.病理生理学

肱骨外上髁损伤后可形成纤维增生和粘连。纤维粘连进而可刺激肘关节内侧的侧副韧带和环状韧带。损伤可反射性地造成肱桡关节滑膜炎。

(四)临床表现

主要症状是肘关节内侧疼痛二起病缓慢,无急性损伤史,劳累可诱发。如一次大量洗衣、提重物等,是中老年肱骨内上髁炎的常见诱因。疼痛为持续性,呈顿痛、酸痛或疲劳痛。疼痛可放射到前臂内侧。严重时握力下降,拧毛巾时疼痛尤甚。

(五)相关检查

讲述疾病的相关辅助检查结果以及相关检查的必要性,如 X 线、CT、MRI、PET-CT 和造影等影像学检查,血液学检查等。必要时阐明检查阳性结果与病理学和病理生理学的联系。

(六)诊断

(1)握物无力,不能提重物。

(2)起病缓慢,逐渐出现肘关节内侧疼痛,并向前臂内侧远方扩散。

(3)肱骨外上髁、桡骨头两者之间有局限性、极敏锐的压痛。

（4）Mills 试验阳性伸肘、握拳、屈腕，然后前臂旋前，此时肘内侧出现疼痛。

（七）鉴别诊断

神经根型颈椎病。表现面上肢内侧疼痛，为放射性痛，手及前臂有感觉障碍区。无局限性压痛。

（八）治疗

1.非手术治疗

大多数通过非手术治疗。主要非手术治疗措施包括：①休息，避免引起疼痛的活动；②急性期可局部冰敷；③口服非甾体类消炎止痛药；④局部封闭治疗。

2.手术治疗

病情严重者，局部骨质增生明显，可行手术治疗。手术采取肘关节内侧切口，以肱骨内上髁为中心。手术中应注意避开和保护尺神经。

四、肘关节滑膜炎

（一）概述

肘关节滑膜炎主要是肘关节损伤而产生的一组综合征，多有肘过伸受伤或劳损史，主要表现为肘关节疼痛和活动障碍。

（二）流行病学

好发于中年人，男性多于女性，右侧多于左侧。

（三）病理生理机制

1.病理生理学

滑膜炎是由于微循环不畅造成的无菌性炎症，主要症状是产生积液.，关节滑膜是包绕在关节周围的一层膜性组织，它不仅是一层保护关节的组织，而且还会产生关节液，为关节的活动提供润滑液。关节液的产生和吸收是一个动态平衡，当出现对关节液的重吸收障碍时，由于关节液的产生和吸收动态平衡被打破，关节液的产生大于重吸收，便会出现关节积液。

2.病理学

滑膜损伤后，滑膜呈现充血、水肿和中性粒细胞浸润。滑膜血管扩张，血浆和细胞外渗，产生大量渗出液，同时滑膜细胞活跃，产生大量黏液素。如果反复损伤，滑膜反应即可转为慢性，表现为淋巴细胞和浆细胞浸润。这些现象均为非特异性滑膜反应。

（四）临床表现

主要表现为肘关节肿胀，活动受限。症状表现为肘伸直时疼痛或伸直受限。有时屈曲时也感疼痛。肘外侧间隙饱满，慢性病例滑膜有肥厚感或可触到捻发感。

（五）诊断

根据症状，并排除肘关节骨性结构损伤可以诊断。

（六）治疗

1.非手术治疗

主要采用非手术治疗。包括休息、口服非甾体消炎止痛药、局部物理治疗、针灸及痛点局部封闭治疗等。

2.手术治疗

症状重,保守治疗效果不佳者可行关节镜手术治疗。

第四节　特殊类型疾病

一、肘内翻

(一)概述

肘内翻畸形是由于先天或后天因素造成尺骨轴线向内侧偏移,提携角<0°称为肘内翻。

(二)流行病学

本病可发生于任何年龄,但以儿童多见,多以单侧为主,亦可见于双侧。

(三)病因学

由各种创伤引起肘关节提携角<0°即致病。主要为:①肱骨髁上骨折,骨折后复位不良、内侧骨质压缩嵌插、骨折外侧端分开及骨折远端内旋扭转是引起骨折远端内侧倾斜的主要原因;②由于外伤或感染造成外侧或内侧骨骺生长障碍;③肱骨内髁骨折复位不良,尤其是肿胀明显情况下复位而失败,或是因复位后未能及时更换石膏所致;④陈旧性肘关节脱位。

(四)临床表现

1.肘部畸形

即在肘关节损伤经治疗后(或未经治疗),出现肘关节伸直位内翻角明显增大,肘后三角关系改变,外髁与鹰嘴之间的距离加宽。

2.功能障碍

肘关节一般活动可基本正常,但均有不同程度肌力减弱。

(五)相关检查

X线检查能确诊肘内翻并测量角度。

(六)诊断

根据查体及X线片即可诊断。

(七)治疗

1.非手术治疗

肘内翻角小、肘部疼痛轻微、肘关节功能良好者可不进行手术。

2.手术治疗

适应于畸形严重、内翻角为30°左右且疼痛较重、肘关节功能障碍影响日常工作和生活者。治疗目的包括消除疼痛,改善功能和矫正畸形。手术方式包括肱骨髁上截骨术矫正肘内翻畸形、恢复外翻角和楔形截骨术。

二、肘外翻

(一)概述

正常肘关节完全伸直时有一轻度外翻,男性约10°,女性约15°,称为提携角。若这个角度增大,即前臂过于外展,称为肘外翻畸形。通常儿童肱骨内外髁骨折复位不良、肱骨外髁骨骺早闭或缺血性坏死及肘关节脱位后复位不良均可致肘外翻。严重外翻患者,可发生迟发性尺神经炎而出现尺神经损伤表现。

(二)病理生理机制

1.病因学

(1)未经复位或复位不良的儿童肱骨髁上骨折和肱骨远端骨折是肘外翻畸形发生最常见的原因。其原因是肱骨远端内外侧生长的不均衡。

(2)儿童肱骨内外髁骨折复位不及时或不佳、肱骨外髁骨骺早闭或缺血性坏死可致肘外翻;其中,肱骨内髁骨折引起肘外翻的原因是肱骨内髁过度生长所致。

(3)未经复位或复位不良的肘关节脱位也可导致肘外翻。

(4)桡骨头切除后。其发生是桡骨头切除后,桡骨近端的机械阻挡作用消失,使肘关节和前臂生物力学发生异常。

2.病理学

肘外翻较严重患者,使尺神经处于高张力牵拉状态;或者外伤后尺神经粘连而经常受到摩擦,这些均可诱发迟发性尺神经炎而出现尺神经损伤表现。

(三)临床表现

肘关节伸直位时肘部外翻角增大,重者可达30°以上;肘关节活动一般无明显障碍。晚期肘关节关节面损伤可引起疼痛。严重外翻患者可出现尺神经损伤表现。

(四)相关检查

X线检查能确诊肘外翻并测量角度。

(五)诊断

根据查体及X线片即可诊断。

(六)治疗

一般无肘关节功能障碍、无疼痛症状的肘外翻可不予治疗。

手术治疗:对于严重肘外翻畸形且畸形稳定者;疼痛明显影响肘关节功能者;伴有创伤性关节炎者;以及伴有迟发性尺神经炎者可行手术治疗。手术方式为肱骨髁上截骨矫正及尺神经前移术。

截骨矫形的目的主要为矫正畸形稳定关节减轻疼痛和改变关节的受力不均,防止关节退变的加重。截骨前应摄患肘伸直位正位X线片,测量出肘外翻的角度,截骨角度应为外翻角减去10°的提携角,所切除的楔形骨块底边在尺侧。

三、肘关节挛缩

(一)概述

除非常轻微的肘关节损伤外,几乎所有的损伤均可使肘关节丧失一定的活动度。通常认为肘关节的功能范围是30°~130°。若肘关节屈曲挛缩超过45°,将明显影响手功能。

(二)病因学

肘关节挛缩多因外伤或陈旧性损伤引发。挛缩可累及关节囊韧带结构或周围肌肉。异位骨化也可认为是一种外源性挛缩。创伤是造成肘关节挛缩的主要病因。特别肘关节脱位或骨折脱位后,跨越前关节囊的肱肌在发生肘脱位时发生撕裂,在愈合过程中发展成为瘢痕组织或异位骨化,发生关节囊挛缩。创伤患者伤后制动时间过长也是发生创伤后挛缩的主要原因之一。

(三)临床表现

患者通常最早发现的是伸肘受限,但并不影响日常活动。之后出现伸肘到终点时疼痛,且在活动范围的中间阶段没有疼痛。偶尔在完全屈肘时也可产生疼痛。一般屈曲挛缩呈进行性发展。

(四)相关检查

X线平片检查以确定关节是否受累。肘关节前后位 X 线片可观察关节线,侧位片可观察冠状突和尺骨鹰嘴尖部的骨赘。

(五)诊断

根据损伤病史特征和物理检查进行肘部挛缩的诊断。

(六)治疗

手术治疗:肘关节屈曲挛缩超过 60°或屈肘小于 100°时,可进行关节囊松解术。术前应有对手术危险性和手术效果进行仔细评估后才能进行手术治疗,同时还应注意患者的期望值,估计手术疗效是否能满足患者的需要等。

手术入路包括外侧和内侧入路来显露关节囊。若尺神经存在症状或内侧及冠状突有广泛的病变存在,应采取内侧入路。若肱桡关节受累或仅需要简单的松解,则应采取外侧入路。

四、肘关节不稳定

(一)概述

肘关节稳定性依赖于解剖结构的完整,包括骨结构、关节囊韧带以及关节附近肌腱肌肉等。肘关节不稳包括肘关节的半脱位和完全性脱位,是肘关节常见的疾病。如果急性损伤诊治不及时、彻底,易变成慢性损伤,反复发作致患肘功能障碍,影响生活。

(二)病因学

肘关节不稳主要是由外伤引起。外伤导致的骨性结构和韧带损伤均导致肘关节不稳。骨性结构损伤包括鹰嘴、冠状突、桡骨头、肱骨内外髁、肱骨滑车的骨折、骨缺损、畸形愈合等导致的关节对合不匹配。韧带损伤包括撕裂、撕脱、病理变性、变细等。其他导致肘关节不稳的原因还包括医源性因素,即手术入路本身或手术显露中损伤了韧带复合体。

(三)临床表现

肘关节不稳主要临床表现为局部疼痛、关节弹响、交锁等症状。症状的出现还与不稳的类型有关,如外翻不稳者症状主要在肘外翻时出现;肘后外侧旋转不稳则出现于前臂旋后并伸肘时。

外翻不稳定的检查方法包括:①外翻应力试验,用于检查内侧副韧带损伤,患侧手置于检查者身体上,患肘屈曲30°,检查者对其施加外翻应力,阳性体征为肘关节内侧区出现疼痛和发现肘关节内侧间隙变宽;②外翻伸直过载试验,维持作用于肘关节上的外翻应力,同时肘关节从 30°开始逐渐向下被动伸直,亚急性或慢性不稳定引起后内侧鹰嘴撞击后可产生沿鹰嘴后内侧面的疼痛,外翻力与压力作用于桡骨头关节时,在不同的肘关节屈曲角度上将前臂被动旋前与旋后,如桡骨头关节出现摩擦音或疼痛表明有桡骨头关节软骨软化。

后外侧肘关节不稳检查方法包括：①外侧轴移恐惧试验，患者仰卧位，患肢手掌向上，检查者双手分别抓住其腕部和肘部，先在腕部施力使肘关节轻微旋后和外翻，然后使肘关节边屈边施以轴向应力，这时患者会产生典型的关节即将脱位的恐惧感；②侧方轴移试验，在上述同样操作下再牵引使尺桡骨与肱骨分离产生半脱位，桡骨头在肘关节后外侧形成一明显的隆起，而在桡骨头与肱骨小头间形成凹陷；③后外侧旋转抽屉试验，当关节发生后外侧半脱位后，前臂的外侧相对于肱骨能以内侧副韧带为轴心来回前后旋转移位；④站立试验，当患者试图从坐位通过双手支撑座位(前臂完全旋后)，就诱发出半脱位的症状。

(四)相关检查

最常见的检查方法是肘关节 X 线片：包括前后位、侧位及斜位片，主要用于发现骨性结构异常改变。内翻、外翻应力 X 线检查可观察外侧或内侧韧带断裂后关节间隙的变化。CT 检查发现 X 线片难以发现的病变，如较小的冠状突骨折等。MRI 逐渐常用，其冠状位或斜冠状位可显示内侧副韧带、外侧副韧带及屈伸总腱的全长，矢状位可检查肱二、三头肌腱及鹰嘴、鹰嘴窝，轴位可显示肱二头肌腱止点、环状韧带、关节隐窝、肱骨髁和肘部神经血管。关节镜可被同时用来诊断和治疗肘关节疾病。

(五)诊断

急性肘关节脱位的症状、体征较典型，结合 X 线片容易诊断，慢性肘关节不稳的症状不典型。病史对诊断有重要参考价值，如外翻不稳中的投掷运动，后外旋转不稳中的肘关节脱位的外伤史及网球肘、桡骨头手术史等均有重要诊断价值。

(六)分类

肘关节不稳定分类包括下五方面：①根据病程发展可分为急性、慢性和复发性不稳定。②根据脱位的程度可分为半脱位和完全脱位。③根据所累及关节可分为肱尺关节不稳定和桡骨头不稳定，或上述两者同时存在。其中以肱尺关节不稳定最多见。④根据是否合并有骨折分为复杂脱位和单纯脱位。在复杂脱位中，最常合并的骨折是冠状突和桡骨头骨折，被称为肘关节"恐怖三联征"。其中冠状突骨折常常提示肘关节在创伤时至少发生过部分脱位。⑤根据脱位的方向可分为外翻不稳定、内翻不稳定、前侧不稳定和后外侧旋转不稳定。其中以后外侧旋转不稳定最常见。

(七)治疗

1.非手术治疗

慢性肘关节不稳者可行保守治疗，包括休息和康复治疗，但治疗效果有限。局部注射皮质激素可能引起韧带退变，应避免使用。

2.手术治疗

肘关节不稳的治疗原则是恢复稳定肘关节的解剖结构，其中最重要的是骨与关节面的恢复，其次为韧带结构的恢复。

单纯性肘关节不稳应立即复位。复位的判断可根据鹰嘴与肱骨内、外上髁的相对位置来确定，然后将鹰嘴向远侧推移并屈肘关节而获得稳定的复位。稳定复位需要在肘屈 60°至完全屈曲的范围内保证肘关节稳定。复位后肘关节固定于屈肘 90°，前臂是否处于旋前、旋后或中立位取决于侧副韧带的损伤。

　　复合性肘关节脱位常累及的是桡骨头和冠状突,故治疗包括关节脱位复位和骨折复位固定以及早期活动,复位固定后,若仍存在关节不稳定,应行韧带修复或重建术,必要时加用铰链外固定器。手术原则包括:①修复可固定的简单的骨折或骨折脱位;②外侧关节损伤通常包括外侧副韧带撕裂和桡骨头骨折,但肱尺关节完整,此时应修复外侧副韧带和桡骨头内固定、桡骨头置换或桡骨头切除;③肱尺关节的损伤,尤其是滑车切迹的部分冠状突损伤常需要内固定;④修补了所有的结构后仍然存在肘关节不稳者可采用铰链外支架固定;⑤有骨质疏松的老年患者、严重粉碎性骨折或病理性骨折的老年患者,可行全肘关节置换术。

五、肘关节僵硬

(一)概述

　　肘关节僵硬是各种原因造成肘关节活动功能丧失的总称,包括纤维性僵硬和骨性强直。又可分为关节内僵硬、关节外僵硬及混合型僵硬。

(二)病理生理机制

1.肘关节周围骨折

　　肘关节内及肘关节周围的骨折均可能导致关节的活动度下降。尤其是关节内骨折,更容易导致关节僵硬或关节强直。

2.创伤后骨化性肌炎

　　骨化性肌炎、异位骨化等在肘关节骨折或重度软组织创伤后较容易出现,严重者可导致肘关节的完全强直。

3.关节感染

　　肘关节结核、化脓性关节炎等病变都容易出现关节活动度变小,进一步发展可致关节僵硬。

4.慢性损伤

　　长期从事敲打、使用机械振动等工作,可导致肘关节的活动下降。

(三)临床表现

　　肘关节僵硬表现为关节活动度的较小,甚至完全丧失。僵硬多在屈曲位,影响患者的日常生理活动。

(四)相关检查

　　X线平片检查可以确定肘关节骨性结构情况。对于异位骨化、骨化性肌炎等也有诊断意义。

(五)诊断

　　结合患者表现、肘关节功能受限可诊断。

(六)治疗

1.非手术治疗

　　非手术治疗主要有药物治疗和康复治疗两种。药物治疗具有预防和治疗的双重作用,康复治疗可改善肘关节功能。创伤后肘关节僵硬患者,损伤后 6 个月内进行非手术治疗可取得较好的效果。药物治疗用于预防肘关节周围损伤及术后异位骨化导致僵硬。

2.手术治疗

手术指征非手术治疗无效且肘关节伸直＞30°或屈曲＜130°;若患肘影响工作与生活也可考虑手术。手术的目的是改善活动范围,减轻疼痛,并兼顾关节稳定性。手术方法包括如下。

(1)肘关节松解术:这是最常用的方法,手术入路取决于皮肤瘢痕、病理定位和需同时解决的神经血管并发症等,一般采用前、后、内、外侧四种基本入路,也可联合入路。

(2)关节镜下肘关节松解术:具有创伤小、出血少、恢复快的优点。但是解剖变异是关节镜手术的禁忌,因为血管神经解剖位置的改变可能导致术中损伤。

(3)肘关节置换术:僵硬肘关节软骨受到严重破坏或骨质缺损,可考虑行肘关节置换术,提高关节活动度。

第六章　腕手关节疾病

第一节　关节损伤与脱位

一、桡骨远端骨折

(一)概述

桡骨远端骨折是非常常见的骨折之一,约占急诊科所见骨折的 1/6,所有上肢损伤的 3%,仅在美国每年就有超过 64 万的病例。桡骨远端骨折发病年龄段有两个高峰:一为 6~10 岁的儿童,二为 60~69 岁的老人。其中女性发病率高于男性并随年龄增加而逐渐升高;多为低能量损伤如摔伤等导致。随着人口老龄化的逐渐加剧,预计这种骨折在未来 20 年内的发生率会增加。美国人口普查预测,在下一个 25 年里,65 岁以上老年患者发生桡骨远端骨折的可能性从 12% 上升至 19%,骨质疏松可能与老年人发生骨折有一定关系,因此改善骨质疏松可能会降低骨折的发生率。

(二)分型

正常桡骨远端关节面标准侧位 X 线片上可观察到在额状面向尺侧倾斜 22°~25°,掌倾角 4°~22°,平均 10°~15°。桡骨的高度是指桡骨茎突顶端与尺骨头关节面的距离,平均高度为 11~12mm。尺骨头与桡骨远端关节面的高度差被称为尺桡骨差。

临床上分为伸直型骨折(Colles 骨折)、屈曲型骨折(Smith 骨折)和桡骨远端关节面骨折(Barton 骨折)。

1.Colles 骨折

(1)概述:此种骨折由 Pouteau 于 1783 年提到,并由 Abraham Colles 加以详细描述,此后该类型骨折统一称为 Colles 骨折。Colles 骨折占桡骨远端骨折的绝大部分,多为间接暴力引起,腕关节处于背伸位、前臂旋前、手掌着地时受伤所致。

(2)临床表现与诊断:伤后腕部疼痛并迅速肿胀,可见"银叉"或"枪刺样"畸形,腕背侧皮下可见瘀斑,腕关节活动明显受限。如骨折粉碎可触及骨擦音,尺桡骨茎突关系可异常。X 线片检查可见骨折移位:①桡骨远端向背侧移位;②桡骨远端向桡侧移位;③骨折端向掌侧成角;④骨折近端嵌入远端,成短缩畸形;⑤骨折粉碎;⑥骨折端旋转移位。

(3)治疗

1)保守治疗:以手法复位外固定为主。局部麻醉后坐位或仰卧位,助手一手握住拇指,另一手握住其余手指,沿前臂纵轴向远端牵引,另一助手握住肘上方做反牵引。经充分牵引后,术者双手握住腕部,拇指压住骨折远端向远侧及掌侧推挤,2~5 指顶住骨折近端,加大屈腕角度,纠正成角,然后向尺侧挤压,缓慢放松牵引。在腕关节轻度掌屈尺偏位用超腕关节小夹板或石膏夹板固定2周,水肿消退后在腕关节中立位继续使用外固定。总固定时间4~6周。

2)手术治疗:手术指征,严重粉碎性骨折移位明显,桡骨远端关节面破坏;手法复位失败或复位成功但外固定不能维持复位。手术方式包括经腕背桡侧(或掌侧)切口暴露骨折端,在直视下复位,松质骨螺钉或钢针固定。若骨折块碎裂、塌陷,有骨缺损,经牵引复位后,分别于桡骨及第2掌骨穿针,用外固定支架维持复位,植骨充填缺损,用螺钉或钢板固定。6~8周后可去除外固定支架。术后应早期进行手指屈伸活动。若骨折短缩畸形未能纠正,使尺骨长度相对增加,导致尺、桡骨远端关节面不平衡,将导致腕关节疼痛及旋转障碍可做尺骨短缩术。

2.Smith骨折

(1)概述:该型骨折多因跌倒时,腕关节屈曲、手背着地受伤所致,也可因腕背部直接遭受暴力打击所致,相对Colles骨折少见。该类型骨折于1847年由Smith RW描述,又称为Smith骨折。由于骨折移位方向与Colles骨折相反,故又称反Colles骨折。

(2)临床表现与诊断:伤后腕部肿胀、疼痛、下垂,外形与Colles骨折相反。腕部活动受限伴有明显压痛。X线片显示桡骨骨折远端及腕骨向掌侧移位,骨折端很少嵌入,掌侧皮质常粉碎。

(3)治疗以手法复位外固定为主:神经阻滞或局部麻醉,复位方法与Colles骨折相反,原则基本相同。对难以复位或者复位后维持复位困难的可切开复位内固定。

3.Barton骨折

(1)概述:此类骨折于1838年由Barton描述,并于1860年由Hamilton命名。Barton骨折指桡骨远端关节面骨折伴腕关节脱位,是桡骨远端骨折的一种特殊类型,多因在腕背伸位、前臂旋前位时跌倒,手掌着地,暴力通过腕骨传导,撞击桡腕关节背侧发生骨折,腕关节也随之向背侧移位。若跌倒时,腕关节屈曲,手背着地,可发生与上述相反的桡骨远端掌侧关节面骨折及腕骨向掌侧移位。这类骨折较少见,临床上常漏诊或误诊为腕关节脱位。

(2)临床表现与诊断:临床表现与Colles骨折相似的"银叉"或"枪刺样"畸形及相应的体征。X线片可见典型的移位,侧位X线片更易发现骨折。

(3)治疗:无论骨折在桡骨远端关节面背侧还是掌侧,均先采用手法复位、夹板或石膏外固定的方法治疗。复位很不稳定者可切开复位内固定。

二、下尺桡关节分离

1.概述

下尺桡关节是腕关节复杂而重要的组成部分,是一个可活动的、滑液性关节,是尺骨和桡骨的远端连接,提供前臂旋转的支点,在前臂和手关节之间提供重要的功能。下尺桡关节与上尺桡关节共同完成腕关节和手的旋前和旋后动作。下尺桡关节的稳定由下尺桡掌侧韧带、下尺桡背侧韧带及三角纤维软骨复合体维持,前臂旋前时下尺桡背侧韧带和三角纤维软骨复合体背侧缘紧张,旋后时则下尺桡掌侧韧带和三角纤维软骨复合体掌侧缘紧张。

2.病因及病理生理机制

下尺桡关节分离往往是桡骨远端骨折的后遗症之一,在骨折复位后可以发现还存在下尺桡关节分离。当跌倒、扭伤或提重物时腕关节桡偏,背屈或旋转的应力可造成下尺桡关节分离。

3.临床表现

局部肿胀、疼痛、活动受限，部分可出现局部畸形。体检见局部肿胀、压痛明显。被动活动时可感到腕关节松弛。

4.相关检查

X线片对下尺桡关节分离诊断具有重要价值，有时需与健侧进行对比。典型影像学表现为可见到下尺桡关节间隙增宽，严重者可发生下尺桡关节脱位。

5.治疗

以闭合复位为主，手法复位后经桡侧向尺侧钻入 2 枚交叉克氏针后即可开始腕关节的功能锻炼，3 周后拔除克氏针并逐渐进行恢复性功能锻炼。

三、桡腕关节脱位

1.概述

桡骨远端关节面呈向尺侧、掌侧倾斜的凹陷性弧形，与以舟骨、月骨为主要的近排腕骨构成桡腕关节，其稳定性主要由桡腕背侧韧带、桡腕掌侧韧带和三角纤维软骨复合体和尺骨头构成的结构来维持。

2.病因及发病机制

由于创伤或疾病破坏了上述的稳定结构则不能维持桡腕关节的稳定而发生脱位。类风湿性关节炎病变侵及桡腕关节囊和韧带造成其张力下降从而诱发桡腕关节脱位。此外腕背伸、尺偏和旋后的暴力也可以损伤桡腕掌侧和背侧韧带损伤甚至断裂，导致桡腕关节向尺侧脱位。

Colles 骨折、反 Barton 骨折或其他桡骨远端骨折畸形愈合后常发生桡腕关节背侧脱位。究其原因是骨折导致原本向掌尺侧倾斜的桡腕关节面向背侧或桡背侧倾斜从而使腕掌侧的韧带因非生理负荷过量导致张力下降。腕骨逐渐向背侧移位从而出现半脱位甚至完全脱位。

3.治疗

治疗桡腕关节脱位首选桡月关节融合，对伴有尺侧移位者可行桡腕融合。对于急性的桡腕关节半脱位可手法复位而获得治疗。因骨折畸形愈合引起的桡腕关节半脱位需行桡骨远端截骨矫形植骨纠正桡骨远端的解剖结构后才能获得良好疗效。

四、腕骨的骨折脱位

腕骨的组成特点：腕骨共有 8 块，即舟骨、月骨、三角骨、豆状骨、大多角骨、小多角骨、头状骨和钩骨，分成远、近两排排列。大多角骨与第 1 掌骨构成第 1 腕掌关节，小多角骨、头状骨、钩骨分别构成 2～5 掌掌关节。两排腕骨间形成腕中关节。近排腕骨与桡骨远端、三角纤维软骨复合体、尺骨远端对应构成桡腕关节。尺骨小头与桡骨远端、三角软骨复合体，又组成远侧尺桡关节。腕骨与腕骨、腕骨与掌骨、腕骨与桡骨之间由韧带和关节囊相连，韧带多而复杂，对腕关节的稳定起着非常重要的作用，损伤后容易出现腕关节的不稳定。腕骨的血供主要来自经韧带进入腕骨的细小血管，韧带一旦损伤，血液供应也会受到影响，甚至发生腕骨缺血坏死。

近排腕骨由舟骨、月骨和三角骨构成，许多学者将近排腕骨看成桡骨和远排腕骨的"链接部分"，是协调腕关节活动和传递来自手和前臂力量的基础。

远排腕骨由大多角骨、小多角骨、头状骨和钩骨构成，比较稳定并以一个整体进行活动。大多角骨正对第一掌骨，小多角骨正对第二掌骨，头状骨对第三掌骨。头状骨和小多角骨连接紧密并与掌骨相连接,在掌骨一小多角骨关节存在 30°～40°的屈伸和旋转活动。钩骨关节面支持第四和第五掌骨。

(一)舟骨骨折

1.概述

舟骨骨折是一种常见的骨折,多是因间接暴力造成的,发生舟骨骨折后,严重影响患者日常生活和工作,同时也给患者身体和身心带来伤害,应及时治疗。舟骨靠近桡侧,其状如舟,背面狭长,粗糙不平,与桡骨形成关节。跌倒受伤时,掌心着地,舟骨受压于桡骨与头状骨之间,形成骨折。由于舟骨所处位置剪力大,血运不良,故难以愈合。

2.流行病学

舟骨骨折是最常见的腕骨骨折,占全部腕骨骨折的 60%～70%,舟骨骨折的年发生率为 43 例/10 万,其发生率仅次于桡骨远端骨折。80% 的舟骨骨折发生在男性患者,其平均年龄 25 岁。

3.损伤机制

受伤机制以低能量损伤为主,其中 59% 为运动损伤,35% 为摔倒时手腕撑地。其余为高能量损伤如高坠伤或摩托车车祸所致的损伤。

4.舟骨骨折的诊断和影像学检查

诊断舟骨骨折基于临床表现,明确的病史,体格检查结果和合适的影像学结果。低能量损伤后患者往往表现为轻度腕痛,高能量损伤如摔倒时有腕关节极度背伸或掌屈、撕脱或腕部直接暴力可能导致严重腕部损伤。急性期主要表现为肿胀、活动受限、鼻烟壶区压痛和拇指轴向负荷疼痛。慢性期表现为腕关节活动范围减小、无力、不能做俯卧撑和桡侧腕痛。

5.舟骨骨折的分型

Herbert 和 Fisher 基于骨折的稳定性对舟骨进行分型。稳定性骨折为 A 型,仅需要制动即可获得较高的愈合率。其他的骨折都被认为不稳定而需要外科干预。

由于 X 线平片有时不能有效地评估骨折是否发生移位,因此建议对所有的腕骨骨折行舟骨 CT 检查。

6.舟骨骨折的治疗

(1)非手术治疗:适用于非移位性骨折。石膏固定是非移位性舟骨骨折的主要治疗手段。通常在固定 2 周后更换石膏以保证固定牢靠,6 周时复查 X 线片,如果此时可见到明确的骨折愈合证据,则继续使用短臂拇指人字形石膏并复查舟骨 CT;如果没有影像学的骨折愈合证据,无论是否有疼痛,都应该再给予肘前石膏固定 6 周。通常远侧 1/3 及腰部骨折固定 10～12 周,近侧 1/3 骨折要固定 12～20 周。

(2)手术治疗:适应于移位或不稳定骨折。对急性移位的舟骨骨折,可选择的方案包括闭合复位经皮穿针或螺钉固定、关节镜辅助下穿针或螺钉固定和切开复位内固定等多种选择。切开复位内固定手术背侧入路主要用于舟骨近端骨折;由于舟骨的主要血供位于背侧,掌侧入路对舟骨腰部或远 1/3 骨折比较安全。必要时需要的骨移植材料往往来源于桡骨远端。

(二)月骨骨折

除了 Kienbock 病,月骨急性骨折比较常见,统计显示大约占所有腕骨骨折的 1%。通常是高能量的过伸或者轴向损伤所致,可能合并有桡骨远端、头状骨或腕掌关节的骨折。此外还存在一些需要 CT 检查才能证实的微小骨折而需要在做出诊断时高度重视。

(三)头状骨骨折

头状骨骨折非常少见,和舟骨一样头状骨的骨内血供退化明显因而是骨折预后不良的原因之一。诊断困难而必须仔细读片,CT 检查往往对诊断有较大参考意义。一旦诊断确认则必须行切开复位内固定术。

(四)钩骨骨折

钩骨骨折非常少见而往往与第四、第五腕掌关节骨折脱位合并出现,矢状位 CT 扫描对明确诊断帮助较大。如果骨折未发生移位而关节可以复位的话往往采取保守治疗的方式。如果骨折移位或者不稳定,闭合复位经皮穿针或者切开复位内固定都是可以考虑的选择。

(五)三角骨骨折

单独的三角骨骨折是排在舟骨和月骨骨折之后的第三常见的腕骨骨折。最常见的致伤原因可能是腕关节被动过度背屈和尺偏时尺骨茎突在三角骨背侧近端直接作用而产生的剪切或者压迫暴力,在侧位片上可看到刨花样骨折片。尽管骨折后数月内仍然有疼痛症状,通常骨折需要 4~6 周石膏固定;如果疼痛持续存在,可考虑切除三角骨的刨花样骨片。

(六)大多角骨骨折

单独的大多角骨骨折非常罕见,占腕骨骨折的 2%~5%。包括大多角骨体部骨折和大多角骨骨嵴骨折。移位明显的大多角骨骨折需要手术治疗,切开复位内固定和牵引固定均曾见诸报道。

(七)腕骨脱位

1.概述

腕关节被认为是一个力学整体,提供手部活动并传递手部和前臂的力量。根据排列理论,腕关节由二块近排腕骨(舟骨、月骨、三角骨)和四块远排腕骨(大多角骨、小多角骨、头状骨、钩骨)组成,形成两个关节:桡腕关节和腕中关节。腕骨分柱理论认为:腕关节由三柱组成,中间柱包括月骨近端、头状骨和剩余的远排腕骨,是主要的屈伸活动柱。桡侧柱由舟骨构成而尺侧柱或者旋转柱则由三角骨构成。

腕部脱位多为直接暴力所致,跌倒时手掌在不同姿势下着地,使腕过伸、尺偏及腕中部旋转等暴力所致。月骨周围脱位及月骨脱位占腕部损伤的 10%。

2.诊断

主要表现为局部轻度或中度肿胀,压痛较广泛,月骨及舟骨处压痛明显,腕关节活动受限,大、小鱼际处可有皮肤擦伤,韧带有松弛感。月骨压迫正中神经,手部功能出现障碍。

应激试验:在背侧和掌侧移位试验中,一手固定前臂,另一手使腕关节做背侧或掌侧的平移,正常时可出现腕掌侧半脱位而不出现腕背侧半脱位。不稳定的背侧平移对诊断舟月疾患有参考意义。对舟骨不稳定常用的检查是舟骨平移试验,阳性时高度怀疑舟骨不稳定。

3.影像学检查

影像学检查包括前后位、真正侧位、45°旋前位。在任何位置上第三掌骨的排列都应该与桡骨的方向排列一致。在正常腕关节前后位上可以画出三条光滑的弧线(Gilula 线),如果这些线发生断裂则怀疑腕关节不稳。

其他投照位置：如果常规影像学检查正常而临床医生仍然怀疑腕骨不稳定，压力或活动影像就很有意义。这些投照位置包括桡偏前后位、中立前后位和尺偏前后位；握拳前后位；桡偏、中立、尺偏侧位。这些投照位置对腕骨不稳定往往比较敏感。

4.分型及治疗

(1)背侧月骨周围脱位：较常见，侧位 X 线像易看出，头状骨在月骨背侧，月骨位置无变化，舟骨近段向背侧旋转。正位 X 线征，近、远排腕骨有重叠，舟、月骨之间可有间隙（称为 Terrythomas 征阳性），同时舟骨变短，骨皮质呈环影像。

(2)月骨前脱位：如跌倒时腕呈极度背屈位，月骨被头状骨和桡骨挤向掌侧脱位，侧位 X 线像，头骨与桡骨关节面接触，月骨到桡骨关节面前缘呈倾倒的茶杯状。桡骨与月骨掌侧缘连线不呈 C 状而呈 V 形(Taleisnik 征阳性)。如头状骨向背侧轻度脱位，月骨部分前倾，正位 X 线像中头、月骨有重叠，月骨呈三角形。除观察 X 线片上的表现外，要注意有无正中神经及血管的压迫症状。

月骨脱位急性期及伤后数日内者均易于法复位，如无舟骨脱位，在腕中位或微屈腕位用石膏托固定 3～4 周，并每周 X 线复查 1 次，必要时固定 8 周。手法复位不成功时，则施行手术复位。

(3)掌侧型月骨周围脱位：即月骨向背侧脱位，此种病例少见。在腕过伸位前臂旋后手部猛然着地后可发生，易漏诊。X 线片中可看到月骨掌屈，头状骨向掌侧移位。手法复位一般可以成功，如手法复位失败就需要手术复位。

(4)经舟骨骨折背侧型月骨周围脱位：经舟骨骨折的背侧型月骨周围脱位是舟骨腰部骨折后，远段随同头状骨向背侧移位，近段和月骨相连与桡骨保持正常关系。2 周以内多可在麻醉下手法复位，复位后连同拇指用短臂石膏腕微屈位固定 8 周。陈旧性损伤，手法复位困难，需要手术复位，固定需 8～12 周。

(5)舟骨脱位：单纯舟骨脱位甚罕见。单纯舟骨旋转半脱位也较少见，为背侧型月骨周围脱位的第一阶段，早期诊断很重要，临床表现为月骨周围脱位。X 线正位像可看到舟、月骨间隙变宽(Terrythomas 征阳性)，侧位像 Taleisnick 征阳性。麻醉下手法复位，单独用石膏固定不能保持复位，要用细(直径 0.6mm)克氏针经桡骨茎突固定舟骨，同时固定舟、月骨，共固定 8 周。如手法复位失败或陈旧损伤则需手术切开复位，腕背侧切口，手术复位舟骨，用细克氏针固定舟、月骨及舟、头状骨，仔细修复腕背侧韧带。石膏固定手腕微屈位(0°～15°)，8 周时去除克氏针再用石膏固定 4 周。行理疗及体育锻炼以恢复腕部功能。

第二节　慢性劳损性疾病

一、腱鞘囊肿

腱鞘囊肿是关节附近的一种囊性肿块，病因尚不太清楚。有单房性和多房性之分。囊肿壁的外壁为纤维组织构成，内壁与关节滑膜相似，囊内充满无色透明胶样黏液。囊腔可与关节腔或腱鞘相通,交通处多形成活瓣结构,允许关节液进入囊肿,而囊肿内液体不能回流关节腔内。但也有与关节腔及腱鞘不相通而成封闭者。

(一)临床表现

无痛性包块:手腕背侧、掌侧或足背等处出现局部隆起包块,生长缓慢,很少有疼痛或不适(图 6-1)。肿块呈半球形,豌豆至拇指头大小,一般不超过 2cm,表面光滑饱满,与皮肤无粘连,触之坚硬,有弹性,可有囊性感,基底固定,压之有酸胀或痛感(图 6-2)。个别发生于腕管或掌部小鱼际者,可压迫正中神经或尺神经,出现相应的感觉和运动障碍。

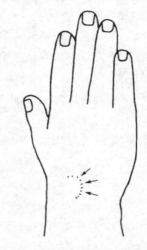

图 6-1 腕部背侧腱鞘囊肿

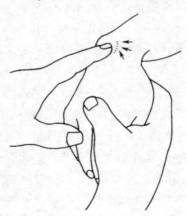

图 6-2 屈腕位检查背侧囊肿

(二)诊断

(1)腕背侧、掌侧或足背等处出现半球形、表面光滑、张力较大的囊性肿块。

(2)肿块生长缓慢,压之有酸胀或痛感,基底固定。

(3)X 线摄片显示骨关节无改变。

(三)治疗原则

(1)有的腱鞘囊肿可以自消,但时间较长。

（2）浅表囊肿可用外力挤压破裂,囊液可自行吸收,但非常容易复发。

（3）局麻下用粗针头穿刺,尽量抽尽胶状液,注入醋酸氢化可的松或泼尼松12.5～25mg,加压包扎,每周1次,连续2～3次即愈。本方法简单,痛苦少,但也有较高的复发率。

（4）手术治疗效果最佳.,手术必须仔细将全部囊壁连同周围部分正常的腱鞘、腱膜等组织、包括关节交通几处的活瓣结构彻底切除,术后较少复发。复发者,仍可再次手术切除。

二、慢性腕痛

慢性腕关节疼痛是指腕关节疼痛时间超过三个月而引起的一组临床综合征。这些症状包括力学症状或营养不良性症状。力学症状多指弹响、交锁、捻发音或摩擦音,以及活动时疼痛,休息时减轻。

(一)病因

多由腕关节骨和韧带结构遭受外力损伤,丧失正常功能和稳定性,并可导致腕骨脱位和半脱位,甚至引起神经压迫症状及肌腱断裂,从而严重影响患者的生活质量。病因包括:创伤性关节炎、关节僵硬、陈旧性舟骨骨折及舟骨坏死、月骨陈旧性脱位、腕部神经瘤、腕关节不稳定、月骨无菌性坏死、类风湿性关节炎、关节软骨损伤、远端桡尺关节不稳等。

(二)临床表现

腕关节出现疼痛、肿胀、活动障碍为其主要表现。骨质疏松或代谢性骨病的患者常伴有慢性腕关节疼痛,这些也是引起慢性腕关节疼痛的可能因素。

(三)辅助检查

影像学检查X线组成腕关节的各骨有无骨折、脱位、关节炎等多无异常改变。三维CT对于腕关节病变的显示能力大为提高。MRI对腕关节软组织病变、微细骨骼病变和缺血后改变等具有较高的诊断价值,对腕关节不稳类型的评价优于常规X线和CT,可以直接显示稳定腕关节的诸重要结构,对于外科手术计划的制订很有帮助。

(四)诊断

根据患者的创伤、手术等病史、体征及辅助检查诊断不难。

(五)治疗

1.非手术治疗

是慢性腕关节疼痛治疗的主要方法。常见的药物治疗包括以下几类:①非甾体抗炎药物(NSAID),具有消炎、止痛的作用,是各种骨关节炎最初治疗的首选药物;②补充氨基葡萄糖药物。

2.手术治疗

非手术治疗无效、疼痛严重影响患者日常工作生活者可考虑手术治疗。

（1）腕关节融合或人工全腕关节置换术:适应于晚期类风湿性关节炎和创伤性关节炎,腕关节融合术和人工全腕关节置换术(TWA)。人工全腕关节置换术手术适应证:①手的功能好或有手术恢复的可能;②X线片上腕骨广泛破坏;③肘关节功能基本正常;④背侧伸肌功能基本正常;⑤腕背侧皮肤完好无损;⑥患者积极接受;⑦术后患者不从事重体力劳动,最好是多关节受累的类风湿性关节炎或者创伤性关节炎,术后不需要进行重体力劳动。不适合做腕关节置换或存在腕关节置换禁忌证者可选择腕关节融合术。

（2）近排腕骨切除腕关节成形术：近排腕骨切除术是指切除舟、月、三角骨以后，头骨近端与桡骨下端月骨窝之间形成一个新的球窝关节。

三、桡骨茎突狭窄性腱鞘炎

（一）病理

任何一根长的肌腱在跨越关节部位，都有坚韧的腱鞘将其约束在骨上，防止肌腱向关节屈面和两侧滑移。腱鞘和骨形成弹性极小的"骨—纤维隧道"，腱鞘的近侧或远侧边缘为锐缘，肌腱在此缘上长期、用力摩擦后即可发生腱鞘炎和肌腱炎，即水肿、增生、变性、肥大等慢性炎症，但因腱鞘坚韧而无弹性，使得局部腱鞘相对狭窄，故称狭窄性腱鞘炎。在腕部为拇长展肌和拇短伸肌腱鞘炎，又称桡骨茎突狭窄性腱鞘炎。

（二）临床表现

腕关节桡侧疼痛，逐渐加重，无力提物。检查时皮肤无炎症，在桡骨茎突表面或其远侧有局限性压痛，有时可扪及痛性结节。握拳尺偏腕关节时，桡骨茎突处出现疼痛，称为Finkelstein征阳性（图6-3）。

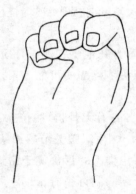

图6-3　Finkelstein试验

（三）治疗

1.非手术治疗

局部制动和腱鞘内注射醋酸泼尼松龙有很好疗效。但注射一定要准确，注入皮下则无效，一旦注入桡动脉浅支，则有桡侧三个手指血管痉挛或栓塞导致指端坏死可能。

2.手术治疗

如非手术治疗无效，可考虑行狭窄的腱鞘切除术。

四、手指屈肌腱鞘炎

发生在手指掌指关节处发生的狭窄性腱鞘炎被称手指屈肌腱鞘炎，又称弹响指或扳机指。

（一）病因

手指长期快速活动，如管弦乐的练习或演奏等；手指长期用力活动，如打乒乓球、写文稿、打字、织毛衣等慢性劳损是主要病因。如患者本身有先天性肌腱异常，类风湿性关节炎，产后病后虚弱无力等更易发生本病。

（二）临床表现

（1）多数患者不能明确指出疼痛的部位，多主诉近侧指间关节活动不灵活或活动时弹响。

（2）病变部位（掌骨头掌侧或桡骨茎突处）可触及痛性结节，关节活动时可随肌腱上、下滑动。早期表现为关节活动时弹动感或弹响，晚期表现为关节交锁，屈伸障碍（图6-4）。

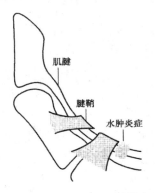

图 6-4　肌腱狭窄性腱鞘炎

（三）诊断

（1）关节的弹响或交锁。

（2）局部压痛在掌骨头掌侧，常伴有结节。

（四）治疗

1.非手术治疗

局部制动和腱鞘内注射醋酸泼尼松龙有很好疗效。但注射一定要准确，注入皮下则无效。

2.手术治疗

如非手术治疗无效，可考虑行狭窄的腱鞘切除术。

第三节　特殊类型疾病

一、掌腱膜挛缩症

手掌腱膜挛缩症（Depuytren's contracture）是手掌腱膜增殖结节样或条索状改变，致使掌指关节及指间关节发生屈曲挛缩的疾病。

（一）病因

可能与种族遗传有一定关系，同时还可能与创伤、先天性畸形、感染、胶原系统疾病及慢性劳损有密切关系。

（二）病理

掌腱膜挛缩症时，掌腱膜由于瘢痕组织增生而增厚，多在环指根部；手掌皮肤出现小结节或皱褶，多从远侧掌横纹处开始。瘢痕组织增生挛缩的结果，可将皮下脂肪、汗腺、血管、淋巴管等组织挤压以致消失。在表皮与掌腱膜之间形成坚韧的团块。病变继续发展，首先影响掌指关节的伸直，继而近侧指间关节也发生挛缩（图6-5）。

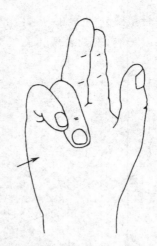

图 6-5　掌腱膜挛缩症,近侧指间关节也发生挛缩

（三）临床表现

掌腱膜挛缩症多见于中老年人,男多于女,男女比约为 7∶1,双手对称发病者多见,也有发生在单手者,以环指多见,其次为小指拇指、食指、中指少见。

该病是一种进行性疾病,侵犯掌腱膜及指筋膜,病程长,病变进展缓慢手部皮肤凹陷,皮下组织变薄,皮肤与深部掌腱膜粘连,掌腱膜增厚挛缩,手指屈曲畸形等。手指的掌指关节和指间关节屈曲,伴手掌和手指的结节样增厚,是掌腱膜挛缩症的特点。同时此病症常侵犯手掌尺侧,并常累及环、小指,其次为中指,示、拇指发病极少见。

（四）治疗

1.非手术治疗

病程早期可口服维生素 E 胶囊、类固醇局部封闭、理疗等方法,但其疗效不确切。

2.手术治疗

适应于屈曲挛缩已经形成功能障碍,而且仍在继续发展者。手术彻底切除病变的掌腱膜,包括掌腱膜垂直与皮肤相连的纤维,掌骨两侧的纤维间隔以及进入手指掌侧中央及两侧的索条。挛缩严重者,在掌腱膜切除后,常有皮肤血液循环差或皮肤缺损,需行皮片或皮瓣移植。

二、手内在肌挛缩

（一）病因

由于上臂骨折血管损伤、骨筋膜室综合征所致前臂缺血性肌挛缩后遗症、手部创伤、类风湿性关节炎和麻风引起手内在肌痉挛最后导致挛缩。国内报道多为针刺或注射药物所致。

（二）临床表现

拇内收肌挛缩时拇指处于内收位不能被动外展。在骨间肌受累时掌指关节处屈曲位而指间关节呈伸直状,它严重影响手的功能。在受累肌肉的相应部位常可扣及明显的条索状挛缩肌肉。

（三）诊断

本病诊断不难,需与手内在肌粘连相鉴别。手内在肌粘连多发生于手部挤压或直接打击所致之外伤后,以中、环、小指多见。由于蚓状肌和骨间肌互相发生粘连,当肌肉收缩滑动时被掌骨间横韧带所阻挡,严重时还可与掌骨间横韧带亦发生粘连,临床表现为握拳时引起手掌远端部疼痛。

(四)治疗

本病重在防止手部受压缺血,防止石膏、夹板的过紧。发病早期行骨筋膜室切开术可防止本病的发生。在已发生挛缩时治疗方法有挛缩肌肉瘢痕切除术、肌腱切断术、肌腱延长术及肌前移术。将手内在肌的起点广泛剥离前移,手术创伤大,效果不满意。肌腱延长术适用于肌肉仅部分瘢痕化而尚有正常弹性肌肉时。

三、腕关节不稳

腕关节不稳常由于腕部损伤后引起早期或晚期腕骨排列正常排列关系丧失造成,如不进行有效的治疗可发展为骨关节炎。

(一)分类

1.静力性腕关节不稳

指腕关节排列不正常,腕关节能从正侧位 X 线片观察到。

2.动力性腕关节不稳

X 线片正常,患者能自行将腕关节排列从正常位置移到异常位置,为了确诊,常需将铅标记物放在腕部压痛处,以标记稳定状态和不稳定状态的 X 线片。

3.舟月不稳(舟月脱位)

较常见,腕关节旋后位,尺偏、桡偏位和正位片常能确诊,其他检查包括增强影像和动态放射性核素扫描。急诊患者行手法复位,克氏针内固定或韧带修补术,慢性病例需对撕脱的韧带重建同时也应对关节改变和半脱位采用积极的补救措施。

(二)腕关节不稳的检查

1.下尺桡关节松弛的检查

表现为腕关节无力,有弹响感和尺神经受累,检查者一手稳定腕部,另一手握尺骨远端分别向背侧和掌侧移动,注意弹响感和疼痛症状,两侧对比如图 6-6。

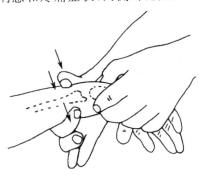

图 6-6 下尺桡关节松弛

2.舟月不稳的检查

Wafson 试验:检查者一手拇指按压舟骨结节处,另一手尺桡偏快速屈腕关节,如舟桡关节半脱位可感到弹响,放松拇指压力,可复位,伴有疼痛可进一步证实诊断。

3.月三角不稳的检查

Ballottement 试验:检查者两拇指、食指分别捏住三角骨、月骨向背侧和掌侧反向移动以试图使两者脱位,注意观察任何相关疼痛或摩擦感。

4.中腕不稳的检查

检查者一手稳定前臂远端,另一手紧握患者手,将腕向桡骨处推压并缓慢将腕从尺偏位摆向桡偏位,如正常平滑的移动有不规则的表现,则该试验阳性,常伴有弹响感。

(三)治疗

6周以内的舟月分离经背侧切开复位,用两根克氏针固定舟骨到月骨或舟骨到头状骨,修复韧带。对舟月分离慢性损伤而无关节退行性改变者,可行背侧关节囊固定术和韧带重固定术。年轻、活动量大、有固定畸形者可行舟骨、大多角骨、小多角骨三关节融合,或舟骨、头状骨二关节融和术,同时行桡骨茎突切除。对有关节炎患者行中腕或桡腕融合或近排腕骨切除术。

对月三角分离,首先要排除三角纤维复合体损伤,急性期没有掌侧镶嵌性腕不稳定损伤者一般复位外固定6周。对急性期有掌侧镶嵌性腕不稳定损伤或慢性有症状者行背侧关节囊固定术,必要时行掌侧关节囊固定术。有关节炎改变者行中腕融合,即4角融合。一般不采用月三角融合术,因此类手术并发症多,不愈合率高。

四、腕关节僵硬

腕关节僵硬是各种原因造成腕关节活动功能丧失的总称,包括纤维性僵硬和骨性强直、又可分为关节内僵硬、关节外僵硬及混合型僵硬。

(一)病因

1.腕关节周围骨折

腕关节内及腕关节周围的骨折均可能导致关节的活动度下降。尤其是关节内骨折,更容易导致关节僵硬或关节强直。

2.创伤后骨化性肌炎

骨化性肌炎、异位骨化等在腕关节骨折或重度软组织创伤后较容易出现,严重者可导致肘关节的完全强直。

3.关节感染

腕关节结核、化脓性关节炎等病变都容易出现关节活动度变小,进一步发展可致关节僵硬。

4.慢性损伤

长期从事敲打、使用机械振动转等工作,可导致腕关节的活动下降。

(二)临床表现

腕关节僵硬表现为关节活动度的较小,甚至完全丧失。僵硬多在屈曲位,影响患者的日常生理活动。

(三)相关检查

X线平片检查可以确定腕关节骨性结构情况。对于异位骨化、骨化性肌炎等也有诊断意义。

(四)诊断

结合患者表现、腕关节功能受限可诊断。

(五)治疗

1.非手术治疗

非手术治疗主要有药物治疗和康复治疗两种。药物治疗具有预防和治疗的双重作用,康复治疗可改善腕关节功能。创伤后腕关节僵硬患者,损伤后 6 个月内进行非手术治疗可取得较好的效果。

2.手术治疗

手术指征:非手术治疗无效;若影响工作与生活也可考虑手术。手术的目的是改善活动范围,减轻疼痛,并兼顾关节稳定性。手术方法包括如下。

(1)腕关节松解术:这是最常用的方法,手术入路取决于皮肤瘢痕,病理定位和需同时解决的神经血管并发症等,一般采用前、后入路,也可联合入路。

(2)腕关节置换术:僵硬腕关节软骨受到严重破坏或骨质缺损,可考虑行腕关节置换术,提高关节活动度。

第七章 髋关节疾病

第一节 关节损伤与脱位

一、髋关节脱位

(一)概述

髋关节是连接肢体与躯干的关节,由较深的髋臼与股骨头构成,是典型的杵臼关节,既有较大的活动度又有较强稳定性。一般情况下髋关节十分稳定,不易发生脱位,只有遭遇强大暴力才会发生脱位;一旦发生脱位常合并周围骨与软组织损伤及血管神经损伤。

(二)脱位机制

髋关节脱位源于高能量车祸伤,其他受伤机制包括:坠落伤,运动伤。后脱位常发生于屈髋屈膝状态下,暴力作用于膝部,力量通过股骨传导至髋臼,使得股骨头从髋关节囊的后下部薄弱区脱出。前脱位主要发生在髋关节外展伸直位时。此时伤者多处于髋关节屈曲外展外旋位,肌肉处于松弛状态,突然遭受强大外力,髋关节可能瞬间转变成过伸外展外旋位,从而造成股骨头从髋关节囊前方内下部薄弱部分脱出。

(三)临床表现

髋关节脱位后髋部有明显的疼痛,髋关节弹性固定不能活动。后脱位时呈屈曲、内收、内旋、短缩畸形,大转子位于 Nelaton 线之上,臀部可触及脱位的股骨头,前脱位表现为患髋外展外旋及屈曲畸形,髋关节功能完全丧失,髋部肌肉痉挛,腹股沟下方可扪及股骨头。后脱位常合并坐骨神经损伤,复位前应仔细检查坐骨神经支配区的感觉及运动,特别是足及第一趾的背伸及足外翻功能,前脱位可合并股神经、股血管的损伤,应检查大腿前方皮肤感觉及伸膝肌力有无异常,足背动脉搏动有无减弱。由于造成髋关节脱位的暴力通常较大,有时可合并股骨骨折及膝关节损伤,个别情况下可能合并骨盆及脊柱骨折、脊髓损伤。

(四)分类

根据脱位后股骨头与髂坐线的位置关系髋关节脱位分为三种类型,即前脱位、后脱位和中心性脱位。股骨头停留在髂坐线前方者为前脱位,停留在该线后方者为后脱位。其中后脱位最多见,较前脱位发生率之比约为 9∶1。股骨头穿破髋臼底进入盆腔者为中心性脱位。

(五)相关检查

髋关节后脱位时,骨盆前后位 X 线片表现为股骨头位于髋臼顶部并重叠,股骨头较健侧缩小,股骨颈变长,小转子缩小。髋关节前脱位时 X 线片股骨头位于髋臼影内侧或偏下方,耻骨上支附近,股骨头较健侧增大。必要时可行 CT 检查明确有无骨折。

（六）诊断

髋关节脱位的诊断根据外伤史、典型的临床表现及辅助检查不难做出。

（七）治疗

1.非手术治疗

非手术治疗主要采用手法复位和适当固定制动。几乎所有的髋关节脱位均应尝试手法闭合复位，包括合并股骨头或髋臼骨折的患者。但合并无移位股骨颈骨折者是手法复位的禁忌。复位时间应尽早，最初 24～48 小时是复位的黄金时间。手法复位应在适当麻醉、肌肉松弛状态下进行，复位后应常规行 X 线检查了解复位情况，复位后患侧与健侧比较头臼匹配不满意应立即行 CT 扫描，了解髋臼内有无残留的骨片阻挡复位。

（1）髋关节后脱位闭合复位的方法如下。

1）Allis 法：患者仰卧于地上，术者站在患髋旁，一名或两名助手压住并固定骨盆，术者一手握住患肢踝部，另一只手前臂屈肘套住腘窝屈髋屈膝至 90°，松弛髋关节周围韧带及肌肉。然后用套在腘窝部的前臂沿股骨干长轴用力持续向上牵引，同时用握踝部的手下压小腿，并向内外旋转股骨，使股骨头从撕裂的关节囊裂隙中回到关节囊内然后伸直外展患肢，此时可感到股骨头纳入髋臼时的弹响，畸形消失。

2）Bigelon 法：患者仰卧于地上，助手按住双侧髂前上棘固定骨盆，术者一手握住患肢踝部，另一前臂置于患者膝关节下方，沿患肢畸形方向牵引，持续牵引下内收内旋，并屈髋 90°或超过 90°，再外展外旋伸直髋关节，股骨头即可进入髋臼内，即划问号的方法。

（2）髋关节前脱位手法复位的方法：患者仰卧位，一助手按住双髂前上棘，另一助手握住小腿，屈膝 90°缓慢增加髋部外展外旋及屈曲，并向外牵引，使股骨头与闭孔或耻骨上肢分离，此时术者握住大腿上部向外下按压，一手用力将股骨头推进髋臼内同时在牵引下内收患肢。感到股骨头纳入髋臼内出现弹响时即已复位。

（3）手法复位后的处理：髋关节后脱位复位后皮牵引固定于轻度外展位，前脱位需固定于轻度内收内旋位牵引时间 3～4 周，其后扶双拐下地活动患肢部分负重。

2.手术治疗

对于复杂的、合并骨折的、闭合复位失败的髋关节脱位均应尽早急诊施行手术切开复位。复位前应注意检查髋臼内有无碎骨块及软组织填塞。对于合并严重髋臼毁损的髋关节脱位可考虑同时行内固定，必要时可行关节融合或关节置换。

二　髋关节脱位合并骨折

（一）概述

髋关节脱位合并骨折属于高能量损伤，骨折常表现为髋臼及股骨头骨折，严重者甚至合并股骨干、股骨颈及膝关节的损伤。髋关节脱位合并骨折的类型复杂，损伤情况千差万别，切开复位手术相对困难，对手术技术要求较高。

（二）损伤机制

髋关节脱位合并骨折往往是由高能量创伤造成，外伤病史明确，高空坠落、车祸伤等为最常见的原因。高能量暴力作用于髋关节时，脱位的股骨头猛烈撞击髋臼造成髋臼处或股骨头骨折。骨折的类型复杂多样，主要受暴力的作用方式、受伤时患者的体位以及股骨头和髋臼的

相对位置等因素的影响

（三）临床表现

有明显暴力病史，临床表现与单纯髋关节脱位相比，伤后髋部疼痛及活动障碍更加明显。髋部及患肢查体与单纯髋关节脱位类似。由于造成髋关节脱位的暴力通常较大，有时可合并股骨骨折及膝关节损伤，个别情况下可能合并骨盆及脊柱骨折、脊髓损伤和头部损伤，应全面仔细查体，以免漏诊。

（四）相关检查

一般检查与单纯髋关节脱位相同。如果怀疑合并骨折时应行 CT 检查，以明确是否合并髋臼骨折或股骨头骨折。CT 检查对以下情况具有较高诊断价值，包括：关节内小碎块，股骨头骨折，髋臼骨折，股骨颈骨折，头臼不对称。

（五）诊断

髋关节脱位的诊断根据外伤史、典型的临床表现及辅助检查不难做出。

（六）治疗

1.非手术治疗

非手术治疗的适应证包括：股骨头前下部小块骨折在髋关节复位后不影响关节的负重面；髋臼后壁小范围骨折复位后髋关节稳定，头臼匹配度好。

2.手术切开复位

髋关节脱位合并髋臼骨折或股骨头骨折，在髋关节复位后股骨头与髋臼匹配及相容性差，髋关节内残留骨碎块，髋臼负重面骨折移位大于 2mm，均是行切开复位内固定的手术适应证。合并股骨颈骨折时，如果股骨颈没有移位应先行股骨颈骨折内固定再行髋关节复位；如果有移位，应先行股骨头复位再行股骨颈骨折内固定。老年患者易发生骨折不愈合及股骨头坏死，必要时可考虑行关节置换。

第二节　软组织损伤与疾病

一、髋部滑囊炎

（一）概述

髋关节周围有诸多滑囊，约有 13 个，广泛分布于肌肉、肌腱之间或骨突起部位，是由结缔组织形成的闭合性囊腔，内层有内皮细胞分泌滑液，有时可与关节腔相通。髋关节周围滑囊的积液、肿胀和炎性反应称髋部滑囊炎，其中转子部滑囊、髂耻滑囊、臀大肌下滑囊、坐骨结节滑囊最为多见。

（二）病理生理机制

发生滑囊炎的常见原因主要有：急慢性损伤、代谢性疾病、梅毒、类风湿性关节炎、痛风、感染、内固定物刺激、手术创伤以及各种非特异性炎症等，主要表现为患侧关节囊滑膜肿胀、充血、渗出、关节腔积液等非特异性炎症反应，关节软骨及骨结构未见异常。

（三）临床表现

最常见的临床表现为髋部慢性或亚急性疼痛。疼痛常位于髋关节外侧、臀部或腹股沟处，行走或运动时疼痛加重，严重时可出现关节活动度下降、跛行或行走不能。查体髋部压痛，可伴有肿胀，关节活动时疼痛加重。部分患者可在体表扪及肿块，有时伴有波动感。

（四）相关检查

X 线检查多无阳性发现，可用于排除有无骨质损害。CT 检查可较清晰地显示滑囊肿胀情况。MRI 可显示转子滑囊的异常信号强度增加，T_2 加权相可显示滑囊内有液体。核素扫描可显示髋关节滑囊处核素稍浓集，在早期血液相显示增加放射性核素摄入。

（五）诊断

主要根据临床症状和体征进行诊断，CT 和 MRI 检查可明确诊断。如对诊断有疑问，可在疼痛部位滑囊内注入局麻药和泼尼松龙，如疼痛明显缓解则可确诊。

（六）鉴别诊断

鉴别诊断应考虑较广的范围，来自脊柱的机械性或放射性疼痛，关节内病变都可引起此处疼痛。许多研究者指出：其他一些疾病也可并发大转子滑囊炎，如腰椎疾病、同侧髋关节内病变、双下肢不等长等，类风湿性关节炎也有较高的概率合并大转子滑囊炎。关节成形术后也可合并此病，比如大转子截骨术后保留的内固定物、局部缝线、外展肌腱磨损等。少见的原因如肿瘤、化脓性滑囊炎、骨髓炎、神经炎等也需要鉴别。

（七）治疗

1. 非手术治疗

应用消炎镇痛药，理疗及肌肉锻炼均可缓解症状。如果滑囊炎继发于其他病变，如明显股四头肌肌力下降或双下肢不等长，则需首先针对继发病变进行治疗，滑囊炎的相关症状也会得到控制。最为有效的方式是局部浸润封闭，多数患者进行一次即可，少数需要 2～3 次。

2. 手术治疗

对极少数保守治疗无效患者，可考虑手术治疗。手术方式包括转子滑囊清理、局部钙化灶及骨赘切除以及髂胫束松解等。

二、弹响髋

（一）概述

弹响髋是指髋关节在某种位置活动时，紧张的筋膜带在骨性隆嵴上滑动引起髋部出现可听到或感觉到的声音。常为髂胫束摩擦综合征、臀肌挛缩症和阔筋膜紧张症的伴随症状之一。可分为关节内型和关节周围型两种。

（二）病理生理机制

病理机制通常为骨突部分肌腱半脱位，也可因狭窄性腱鞘炎或关节内病变如游离体形成、髋臼盂唇病变及关节半脱位等引起。最常见的类型为髂胫束弹响和髂腰肌腱弹响。其中髂胫束弹响是由髂胫束在大转子上发生半脱位，髂胫束或臀肌的挛缩束带越过股骨大转子产生弹响并引起功能障碍。而髂腰肌腱弹响是髂腰肌腱在骨盆的髂耻隆起处滑动产生弹响。

（三）临床表现

均表现为髋部大转子处疼痛，并腿下蹲时，大转子处有弹响及弹跳，同时伴有疼痛。严重者髋关节多处于外旋位,行走呈八字步态,并腿下蹲困难,无法盘腿,对跑跳动作有明显影响,查体:Ober 征和下蹲"画圈征"均为阳性。根据弹响髋发生机制的不同在查体时可通过特殊姿势诱发出弹响。

1.髂胫束弹响

屈髋屈膝位先做髋内收、内旋,再伸直下肢,增厚的髂胫束后缘从大转子划过时出现弹响。弹响可在大转子表面触及,患者常能自主地重复出此弹响。偶尔也可引起大转子部疼痛,伴或不伴放射至臀部或大腿外侧。严重臀肌挛缩、髋关节不能内收内旋的患者可无弹响。

2.髂腰肌腱弹响

典型症状是患者仰卧位,髋关节从屈曲、外展、外旋位逐渐位伸直时,在腹股沟部可感觉到弹响。

(四)诊断

弹响髋的诊断主要依靠临床表现和查体。对于临床上有髋部不适,查体可触及弹响,Ober 征和画圈征阳性的患者可确诊,并可根据查体中弹响引出的特点来区分髂胫束弹响、髂腰肌腱弹响等不同类型。

(五)治疗

1.非手术治疗

大部分患者不需治疗,当症状出现,特别是影响休息时应及时治疗。非手术治疗是首选方式,方法包括髂胫束、髂腰肌腱牵拉运动,非甾体抗炎药,以及局部激素封闭治疗。髋关节支具暂时制动能减少疼痛及由此疼痛引起的髋部外倾。

2.手术治疗

对于极少数保守治疗效果较差、症状缓解不明显的患者,需手术治疗。手术方法视不同的弹响类型而不同,髂胫束弹响可行椭圆形髂胫束切除并做大转子滑囊切除;髂腰肌腱弹响可行腰大肌腱延长术,对在小转子隆起处引起弹响者,可行骨突切除术;股二头肌腱弹响者若发现肌腱起点处在坐骨结节上半脱位,可行残余肌腱切断,手术治疗后,患者症状即可消失。

三、臀肌挛缩症

(一)概述

臀肌挛缩症是由多种原因引起的臀肌及其筋膜的变性、挛缩,从而引起髋关节功能受限所表现的特有步态、体征的临床综合征。

(二)病因

本病的确切病因尚不十分清楚。多数患者有因感染性疾病而多次臀部注射药物的病史。另有少数病例还有臀部脓肿史,也有系先天性髋关节脱位手术后所并发。另外部分报道指出本病尚有先天因素和遗传因素。少数病例可伴其他肌肉挛缩,如股四头肌、三角肌、臀中肌等,为多发性肌筋膜挛缩症的局部表现。

(三)病理生理机制

主要表现为臀大肌挛缩。轻者局限于臀筋膜,表现为一条与臀大肌纤维走向一致的坚韧束带,可侵及浅层臀大肌的前下部分或终止于髂胫束,将髂胫束向后上牵拉,重者可侵及整个臀大肌,有时挛缩范围还可侵及臀中肌、臀小肌、梨状肌、髋关节外旋肌以及后方关节囊。挛缩部位浅表皮肤可与之粘连,皮肤与皮下组织呈现萎缩。

（四）临床表现

本病发病缓慢,局部无痛。偶尔被发现患者动作特别,无法快跑。往往发病前 2～3 年有多次臀部注射药物的病史。查体发现站立时下肢常呈外旋姿态,正常丰满的臀部外形消失。臀部皮肤可见一沿臀大肌肌纤维方向的凹陷深沟,并可触及一索条状物。病情严重时病变区表层皮肤萎缩,且与索状物相粘连。患者下蹲过程及坐位时,大腿外展外旋,呈典型蛙式位,即画圈征阳性。这是由于髂胫束及臀大肌纤维紧张,患者不能在中立位屈髋,必须将大腿分开才能屈髋至 90°,否则将会向后跌倒。行走时无法迈大步,对侧下肢摆动期,患侧足尖离地时特别用力。如为双侧受累,则两下肢可呈向外环形运动而向前跨步,表现为"绕圈"步态或外旋位行走,奔跑时尤为明显。

（五）相关检查

X 片上可发现患侧髋关节 CE 角及颈干角均有增大,股骨头指数可下降。CT 扫描可清晰地显示臀肌挛缩的情况。

（六）诊断

本病因有特殊病史,根据症状及体征,诊断并不困难。须与具有明确病因的疾病如小儿麻痹后遗症、感染等其他继发性臀大肌挛缩相区别。

（七）治疗

通常保守治疗无效。明显影响患者功能时均应手术治疗。手术的目的主要是切断增厚的臀肌筋膜,严重时可切除所有瘢痕及臀大肌变形部分。术中试行屈髋,如能在中立位屈髋,直至髋关节内收、内旋活动均达 10°以上,可终止手术。对浅表皮肤有挛缩者,缝合皮肤时应避免张力,否则将影响愈合及并发皮缘坏死。

术后一般不需外固定。2～3 天后即可坐起,2 周左右以后可下地屈髋锻炼。也有学者主张将双下肢固定于"并膝位"3 日。病程长者,屈髋活动不宜立即恢复,需继续康复训练,主要包括下肢交叉直线行走,并膝下蹲及坐位与卧位的膝上交叉动作。一般经过术后康复训练均可获得满意的结果。

四、屈髋肌群挛缩症

（一）概述

髋部屈曲活动主要为髂腰肌、股直肌、缝匠肌、耻骨肌及臀中、小肌前部纤维的作用。屈髋肌群挛缩症是由多种原因引起的屈髋肌群及其筋膜的变性、挛缩,从而引起髋关节功能障碍所表现的特有临床综合征。

（二）病因

当下肢广泛性肌肉瘫痪后,髋关节常处于屈曲、外展、外旋位置。这种姿势若持续数周而缺乏有效处理.即可导致继发性相应肌群挛缩。常常见于脊髓灰质炎晚期患者及大多数脑瘫患儿。

（三）临床表现

屈髋肌群挛缩通常是股直肌或髂腰肌挛缩,查体时可以进行鉴别:伸膝位做 Thomas 征,然后屈膝,如为股直肌挛缩,则屈膝动作将增加髋屈曲度,如为髂腰肌挛缩,则无变化。另外,股直肌挛缩时,患儿伸膝位坐在床边,突然屈膝可将骨盆及躯干拉向前方。患儿仰卧二膝与小腿悬于床边,如维持伸髋则膝关节无法屈曲90°,俯卧位,被动屈膝可使骨盆抬离床面,并使腰椎前突增加。

髋关节挛缩时主要挛缩组织是髂胫束,由于髂胫束不能与骨骼同步生长,日后畸形将进行性加重;当两下肢同时负重并与躯干平行时,由于骨盆倾斜,可使对侧髋关节经常处于内收位负重,最终导致健侧股骨上端出现髋外翻,还可影响髋臼发育,发生髋关节脱位。

(四)治疗

如屈曲挛缩已造成髋关节固定畸形,并引起骨盆倾斜甚至脊柱继发性侧凸,被动伸展已无效果时,则需手术治疗。手术方式包括 Ober 术、Campbell 术等,手术主要目的是松解挛缩的屈髋肌群,恢复髋关节活动度。术后需髋人字石膏固定患肢 3~4 周,并逐渐开始扶拐下地活动。

五、股内收肌群挛缩症

(一)概述

髋关节内收 20°~30°,主要是长收肌、短收肌、大收肌的作用,因外侧关节囊、髂股韧带外侧部分及圆韧带而受限制。股内收肌群挛缩症常常并发髋关节其他畸形,多见于脑瘫患儿,患髋处于内收位畸形。

(二)临床表现

临床表现可见髋关节内收畸形,活动度差,软组织僵硬,行走时可出现明显的剪式步态。可通过 2 种不同活动来测定挛缩程度,即比较快速外展髋关节和缓慢外展髋关节所得的外展角度之差,差别越大,痉挛程度越重。

(三)手术治疗

如内收挛缩已造成髋关节畸形,严重影响患者日常活动,被动外展已无效果时,则需手术治疗。手术目的主要在于松解挛缩的软组织,恢复髋关节的活动度。手术方式主要包括内收肌腱切断及闭孔神经前支切除术、盆腔内闭孔神经切除术、内收肌起点坐骨结节移位术等。

六、髋部肌群瘫痪

(一)概述

髋部肌群瘫痪常由支配髋部肌肉的中枢或周围神经发生病变所致。常见的原因包括脊髓灰质炎、大脑性瘫痪和脊髓脊膜膨出等。

(二)病理生理机制

主要由支配髋部的神经发生病变而引起。脊髓灰质炎的急性期可出现肌肉疼痛及痉挛,随后可能出现髋部肌群广泛瘫痪,伴有髋关节畸形,常常称为脊髓灰质炎后遗症。大脑性瘫痪是脑运动中枢控制失调产生临床一系列症状的总称,主要是运动和姿态的异常,少数患者有感觉异常,并且症状随年龄增长有所变化。另外,也可因脊髓脊膜膨出,导致髋部肌肉瘫痪,出现相应症状。

(三)临床表现

1.脊髓灰质炎

主要是在脊髓灰质炎临床表现的基础上伴发的髋部肌群瘫痪,关节活动度下降。臀中肌瘫痪时可出现躯干向患侧摇摆的跛行步态。臀大肌瘫痪时可致腰椎前突增加,并有躯干向后摇摆的跛行步态。

2.大脑性瘫痪

瘫痪常表现为髋部活动受限,固定畸形,有脱位倾向的髋半脱位和全脱位。患者通常外展及屈髋肌群挛缩,当伸髋或外展角度小于 30°或髋关节屈曲挛缩大于 20°时,要高度警惕髋关节脱位的可能。

3.脊髓脊膜膨出

髋部肌群瘫痪主要与病变平面有关。对于胸髓损伤者,下肢肌肉呈广泛瘫痪,常有髋关节屈曲、外展畸形,很少能获得行走能力。坶于腰 1、2 脊髓平面损伤者,可有轻度屈曲、内收挛缩畸形,因股四头肌无力,不易获得行走能力,部分患儿因内收肌挛缩而致髋关节脱位。

(四)诊断

在脊髓灰质炎、大脑性瘫痪和脊髓脊膜膨出等疾病基础上出现髋关节活动度下降、肌力减退等症状时应考虑髋部肌群瘫痪的可能。

(五)治疗

治疗的主要目标是最大限度恢复瘫痪肌肉功能,防止固定畸形发生。非手术治疗主要包括康复锻炼,加强肌肉力量训练,对无拮抗肌的瘫痪肌群行牵伸手法治疗。对于肌肉完全瘫痪、保守治疗效果较差的患者,应考虑行手术治疗。根据不同的病因选择不同的手术方式,主要包括:腹外斜肌移位术、髂腰肌后移术、内收肌群和屈髋肌群肌腱延长和切断术等,伴有严重髋关节畸形、软组织条件较差的患者可考虑行截骨矫形术。同时需注意原发疾病的治疗。

七、梨状肌综合征

(一)概述

由臀部外伤所继发的炎症,使得坐骨神经被压于肿胀的肌肉及骨性骨盆间所导致的卡压型神经病。本病可由多种因素导致坐骨神经受压,其中因梨状肌本身病变所致者仅占 10%,而 80%以上是由于盆腔外口的粘连所致,故也有学者将之称为坐骨神经盆腔出口狭窄症。

(二)病理生理机制

坐骨神经可于不同情况下受压,卧床不起或昏迷患者由于髋关节长期处于过伸位,可以压迫坐骨神经,全麻或长期不良姿势同样可以导致受压。还有文献报道坐骨神经异位也有关系。其他少见的原因包括:肌内注射致药物性刺激,髋部附近骨折或手术继发血肿,坐骨结节附近瘢痕组织压迫等。

(三)临床表现与诊断

患者多有臀部外伤史,如闪、扭、跨越、下蹲、由蹲位突变直立和负重行走等,部分患者有臀部肿胀、皮下瘀血史或受凉史。

主要临床表现是臀部或腰骶部疼痛。

1.症状特点

①骶髂关节、坐骨大孔、梨状肌部位疼痛,严重者可呈牵涉样、烧灼样、刀割样疼痛,有时疼痛难忍致使患者坐卧不安或改变体位,可影响患者的精神、情绪、食欲和睡眠;②弯腰或提重物可致疼痛发作,仰卧位牵引下肢可减轻疼痛,疼痛可因腹压增大(如咳嗽、喷嚏)和体位变化(如

内旋关节)等加重,致使患者呈胸膝卧位;③常有放射和(或)触电样串麻感,疼痛常沿大腿后侧向足底放射,行走困难;④有时伴有沿神经区域的感觉麻木,这与坐骨神经、腓总神经和阴部神经受损有关;⑤梨状肌部位可触及肿块并有压痛;⑥随病期延长可出现臀肌萎缩。

2.体征有

①在触诊时,梨状肌投影区大转子尖(A 点)至髂后上棘与尾骨尖连线中点上方 1.8cm 处(B 点),下方 1.5cm 处(C 点)即 ABC 三点连线区为梨状肌体表投影区有明显的深在性压痛。②直腿抬高试验在 60°以前出现疼痛为试验阳性,因为损伤的梨状肌被拉长呈紧张,加强了与周围神经的病理关系。抬腿超过 60°以后,损伤的梨状肌不被再拉长,疼痛反而减轻。③梨状肌试验:患者仰卧位将患肢伸直并做内收、内旋动作坐骨神经出现放射性疼痛,再迅速将患肢外展、外旋,疼痛有所缓解。也就是说在直腿抬高试验引起疼痛时,在大腿内旋位要比在外旋位需要的角度小。④Pace 与 Nagle 提出 Pace 征,即受累髋关节做对抗阻力的外展外旋动作时出现疼痛与乏力。

(四)鉴别诊断

应首先与坐骨神经痛的常见原因如腰椎间盘突出症、神经根管狭窄等做鉴别。肌电图及肌肉组织彩超可以帮助诊断。

(五)治疗

1.非手术治疗

首选治疗为保守治疗,包括应用消炎镇痛药、局部超声治疗、局部封闭等,也有采用康复治疗手段,如髋关节被动屈曲、内收、内旋以伸展梨状肌,随后做加强髋外展肌肌力的运动。保守疗法无效,可考虑手术治疗。

2.手术治疗

手术是治疗梨状肌综合征的主要方法。手术目的主要是松解受压迫的坐骨神经,改善疼痛症状。手术主要围绕坐骨神经出梨状肌下孔的部位展开。

第三节　成人髋关节发育不良

一、概述

成人髋关节发育不良(developmental dysplasiaof the hip,DDH)是儿童时期相同疾病的延续,是指由于髋臼发育缺陷导致、髋臼变浅平,对股骨头的覆盖不良,髋臼和股骨关节面匹配度和关系不正常,早期叮导致髋臼盂唇撕裂,引起疼痛症状;后期随着关节面的接触应力增高,关节软骨逐渐退变而引起骨关节炎。大约 50%的髋臼发育不良者在 50 岁之前即发展为晚期髋关节骨关节炎。

二、病理生理机制

髋关节发育不良解剖结构的异常包括髋臼、股骨侧及周围软组织异常,异常的程度取决于成人髋关节发育不良的严重程度(具体见本书第八章第九节先天性髋关节脱位和发育不良)。

半脱位患者的髋臼常常变浅,开口呈卵圆形,髋臼前壁变薄,但后方骨量较充足;高位脱位患者的髋臼小、浅、软(骨质疏松),臼窝内充满脂肪组织和纤维组织,前倾角增大。

股骨近端解剖异常包括股骨头小而扁平或形状不规则.股骨颈变短、颈干角和前倾角增大,股骨髓腔细、直,股骨前倾角随脱位程度的加重而增大,股骨大转子向后旋转。

继发性的解剖异常包括软组织和肌肉挛缩。股骨头上移导致髋外展肌呈水平走行,在全髋置换术中易造成损伤。髋关节囊常呈沙漏样变,臼缘处膨大,然后缩窄,然后再次膨大包绕脱位的股骨头。关节囊可以增生肥厚,连同增生的髂腰肌腱,限制股骨头的活动。坐骨神经相应变短,术中肢体延长过度时极其容易损伤。

三、临床表现

1.症状

成人髋臼发育不良在我国主要见于女性,男女之比约为 1∶10。部分患者可无症状,在拍摄 X 线片时偶然发现。大部分患者往往在小儿时期无症状,至青年或成年后才逐渐出现髋关节的疼痛症状。Wedge 等根据半脱位严重程度的不同,发现患者首发疼痛的时间呈现 3 个年龄高峰段:严重的半脱位者疼痛开始于 20 岁左右;中度半脱位者疼痛开始于 30～40 岁;轻度半脱位者疼痛开始于 50 岁以后。本病的临床表现和骨关节炎的程度明确相关,早期患者在髋关节出现疼痛以前常经历过一段时间的髋关节疲劳感,劳累或长距离行走后明显,休息后缓解。疼痛的部位常在腹股沟区和臀部深面,也有患者主诉患侧大腿前方疼痛或膝关节疼痛。髋关节半脱位或骨关节炎明显的患者可伴有不同程度的畸形。

2.查体

在出现髋关节疼痛症状早期,髋关节活动度正常,甚至可由于髋关节本身的半脱位状态,使其活动范围较正常人大。随着发生骨关节炎并逐渐进展,髋关节活动逐渐受到影响而较小,最早发生内外旋转受限,后随着病情发展,髋关节各方活动均受限,伴有不同程度的屈髋畸形,严重影响患者的步态和日常生活。

四、相关检查

X 线检查

本病诊断需要拍摄髋关节前后位、斜位以及外展位 X 线片。双髋前后位片可以明确髋臼和股骨近端的畸形程度,头臼匹配关系,是否存在股骨头半脱位,骨关节炎程度以及相关的测量;斜位片能够观察髋臼前缘骨缺损情况;外展位片有助于观察不同外展角度时,股骨头臼地对合关系,找出髋臼最佳旋转角度。

(1)髋关节前后位 X 线片上常见的测量指标

1)CE:CE 角的测量为自股骨头中心点(C)至髋臼外上缘(E)画一连线,另一条通过股骨头中心做身体纵轴线,两线之间的夹角即 CE 角。正常值大于 25°。如果成人小于 20°即可诊断为髋臼发育不良,13～17 岁青少年 CE 角小于 15°为髋臼发育不良。

(2)臼顶倾斜角:即负重区髋臼指数(acetabular index of the weight bearing zone),髋臼负重面(眉弓)两端连线与骨盆水平线之间的夹角,大于 10°为异常。

(3)Sharp 角:泪滴下缘和髋臼外上角的连线与骨盆水平线的交角。正常成人应在 40°以下。

(4)髋臼覆盖率:股骨头受髋臼覆盖部分的横径(A)除以股骨头的横径(B)的比值,正常大于 0.75。

(5)头臼指数(AHI):由股骨头内缘到髋臼外缘的距离 A 比股骨头的横径 B,其计算公式为 AHI= A/B×100。表示股骨头大小与髋臼深度不相称的状态。其特点是随年龄的增长而头臼指数随之下降,一般正常值为 84~85。

(6)Shenton 线:是指正常骨盆 X 线中耻骨下缘弧形线与股骨颈内侧弧形线连成的连续的弧度,判断是否存在髋关节半脱位.髋关节脱位,半脱位时,此线完整性消失。

(2)CT 扫描、二维 CT 可有助于判断髋臼缺损的位置和程度,对术前的准备有重要的意义。

(3)髋关节骨关节炎 TonniS X 线分期:0 期,无骨关节炎特征;Ⅰ期,股骨头和髋臼有骨硬化,关节间隙轻度变窄,关节边缘轻度唇样增生;Ⅱ期:股骨头和髋臼出现小囊性变,关节间隙进一步变窄,股骨头明显变形;Ⅲ期:股骨头和髋臼出现大囊性变,关节间隙严重狭窄,股骨头严重变形。

五、诊断

成人髋关节发育不良诊断与儿童相同(具体见本书第八章第九节先天性髋关节脱位和发育不良),但成人多继发不同程度骨关节炎。

六、临床分型

日前国内外最常采用的成人髋关节发育不良的分型方法是包括 Crowe 分型及 Hartofilakidis 分型。

(一)Crowe 分型

是 1979 年由 Crowe 等提出的,基于股骨头相对于髋臼的脱位程度分型。

单侧髋关节发育不良具体测量方法:正常髋关节的股骨头颈交界的下缘与两泪滴点下缘连线的垂直距离接近 0,当此垂直距离为对侧股骨头垂直直径的一半时,就可以认为髋关节不全脱位 50%。从而根据髋关节发育不良的程度分成四型:Ⅰ型:不全脱位小于 50%;Ⅱ型:不全脱位 50%~75%;Ⅲ型:不全脱位 75%~100%;Ⅳ型:不全脱位大于 100%,即完全脱位。

正常情况下,真臼高度占骨盆高度(髂峰最高点至坐骨结节距离)的 20%。当双侧髋关节均存在发育不良时,股骨头脱位程度采用股骨头颈交界处距两侧泪滴下缘连线的垂直距离与骨盆高度百分比计算即脱位程度=泪滴下缘连线至股骨头经交界处垂直距离/真臼高度×100%。股骨头的垂直高度以骨盆高度(髂峰最高点至坐骨结节下缘的高度)的 20%计算,当股骨头颈交界的下缘与两泪滴点下缘连线的垂直距离为骨盆高度的 10%时,为 Crowe Ⅰ型;10%~15%为 Crowe Ⅱ型;15%~20%为 Crowe Ⅲ型;>20%为 Crowe Ⅳ型。

(二)Hartofilakidis 分型

Hartofilakidis 等则更简洁地将 DDH 分为以下 3 组:半脱位组,股骨头半脱位,但是仍位于真臼内,髋臼窝变浅;低位脱位组,股骨头与假臼相关节,但假臼仍与真臼有部分重叠,股骨近段管腔基本正常;高位脱位组,股骨头常在后上方与髂骨翼相关节,真假臼完全分离,真臼臼环发育不良甚至未发育,股骨近段管腔明显狭窄。

比较两种分级方法,Crowe Ⅰ、Ⅱ级与 Hartofilakidis 分级的半脱位组相对应,Ⅲ级与低位脱位组相对应,Ⅳ级与高位脱位组相对应,且轻度的重复性差异对手术方案选择的影响不大,为便于术式选择及临床交流,许多学者认为 Hartofilakidis 分级的临床意义更大。

七、治疗方法选择

半脱位组患者,髋关节畸形程度轻,手术方案选择余地大,手术难度小。截骨矫形主要适应于病变早期、关节软骨无明显退变患者,通过矫正髋关节畸形,改善髋臼软骨覆盖,重建髋关节正常的力学关系,缓解症状,延缓甚至避免骨关节炎进程;关节置换适应于半脱位组病变晚期出现骨关节炎、疼痛明显患者,关节置换与常规置换无明显差异。

低位脱位组患者截骨矫形的效果不理想,继发性骨关节炎晚期患者多采用关节置换手术,根据其脱位程度,即假臼与真臼距离,手术难度存在一定差异,程度轻者,假臼与真臼位置接近,骨盆骨量仍充足,故此级 DDH 患者行人工关节置换时只需将重建的髋臼旋转中心适度上移或选用 Oblong 双球形臼杯即可;程度重者,假臼与真臼基本无重叠,假臼、真臼发育都差,需按高位脱位的原则处理。

高位脱位组患者的假臼离真臼距离远,真臼发育差甚至不发育,并不伴有患髋的继发性骨关节炎,不适合截骨手术,这类患者的关节置换手术指征是下腰椎退行性变(髋-脊柱综合征)或对侧膝关节骨关节炎。高位脱位组患者的髋臼局部骨量不足,臼侧置换难度十分大,目前各种特殊的髋臼再造方法主要针对此级 DDH 患者。

八、治疗

成人髋关节发育不良的治疗目的是纠正髋臼和股骨近端畸形,加大髋关节承重面积,恢复髋臼透明软骨的覆盖,重建髋关节正常的生物力学结构。原则上治疗越早,效果就越好。由于绝大多数的患者在成年后才出现症状和发现髋关节畸形,此时期骨的弹性和再塑形能力会明显比儿童时期下降,手术效果也随之下降。但是,在成年时期对髋关节发育不良的患者充分重视,争取在髋关节骨关节炎出现或者恶化之前纠正畸形,可以延缓或阻止骨关节炎的发展,尽量推迟行人工关节置换的年龄。

(一)髋关节截骨矫形

根据成人髋关节发育不良继发骨关节炎的不同进展期,髋关节截骨术可分为:重建性截骨术及挽救性截骨术。

1.重建性截骨术

重建性截骨术适应于成人髋关节发育不良继发早期骨关节炎、关节软骨退变不明显的患者,通过截骨矫形改善头臼关系,增加髋臼透明软骨覆盖。手术方式包括骨盆截骨术、髋臼周围截骨术。

(1)骨盆截骨术:早期髋臼改向术主要通过对髂骨、坐骨及耻骨中的一个部位或多个部位进行截骨来实现髋臼的改向。根据截骨数目差异分为一联骨盆截骨术、二联骨盆截骨术及三联骨盆截骨术。一联骨盆截骨术,常见有 Salter 截骨术及 Pemberton 截骨术;二联骨盆截骨术,即 Sutherland 截骨法,它通过改进 LeCoeur 截骨术,将耻骨、坐骨支截骨改为耻骨联合处截骨来实现手术程序的简化;三联骨盆截骨术,最早由 LeCoeur 提出,但目前较为常用的是 Steel 截骨法,三联截骨术的矫形程度明显受骶骨骨盆韧带的限制。以上各种骨盆截骨术在骨盆及周围软组织顺应性好的儿童患者能起到一定的髋臼改向作用,但在青少年或成人由于骨盆弹性及重塑能力下降,髋臼改向程度有限,加上上述截骨可造成骨盆环的破坏,遗留骨盆畸形,甚至影响女性的骨性产道,而成人髋关节发育不良又以女性多见,因而,在成人髋关节发育不良患者中,上述方法疗效有限,后遗症常见,不适用于未生育妇女。

(2)髋臼周围截骨术:包括 Bernese 髋臼周围截骨术和髋臼周围旋转截骨术。

1)Bernese 髋臼周围截骨术:1983 年由瑞士伯尔尼(Bernese)大学的 Ganz 医生设计并实施,是目前较为流行的成人髋臼发育不良的截骨矫形术式。该术式有以下优点:髋臼周围血液循环破坏少;骨盆机械完整性佳,内固定可靠;不影响女性骨性产道;明确增加外侧及前方 CE 角,改善髋臼指数及内移髋关节旋转中心。但以下因素常提示预后不良:术前关节炎较重,关节外侧唇样变,老年患者及术后前外侧覆盖不良等。此外,Bernese 截骨即使失败,也为 THA 进行补救创造了更好的条件,更有利于臼杯置入,同时能保证髋关节的旋转中心处于正常位置。

2)髋臼周围旋转截骨:髋臼周围旋转截骨术先后由 Nishio、Eppright、Wagner 及 Ninonliya 和 Tagawa 报道,此类截骨术式截骨后髋臼旋转范围大,可改善前外侧覆盖,但是对于前倾及髋关节中心外移的矫正作用有限,由于截骨线接近髋臼关节面,容易出现关节内截骨,影响髋臼骨块的血供,手术技术要求较高。

2.挽救性截骨术

挽救性截骨术适应于成人髋关节发育不良继发中期骨关节炎患者,此期患者髋臼透明软骨的破坏较重,截骨同的是增加髋臼的骨性覆盖,增加关节稳定性,而非改善透明软骨的覆盖:包括 Chiari 骨盆内移截骨术和髋臼造盖术。

(1)Chiari 骨盆内移截骨术:由 Chiari 于 1955 年提出,该术式曾作为青少年和成人髋臼发育不良的主要矫正方法,其本质足通过臼顶截骨,骨盆内移增加股骨头的覆盖。该术式对后续 THA 提供更好的臼杯覆盖。

(2)髋臼造盖术:髋臼造盖手术是一种在关节囊上方植骨的关节囊髋臼成形术,手术不改变头臼关系,经常与其他手术(如 Chiari 俄骨术)联合应用。槽状髋臼加强术(slotted acetabular augmentation,SAA)由 Staheli 等设计用于 DDH 患者,术者通过髂骨取骨,在臼顶外侧、后方及前方造槽、植骨,在植骨表面缝上筋膜,术后行人字石膏固定。SAA 手术既往多用于儿童,也有人用于成人 DDH 患者,SAA 术后初期症状缓解。

(二)全髋关节置换术(total hip arthroplasty)

THA 术适应于成人髋关节发育不良继发晚期骨关节炎患者。它能迅速缓解晚期患者疼痛,恢复髋关节功能。但要实现臼杯的长期稳定,其核心在于以下两点:恢复正常髋关节的旋转中心;提供臼杯更好的覆盖,增加其稳定性。

1.髋臼侧处理

(1)臼杯安放部位:成人 DDH 骨关节炎患者接受 THA 手术时,恢复髋关节的旋转中心即真臼位安放髋臼假体,是取得良好长期疗效的有力保证。主要原因在于:①可以恢复髋臼正常的解剖关系,避免假体在非生理状态下的加速磨损;②有利于肢体的延长;③改善外展肌的功能;④大部分先天性髋关节脱位患者的假臼位于髂骨翼平面,此平面的骨板较薄,难以满足人工髋臼的深度要求。

(2)髋臼重建技巧:实现对臼杯充分覆盖,增加稳定性是保证 THA 长期疗效的关键因素。

Crowe Ⅰ、Ⅱ型髋关节发育不良,可采用常规 THA,只要能保证宿主骨对臼杯的覆盖≥70%,就不需要刻意加深髋臼。对于程度较重的髋臼病变,可采用磨削加深髋臼或自体结构骨移植(通常为自体股骨头)、髋臼加强环、钽金属垫块等增加髋臼覆盖。

1)磨削加深髋臼:磨削加深髋臼是指用髋臼锉向内上方磨削髋臼至髂骨的内侧皮质,或人为造成髋臼内侧壁部分骨折内移,从而加深髋臼安置小号假体,必要时颗粒植骨。其优点是手术操作相对容易,避免植骨并发症;髋臼旋转中心无上移或轻度上移,避免单侧脱位患者术后出现双下肢髋关节活动平面的不均衡。缺点是臼杯假体的内衬较薄导致聚乙烯易磨损,患者局部的骨量无增加。

2)自体结构骨(股骨头)植骨术:髋臼外上缘自体股骨头植骨加深髋臼是指用切除的股骨头在原始髋臼后外上方植骨,并用松质骨螺钉固定,再用髋臼锉磨削成形,从而加深髋臼。其优点是提供臼杯良好支撑,有效增加髋臼侧骨量,为二次翻修手术创造条件。该方法的缺点是手术技术要求高,存在植骨块吸收后假体早期松动的可能。

3)髋臼加强环或钽金属垫块加强术:髋臼加强环或钽金属块在原始髋臼后外上方植入加深髋臼增加臼杯覆盖及稳定性。其优点是提供臼杯的良好支撑,后期加强环或钽金属与宿主骨整合快。

2.股骨侧重建

(1)股骨柄假体选择:对于 Hartofilakidis 半脱位和低位脱位的 DDH 患者,通常采用常规小号柄即可;高位脱位的患者,股骨侧重建的困难在于髓腔细小,股骨形态不规则,前倾角大,既往可能有过的截骨手术改变股骨解剖。细小的髓腔在扩髓时很容易导致皮质穿孔,引起股骨骨折。因此高位脱位患者可选择小号短直柄或组配式股骨柄。

(2)股骨截骨:当患侧肢体延长超过 4cm,坐骨神经损伤的风险将成倍增加,此时需要骨骨短缩截骨。常用的股骨短缩方法有转子间短缩截骨和转子下短缩截骨。目前多采用转子下短缩截骨结合组配式假体或非骨水泥假体。

(三)全髋关节表面置换术(total hip resurfacing arthroplasty)

适应于年轻、活动量大、股骨头颈发育较好的半脱位及低位脱位患者。与普通 THA 相比,全髋关节表面置换术不切除股骨颈,应力通过股骨头假体与股骨颈之间的传递,尽可能地保持了髋关节的正常生物力学特性,避免股骨近端的应力遮挡。手术过程中,基本不暴露骨髓腔,最大限度地保留股骨侧骨质,便于将来的翻修手术施行。术后患者可以早期负重,活动度大,脱位率低。

第四节 特殊类型疾病

一、髋关节滑膜炎

(一)概述

髋关节滑膜炎,是一种由于感染、过敏、外伤等因素引起的短暂的以急性髋关节疼痛、肿胀、跛行为主的病症,又称单纯性髋关节滑膜炎、暂时性髋关节滑膜炎。

(二)流行病学

3～10岁以下的儿童易患髋关节滑膜炎,其中以男性较常见,大多数患儿发病突然。发病高峰3～6岁,右侧多于左侧,双侧髋关节发病的占5%。老年则因软骨退变与骨质增生,继发髋关节滑膜炎,男性多于女性。成年人也会发生髋关节滑膜炎,以创伤或慢性损伤为主,单侧为主。

(三)病理生理机制

1.病因学

发病原因可能与病毒感染、创伤、细菌感染及变态反应(过敏反应)有关。儿童髋关节滑膜炎一般认为它是一种由于免疫反应或过敏引起的非特异性炎症,与病毒感染、细菌感染及外伤等因素有关。老年则因软骨退变与骨质增生产生的机械性生物化学性刺激,继发髋关节滑膜水肿、渗出和积液等。髋关节扭伤、拉伤、磨损,造成关节内积液或积血,或是髋关节滑膜受到损伤,可引起急性创伤性滑膜炎;髋关节劳损使髋关节的滑膜受到损伤,逐渐出现疼痛、肿胀和功能障碍,可形成慢性损伤滑膜炎。

2.病理生理学

滑膜出现充血、水肿以及中性粒细胞浸润,血管扩张,血浆和细胞外渗,产生大量渗出液,同时滑膜细胞活跃,产生大量黏液素及炎性因子。如果反复损伤,滑膜反应可转为慢性,表现为淋巴细胞和浆细胞浸润。这些现象均为非特异性滑膜反应。

(四)临床表现

一般发病比较急、病程短,常伴有髋关节疼痛,且下肢略呈外展、外旋状,步态缓慢跛行,快走则跛行明显,平卧床上,身体摆正可见骨盆倾斜,两腿长短不齐或膝关节痛,髋关节腹股沟处有压痛,髋关节屈曲、内收活动受限,主动、被动内收、外旋髋关节时疼痛加重。儿童髋关节滑膜炎,开始疼痛呈间断性发作,且于夜间加重,而后疼痛发作时每次持续的时间较长,进行体检时可发现患儿的髋关节区饱满,"4"字试验阳性。严重时,患儿的疼痛非常严重,即使休息,疼痛也不能缓解。成人表现不如儿童明显和典型,起病或急或慢。

(五)相关检查

外周血白细胞计数和血沉正常。结核菌素皮肤试验、类风湿因子滴定、抗链球菌溶血素抗体滴定,通常是阴性。髋关节的放射学检查基本正常。B超下可以发现关节囊肿胀,肥厚,关节间隙增宽,关节腔内有积液。X线检查多无骨质破坏。磁共振检查,髋关节间隙内见少量长T_1,长T_2积液影。关节镜下显示更加清楚。

(六)诊断

髋关节滑膜炎的诊断,主要是根据患者的病史,年龄,发病的状态,疼痛的部位,特点,包括:髋关节区的疼痛,跛行的状态,以及髋关节的功能障碍。结合超声,CT、MRI检查,典型的病例不难诊断。

(七)鉴别诊断

1.股骨头坏死

在临床诊断上,髋关节滑膜炎容易与股骨头坏死互相混淆,而且两者症状也比较相近,较易造成误诊。但股骨头坏死则多见于30～50岁的成年人,以男性居多,并由于外伤,激素,酒精等有关,CT 观察可发现多处片状低密度影和囊状透光区或髋关节腔变窄,特别是 MRI 检查更加明确。

2.早期化脓性髋关节炎

起病较急,有高热等中毒症状,局部红肿,白细胞增高,核左移,关节能抽出脓液。

3.结核性髋关节炎

有结核病史或接触史,低热,盗汗,结核菌素试验阳性,可出现寒性脓肿,抗结核药物有效,放射线检查,可出现死骨。

4.风湿或类风湿髋关节炎

多关节受累,可出现晨僵,病程长,常有高热,血沉增快,抗 O 或类风湿因子阳性,部分患者心电图有改变。

(八)治疗

不管是成人髋关节滑膜炎还是小儿的髋关节滑膜炎,都应该及时治疗,以免丧失最佳治疗时机。

1.非手术治疗

滑膜炎早期一般主要是急性期,主要是以休息制动为基础,以减少积液分泌,进一步采用抽液、口服小剂量的非甾体抗炎药(如阿司匹林等)、抗生素,以及牵引、理疗等治疗,不提倡使用肾上腺皮质激素,部分患者可以取得满意的疗效。因此合理的功能锻炼,不仅有利于积液的加快吸收,而且对于防止肌肉萎缩和关节的功能非常有益。一般来说,对于急性髋关节滑膜炎,特别是儿童,当症状消失后,再休息一段时间(7~10 天),都可以治愈,且很少复发。

2.手术治疗

如果进行上述治疗后没有效果,可考虑通过髋关节镜实施关节腔内滑膜切除术,清理其关节内的炎性组织,当影响到股骨头血运,可进一步进行小直径、多孔道钻孔减压治疗。

二、髋内翻

(一)概述

股骨颈与股骨干轴线形成的角度称为颈干角,颈干角小于120°,就称为髋内翻。髋内翻在临床上分为先天性和后天性两类。

(二)流行病学

先天性髋内翻较少见,据文献报道发病率约占新生儿的 1/25000,单侧发病多于双侧。男女发病相近,女性发病率大于男性。后天性髋内翻相对先天性更为常见。

(三)病理生理机制

1.病因学

先天性髋内翻是发育性髋内翻,有人称为婴儿性髋内翻,本病病因不明,可能的原因有外伤、内分泌因素、遗传因素等。后天性髋内翻多继发于股骨颈骨折、转子间骨折以及股骨近端骨折。骨折愈合过程中发生髋内翻畸形,以单侧居多,特别是老年人骨质疏松明显的,发生率较高。另外,骨骼系统疾病,如骨肿瘤或肿瘤样疾患、骨质软化症等也可出现髋内翻畸形,实属少见。

2.病理生理学

先天性髋内翻位置正在股骨颈的主要负重力线径路上,股骨头内侧与股骨颈交界处是其骨发育不全区,随年龄、体重的不断增加,患儿站立行走负重,加重了股骨颈的弯曲,导致股骨头骺向内倾斜。对于后天性髋内翻来说,由于骨折及骨病所致的骨骼愈合不良产生了不利于股骨颈区的剪应力和弯应力,这些应力随股骨颈弯形而加大。髋内翻严重,颈干角进行性减小,甚至达到锐角的程度,股骨颈骨质疏松带增宽、大转子上移与髂骨相邻为止,最后髋内翻畸形呈一种手杖样的外形。

3.病理学

先天性髋内翻的股骨头内侧与股骨颈交界处见三角形骨发育不全区,三角形骨块尖端与横过股骨颈的骨质疏松带相连,病理检查为骨化延迟的软骨组织。对于后天性髋内翻,病理改变不同疾病有不同表现。

(四)临床表现

先天性髋内翻:患儿在开始行走之前一般无症状,行走后出现无痛性,渐行性加重的跛行。如为双侧病变,步态呈鸭步,大转子位置较高,转子向外上突出,股骨颈弯曲内翻形成了肢体的短缩。由于臀中肌、臀小肌松弛,Trendelenburg 征阳性,患髋无肿胀,无压痛,外展、内收、旋转受限。

后天性髋内翻:由于骨折引起的髋内翻,臀部扁平增宽,走路跛行,患肢短缩,患髋外展内旋受限。骨质软化症所致的髋内翻,除具一般髋内翻的症状和体征外,骨骼的自发性疼痛和压痛发生较早,而且广泛。对于骨肿瘤或肿瘤样疾患而引起的髋内翻,往往是在没有形成内翻畸形之前,已经较早出现了该种疾病的症状和表现。

(五)相关检查

影像学检查:X 线检查是髋内翻的最重要诊断手段,一般表现为股骨头与股骨干轴线夹角小于 120°,股骨颈短缩、增宽,股骨头位置下降,颈干角变小,大转子位置较高,Shenton 线连续。

对于后天性髋内翻,由骨折引起的内翻畸形,X 线检查在骨折愈合过程中出现在颈干角变小时,骨折愈合时间较短的,可见到股骨颈部,转子间部或股骨近端有骨折线或者骨折愈合情况。对于骨质软化症,X 线可见骨质广泛疏松,压力畸形和假骨折,即 Looser 线,此线可存在数年,同时还出现身体其他部位的压缩骨折或畸形。由骨病引起的内翻畸形,会出现局部骨质的改变。

对于骨病引起的髋内翻畸形,血钙,血磷,碱性磷酸酶将有利于诊断。

(六)诊断

病史的询问,临床表现出的症状、体征以及 X 线检查,特别是影像学表现为股骨颈与股骨干轴线形成的角度小于 120°,股骨头位于髋臼之内,就可以诊断为髋内翻。

(七)鉴别诊断

1.先天性髋关节脱位

髋臼浅,股骨头骨骺小,出现晚,位于外上象限,沈通线不连续,颈干角增大。

2.扁平髋

为骨无菌坏死性病变,股骨头骨骺外形变扁,股骨头骨骺致密,最终股骨头变形如蘑菇状,髋臼变浅且不规则,股骨头外侧部分位于髋臼之外。

3.骨折及骨病

临床上应有外伤病史及典型的症状和体征,不难做出鉴别。

(八)治疗

1.非手术治疗

先天性髋内翻及后天性髋内翻,非手术治疗没有理想的方法。特别是先天性髋内翻,为先天性疾病,无有效预防措施,早诊断早治疗是本病的防治关键,保守治疗无效。先天性髋内翻患者在股骨头与股骨颈干之间存在非生理性的剪应力与变应力,治疗原则是应在儿童成长期减少弯曲应力使至达到正常或接近正常,变股骨头与颈之间剪应力为生理性的压应力。

2.手术治疗

先天性髋内翻一经确诊应及早手术,凡有髋内翻畸形出现,临床出现跛行、缩短、外展功能受限,X线片示颈干角一般在100°～110°,HE角＞45°时,即应手术治疗。一般以4～8岁最为合适,最好不超过15岁,随年龄增长,负重活动频繁,颈干角会越变越小,甚至代偿而出现其他畸形,使手术效果不佳。但对年龄大者,为防止代偿性脊柱侧弯等畸形,仍有手术治疗之必要。对于其他原因引起的髋内翻,中年人患者也是需要矫形,应该实施截骨矫形术。手术术式有多种,主要包括:股骨转子下斜行截骨术、股骨转子楔形外展截骨术、股骨转子间倒V形插改角截骨法等。对于65岁以上,由骨折引起的髋内翻畸形,也可以选择人工关节置换。

三、髋外翻

(一)概述

股骨颈轴线和股骨干轴线之间形成一个内倾角,或称颈干角。正常值为110°～140°。颈干角大于正常值为髋外翻。

(二)流行病学

髋外翻发生比较少见,一方面,是发生于儿童,先天性髋臼及股骨发育不良所致,年长后形成髋外翻,女多于男;另为年龄较大股骨近端发生骨折,并行手术内固定的患者。

(三)病理生理机制

髋外翻的病因包括先天性和(或)后天性。对于儿童出现髋臼及股骨发育不良,髋臼覆盖不足,未经治疗,出现髋外翻。后天性髋外翻多为股骨近端骨折造成。

先天性髋关节发育不良,使股骨颈的负重力及髋关节支点发生改变,随年龄、体重的不断增加,产生了不利于股骨颈区的剪应力和弯应力,这些应力随股骨颈弯形而加大,形成髋外翻。对于骨折手术后形成的髋外翻,是复位以及术后骨折塑形不完全所致。髋外翻对骨及软骨影响主要是晚期出现骨性关节炎的病理改变。

(四)临床表现

患者走路跛行,患肢短缩,查体,内收,外旋受限,外展畸形超过外展活动。

(五)相关检查

X线检查可以发现股骨颈轴线和股骨干轴线夹角大于140°。

(六)诊断

主要通过影像学检查,患者在体位摆正情况下,颈干角大于 140°,结合患者的症状,查体就可以比较明确的诊断。

(七)鉴别诊断

假性髋外翻:主要是由于臀肌麻痹和髂胫束挛缩,使股骨前倾角增大所致,在髋关节正位片上可以看到股骨颈变直与股骨干成角加大;当将患肢内旋时,使股骨前倾角恢复正常。髋关节正位片可以见到股骨颈干角即可恢复正常。这种实质颈干角正常的髋外翻,称为假性髋外翻。

(八)治疗

1.非手术治疗

单纯髋外翻,没有明显的症状、体征,对关节功能没有影响,可以暂时观察,但非手术治疗效果欠佳。

2.手术治疗

手术治疗是治疗髋外翻,最直接和有效的办法,一般采用转子下内翻截骨术,要在术前进行详细的术前设计,测量股骨颈干角,前倾角,以及截骨后的颈干角,截骨的位置,角度的维持主要使用钉板系统比较确实。髋外翻继发骨性关节炎时可行人工关节置换手术。

四、髋臼向骨盆内突人(髋臼内陷症)

(一)概述

髋臼内陷症是一种股骨头内陷突破髋臼内壁且超过 Kohler 线(坐骨内侧缘与髂骨内侧缘的连线),引起关节疼痛和活动受限的疾病,国内鲜有报道。可为原发或继发性两种。本病因髋臼内壁的内陷缺损和常伴股骨颈内翻畸形而需要行全髋关节置换。

(二)流行病学

原发性髋臼内陷症少见,常累及双侧髋关节,年轻女性多发,继发性髋臼内陷症临床上多见,多累及单侧关节,大多数为成年患者。

(三)病理生理机制

原发髋臼内陷症即关节内陷症 Otto 病,较早出现疼痛等症状继发髋臼内陷症临床上多为其他疾病导致的继发性内陷,可见于 Paget 病、Marfan 综合征、强直性脊柱炎、类风湿性关节炎、感染、创伤和骨软化症、佝偻病、骨质疏松症等。

关节软骨面出现萎缩、变薄或破坏,软骨失去基质中的支持物质,以致软骨萎缩、变薄,最后消失,进一步使软骨下骨遭到破坏。由于髋臼的松质骨强度低,髋臼受力后,导致髋臼内壁加深,使髋关节中心内移,同时由于臼底的不断修复重建,最后形成髋臼的内陷。

(四)临床表现

最早的表现是出现行走时疼痛,进行性加重,同时伴有越来越严重的关节活动障碍,内收、内旋、屈曲受限,下肢肢体短缩,肌肉出现萎缩,行走困难并跛行逐渐加重。

(五)相关检查

1.影像学检查

骨盆正位 X 线片为最重要和常见的检查项目,一般应用髋臼底与 Kohler 线的相对位置判断是否有髋臼内陷,具体采用 Sotello-Garza 和 Charnley 分级法,在骨盆正位 X 线片如髋臼底位于 Kohler 线内侧 1~5mm 者为轻度髋臼内陷,6~15mm 为中度髋臼内陷,>15mm 为重度髋臼内陷。另外 CT 检查以及 CT 三维重建对于了解髋臼缺损程度会有更加精确的认识。

2.实验室检查

化验室检查包括血沉、类风湿因子、抗链"O"等可以进一步判断髋臼缺损的病因。

(六)诊断

髋臼内陷症的诊断通过患者的病史、症状、查体以及最直观的影像学检查可以较为明确确诊,但对于判断原发还是各种继发原因,需要结合多方面因素来考虑。

(七)鉴别诊断

髋关节中心脱位:常常同时伴有髋臼骨折,来自侧方的暴力,直接打击坐股骨转子区,可以使股骨头水平移动,穿过髋臼内侧壁而进入骨盆腔,不同的受力机制,会引起髋臼的不同区域都有毁损,并可出现髋关节的中心脱位。

(八)治疗

1.非手术治疗

非手术治疗只针对没有明显症状,髋臼内陷较轻,病情无进展的患者,可以进行对症处理。

2.手术治疗

大多数髋臼内陷的患者,都需要通过手术来治疗。手术治疗的目的是恢复髋关节特别是髋臼的正常解剖位置,髋臼内壁残留的腔隙性和节段性缺损必须重建,重建方式有髋臼缺损区自体或异体植骨重建、骨水泥修复重建以及植骨加骨水泥联合重建,进行人工关节置换。

五、髋关节僵硬与强直

(一)概述

髋关节僵硬与强直是某些疾病所表现出来的体征,而不能认为是一种诊断。髋关节僵硬指某种原因使髋关节主动被动活动变小,活动不灵活、屈伸不利、下蹲困难的一种病理情况。

髋关节强直可分为纤维性强直与骨性强直两类,是指在类风湿、外伤、炎症、结核等各种因素作用下,关节活动功能丧失,形成纤维性或骨性融合畸形的总称。

(二)流行病学

髋关节僵硬主要发生在关节周围的骨折,关节炎,股骨头坏死以及关节周围手术后影响到关节周围软组织修复,张力和弹性恢复的患者,男性多于女性。绝大多数于 40 岁以前发病,以 20~30 岁为发病高峰年龄。

(三)病理生理机制

髋关节僵硬多数是因为关节周围的骨折、关节炎、股骨头坏死以及关节周围的手术,使关节囊粘连及周围软组织挛缩引起。髋关节强直大多继发于类风湿性关节炎、化脓性关节炎、严重的骨性关节炎、股骨头和髋臼骨髓炎、髋关节外伤及髋关节结核的中晚期。

髋关节僵硬和强直是逐渐发展形成的,当关节病理状态下,主动和被动活动减少,引起软组织的挛缩及粘连,导致僵硬。当相邻关节面破坏修复后,由纤维组织连接固定造成的关节强直为"纤维性强直"。随后,当严重的关节破坏愈合后,构成关节的各骨之间由骨性连接为"骨性强直"。髋关节僵硬及髋关节强直后关节周围和关节囊的挛缩变性,导致关节内压力极度增高,进而致使关节囊的硬化、钙化,甚至骨化。

（四）临床表现

髋关节僵硬可以表现为髋关节不灵活、屈伸不利、下蹲困难以及髋关节发出响声、下肢肌肉萎缩，还会出现腰酸、下背痛、脊柱侧弯等情况。

髋关节强直表现为髋关节的主动及被动活动部分或全部丧失，临床上常见的髋关节非功能位的强直畸形多为屈曲、内收及内旋畸形，其次为屈曲、外展外旋畸形。单侧髋关节强直走路虽然跛行，由于健侧髋关节和腰椎、骨盆的部分代偿，工作与生活虽然受影响但患者尚能忍受；如为双侧髋关节强直，则走路难以跨步，不能下蹲，穿脱裤袜也极为困难。

（五）相关检查

1.影像学检查

髋关节僵硬可以通过影像学检查发现引起僵硬表现的相应疾病，如早期的股骨头坏死可以表现出髋关节的僵硬，通过 MRI 的检查，便可以根据此症状得以确诊。髋关节纤维性强直，X 线片上只显示关节间隙不同程度的狭窄，看不到骨组织穿过关节间隙，常见于关节结核、严重的关节破坏愈合后，髋关节的骨性强直，X 线片上除关节间隙全部或部分消失外，并可见骨小梁通过原关节间隙，CT 可以看到骨性愈合。

2.血清学检查

引起髋关节僵硬和强直的疾病，需要搞清原发疾病，可以进一步进行包括血常规，血沉，抗链"O"，类风湿因子，结核抗体等检查。

（六）诊断

主要依赖患者的症状和详细的查体，包括伸、屈、外展、内收和旋转情况，髋关节僵硬有一定的活动度，而强直的髋关节没有活动度。同时结合患者的疾病以及影像学资料来进行综合判断。

（七）鉴别诊断

主要同高位神经系统的疾病进行区别，比如脑干损伤出现关节的强直，同时，这样的患者不仅病史比较明确，查体会出现典型的痉挛瘫，这样高位神经损伤的表现。

（八）治疗

1.非手术治疗

对于髋关节僵硬的患者，我们可以针对原发病治疗的同时，进行理疗，及合理的康复训练，如患者从开始适度屈伸和外展活动，循序渐进，到逐步扶助行器部分负重练习行走，并需要坚持不断地进行训练。必要时，可以在麻醉的条件下，实施手法被动活动。但对于严重的髋关节僵硬，以及髋关节强直的患者，非手术治疗都是无效和危险的，被动的康复练习，容易造成骨折。

2.手术治疗

（1）软组织松解：长期骨性或纤维性融合的髋关节，髋周韧带组织都有不同程度的挛缩、粘连。在髋关节强直于伸直位的患者，术中要求有限松解，但对于强直在屈曲位的，关节前方软组织必须进行大量松解。术后将患髋置于屈曲位，待麻醉苏醒后 3 天内逐步伸直。

（2）人工关节置换：为了恢复关节的功能，提高患者的生存质量，对那些关节强直的患者，人工关节置换是目前最有效的治疗手段。

第八章 膝关节疾病

第一节 关节损伤与脱位

一、膝关节周围骨折

(一)股骨远端骨折

1.概述

股骨远端骨折一般指股骨远端距股骨髁关节面 9cm 范围内的骨折,包括髁上和髁间骨折,常伴有严重的软组织损伤。由于股骨远端骨结构主要是骨松质、骨皮质甚薄,骨折后骨松质压缩形成骨缺损以及骨折端常有粉碎,骨折线延伸到膝关节和伸膝装置,易并发腘血管损伤、膝内外翻畸形、关节粘连、僵直及继发骨关节炎等并发症。这些因素导致其临床疗效不满意,是骨关节创伤中治疗较为困难的问题之一。

2.流行病学

股骨远端骨折占所有股骨骨折的 4%~7%。多发生于青年人和老年人两个群体,前者多由高能量交通伤多见,占 55%,绝大多数年龄为 15~50 岁,男性占主导。后者主要为低能量的摔伤,占 33%,中老年患者的骨质疏松是主要易患因素。

3.损伤机制

多数股骨远端骨折的受伤机制被认为是轴向负荷合并内翻、外翻或旋转的外力引起。在年轻的患者中,常发生与摩托车祸相关的高能量损伤,这些骨折常有移位、开放、粉碎和合并其他损伤。在老年患者中,常由于屈膝位滑倒和摔倒,多为骨质疏松性不稳定性粉碎性骨折。

4.分类

股骨远端骨折还没有一个被广泛接受的分类,所有分类都涉及关节外和关节内以及单髁骨折,进一步分类主要依据骨折移位方向、粉碎程度和对关节面的影响。常用的分类方法包括:Hohl 分类、AO 分类、Neer 分类和 Seinsheimer 分类,其中最常用的是 AO 分类。

5.临床表现

患者明确外伤史,伤后患者出现膝部疼痛、并迅速出现肿胀,股骨髁部增宽,可见畸形。膝关节主动或被动活动时,可感到骨擦音。股骨髁骨折后必须注意血管神经的情况,肢体远端脉搏减弱或消失应立即行血管彩超并记录,必要时进行血管造影。患者的神经系统检查同等重要,也要予以记录。对筋膜室综合征予以警惕。对待开放性伤口应仔细检查是否与骨折端和膝关节相通,骨缺损、异物残留。

6.相关检查

常规摄膝关节正侧位 X 线,如果骨折粉碎,牵引下摄正侧位 X 线片可更清楚地显示骨折形态,有利于骨折的分类,当骨折涉及膝关节、骨折粉碎和合并胫骨平台骨折时,倾斜45°位摄片有助于明确损伤的范围,对累及关节面的骨折进行CT检查可以明确关节面损伤、软骨下骨折。如果合并膝关节脱位,怀疑韧带和半月板损伤,应进行MRI检查。怀疑血管损伤时常规行血管彩超或造影。

7.治疗

(1)非手术治疗:非手术治疗仅用于对功能要求较低或者有手术禁忌证的患者。二传统的非手术治疗包括闭合复位骨折、骨牵引和石膏或夹板固定。非手术治疗虽然避免了手术风险,但是患者卧床时间较长、花费大、护理困难,不适合多发损伤患者和老年患者。

(2)手术治疗:手术适应证为:①有移位的关节内骨折;②开放性骨折需清创治疗;③伴有血管神经损伤;④同侧胫骨干骨折,形成"浮膝";⑤双侧股骨骨折,不能耐受长期卧床牵引治疗;⑥多发伤患者,早期骨折的稳定有利于多发伤的恢复及严重并发症的防治;⑦合并膝重要韧带损伤,不能复位的骨折或病理性骨折。

手术治疗的基本要求应达到关节面平整,维持正常的力线关系,在双髁骨折更应注意恢复髌骨关节面的平整,恢复髌骨在股骨髁前方骨面上的正常滑动轨迹。

(二)髌骨骨折

1.概述

髌骨骨折是常见的损伤之一,以髌骨局部肿胀、疼痛、膝关节不能自主伸直为主要临床表现,常伴有皮下瘀斑以及膝部皮肤擦伤。

2.流行病学

髌骨骨折是膝部常见的骨折,占所有骨折的0.5%~1.5%,并可见于所有的年龄组:主要发生于20~50岁的年龄组,儿童和青少年发病率仅占0.44%。男性大约是女性的2倍。

3.损伤机制

髌骨骨折的原因可能为直接暴力、间接暴力或两者的结合。直接损伤来自对膝关节前方的暴力,如直接跪倒在地;交通事故伤直接暴力作用于髌骨。间接损伤来自膝关节屈曲时股四头肌的强力收缩,髌骨被撕开,并伴随有伸膝装置中髌骨两侧支持带的撕裂。

4.分类

按照损伤机制分为直接暴力和间接暴力骨折。按骨折形态分为6种类型:横行骨折、星状骨折、粉碎骨折、纵形或边缘骨折、近端或下极骨折和骨软骨骨折。

5.临床表现

直接损伤患者有明确的外伤史,如膝部直接撞击后出现疼痛、肿胀及乏力。间接损伤后膝部出现凹陷,伴有疼痛和肿胀。通过触诊可发现压痛范围,骨折块分离或缺损的情况。无移位骨折仅出现中度肿胀,解剖关系正常,但骨折端压痛是最重要的临床表现。

查体包括检查皮肤有无擦伤、挫伤及皮肤裂伤,关节内积血时浮髌征阳性。对有皮肤裂伤者要明确是否为开放骨折以及是否与关节腔相通。如果骨折移位明显,可触及骨折的间隙。如果骨折间隙很大,则提示有支持带的严重撕裂。可以通过局麻下直腿抬高或对抗重力伸膝来检查伸膝装置。患者能够伸膝并不能排除髌骨骨折,但可以简单估计支持带是否完整。如果不能伸膝,一般提示伸膝装置的连续性中断。如果伴有髌骨的骨折,则提示股四头肌内侧和外侧扩张部撕裂。

6.辅助检查

应常规拍摄斜位、侧位及轴位 X 线相。因正位上髌骨与股骨远端髁部重叠,很难进行分析,因此多采用斜位,以便于清楚显示髌骨,侧位 X 线相很有帮助,它能够提供髌骨的全貌以及骨折块移位和关节面出现"台阶"的程度。行轴位 X 线检查有利于除外边缘纵行骨折,因为它常常被漏诊,而且多无移位。CT 扫描或 MRI 检查有助于诊断边缘骨折或游离的骨软骨骨折,特别是 X 线无法发现的隐匿骨折。

7.治疗

髌骨骨折治疗的目的是保证恢复伸膝装置的连续性,保护髌骨的功能,减少与关节内骨折有关的并发症。治疗原则是尽可能保留髌骨,充分恢复关节面的平整,修复股四头肌扩张部的横行撕裂,早期练习膝关节活动和股四头肌肌力。即使很大的骨折分离和移位,也不主张部分切除或全髌骨切除术。

(1)非手术治疗:对无明显移位骨折或纵行骨折移位小于 2mm,以及伸膝装置良好的髌骨骨折,可行保守治疗。早期可用弹力绷带及冰袋加压包扎,以减少肿胀;亦可对关节内积血进行抽吸,以减轻肿胀和疼痛以及关节内压力。而后将患膝于屈膝 100 位石膏固定 4～6 周,石膏固定范围自内踝上几厘米到腹股沟(不是大腿中段)。早期应进行直腿抬高训练,并且贯穿石膏制动的全过程,并可带石膏部分负重,纵行骨折可完全负重。如果患者依从性好,可以用锁定于伸膝位的铰链型膝关节支具代替石膏。同定 6 周后复查 X 线显示骨折稳定,无移位愈合,可以逐步开始主动活动练习,并去除外固定。

(2)手术治疗:所有移位大于 2mm 的骨折均需要手术治疗。根据骨折类型选择不同的内固定方法(表 8-1)。对未累及髌骨关节面的髌骨下部粉碎性骨折也应解剖复位固定。

笔者采用可吸收空心螺钉拉力固定结合 2 号爱惜邦缝线张力带双重固定的方法治疗横行髌骨骨折或者骨块较大的粉碎性髌骨骨折,取得了较好的临床效果,避免了克氏针、钢丝等金属内固定物造成的并发症,同时不需要行内固定取出,避免了二次手术。

(三)胫骨平台骨折

1.概述

胫骨平台骨折指胫骨近端累及关节面的骨折,好发于交通伤,特别是摩托车伤,高处坠落伤,运动损伤等,低能量损伤以中老年为主,而高能量损伤好发于青壮年。但是如果复位不满意,固定不恰当,则容易造成膝关节内、外翻畸形,创伤性骨关节炎,关节僵硬等并发症,尤其合并韧带损伤易导致不稳。

2.流行病学

按照 Hohl(1991)的统计,胫骨平台骨折占所有骨折的 1%,老年人骨折的 8%。已发表的资料表明,外侧平台受累最为多见,占 55%～70%,内侧平台损伤占 10%～23%,内外侧平台同时受累占 10%～30%。

表 8-1　髌骨骨折的手术治疗

髌骨骨折类型	治疗方法
非粉碎性骨折	
横行	改良钢丝张力带吲定
	可吸收空心螺钉结合爱惜邦缝线
	张力带双重固定
极部	髌骨部分切除
尖端	改良钢丝张力带固定
基底部	
粉碎性	
星形	改良钢丝张力带固定
	前方纵行张力带钢丝加钢丝环扎
横行	独立加压螺钉和改良张力带钢丝
	固定
	可吸收空心螺钉结合爱惜邦缝线
	张力带双重固定
	前方纵行张力带钢丝
	髌骨部分切除
极部	髌骨部分切除
严重移位粉碎	改良钢丝张力带固定
	前方纵行张力带钢丝固定
	髌骨部分切除
	髌骨全切除

3.损伤机制

造成胫骨平台骨折的病因仍为直接暴力或间接暴力,直接暴力直接作用于胫骨近端,造成胫骨平台或胫骨上段爆裂,临床表现为粉碎性骨折,如为开放性骨折,膝周软组织损伤较重,有时合并有神经血管损伤,膝周韧带及半月板损伤。间接暴力常指膝关节内外翻,或过屈,过伸,膝关节垂直或旋转暴力,造成胫骨平台内侧和(或)外侧劈裂骨折,或塌陷骨折。

4.分类

目前临床最常用的分类系统是 Schatzker 分型。主要分为六型:Ⅰ型:单纯胫骨外侧髁劈裂骨折;Ⅱ型:外侧髁劈裂合并塌陷骨折;Ⅲ型:单纯外侧平台塌陷骨折;Ⅳ型:单纯内侧髁劈裂或塌陷骨折;Ⅴ型:内、外侧髁骨折(又称双髁骨折);Ⅵ型:双髁骨折伴有胫骨干骺端骨折。

5.临床表现

患者伤后膝部疼痛、肿胀,不能负重。膝关节肿胀、畸形,局部皮肤擦伤或皮下瘀血,关节腔积血,浮髌征(+),膝关节主动或被动活动明显受限,局部压痛存在。部分患者出现膝关节不稳定,同时应注意检查有无血管神经损伤,是否存在小腿骨筋膜室综合征。若有开放伤口,应检查其与骨折端和膝关节之间的关系。同时注意胫骨平台骨折可合并内、外侧副韧带损伤、半月板损伤及前、后叉韧带损伤,尤其对于复杂平台骨折患者。

6.辅助检查

为了明确诊断,需拍摄前后位、侧位和双斜位 X 线片,检查侧副韧带损伤应拍摄应力位 X 线片,牵引位摄片可以明确牵引的效果及依靠韧带复位的可行性。要进一步对骨折类型和移位情况进行分析,应选择 CT 扫描。MRI 对软骨损伤、合并半月板和韧带的损伤者比 CT 更具优越性。

7.诊断

胫骨平台骨折结合外伤史、查体及影像学检查不难做出诊断。

8.治疗

胫骨平台骨折治疗目的:恢复关节面平整和下肢力线,重建膝关节稳定性,早期活动,防止膝内外翻畸形、创伤性关节炎和关节僵硬。

(1)非手术治疗:主要适用于无移位或移位不明显的骨折。治疗包括手法复位固定,骨牵引或石膏/支具制动。治疗首先抽出关节内积血或积液,加压包扎,以长腿石膏管型或支具固定,然后开始练习股四头肌活动,4~6 周后除去石膏或支具,练习膝关节伸屈活动。为防止粘连亦可行牵引治疗,牵引同时早日练习膝关节活动,4 周后去除牵引。尽力避免手术治疗的风险,但却易造成膝关节僵硬和对线不良、

(2)手术治疗:手术适应证主要包括:①开放性胫骨平台骨折;②骨折伴骨筋膜间室综合征;③经关节面骨折移位超过 3~5mm,对于年轻或活动多者骨折移位超过 2mm;④轴向对线不良;相对指征包括:①可导致关节不稳定的外侧平台骨折;②多数移位的内侧平台骨折;③多数移位的胫骨双侧平台骨折。

手术治疗的目的首先是要恢复膝关节的力线,其次要尽量解剖复位胫骨平台关节面。对关节面塌陷骨折整复后,其下的骨缺损,应填充植骨支撑,保持关节面平整。为防止术后骨折再倾斜移位,可应用支撑钢板—螺钉内固定。笔者采取可吸收拉力螺钉咽定Ⅰ~Ⅱ型骨折也取得了较好的疗效。对同时有半月板滑膜缘撕裂者,应原位缝合修复。如半月板破裂,应修整成形。韧带损伤,应同时修复。

二、膝关节脱位

(一)概论

膝关节脱位是指组成膝关节的胫骨与股骨间失去正常的对位关系。膝关节脱位并不常见,只有在强大的外力及高能量损伤作用下才可能发生脱位,常伴有周围广泛软组织、关节囊、韧带结构、腘肌腱、半月板和关节软骨的损伤,极易导致腘血管神经损伤等严重的并发症。膝关节脱位可由外伤性因素、先天性的因素或病理性因素引起,本节所讨论的主要是外伤性膝关节脱位.

(二)流行病学

据报道,膝关节脱位的发生率为 0.001%~0.013% 其中前脱位和后脱位占所有脱位发生

率分别为 40％和 33％；内侧脱位占 18％，外侧脱位占 4％；旋转脱位占 5％。由于致伤能量高，2％～30％的脱位是开放性的。

(三)损伤机制与分类

强大的暴力作用于胫骨上端或股骨下端，是引起创伤性膝关节脱位的原因，在我国常见于摩托车祸、运动伤等。当外力引起膝关节完全性脱位时，其脱位的方向决定于暴力方向、着地姿势和着力部位。根据胫骨上端在股骨下端的移位方向，町将膝关节脱位分为五种，即前侧脱位、后侧脱位、内侧脱位、外侧脱位及旋转脱位。

(四)临床表现

患者有明确的膝关节外伤史，伤后患膝疼痛剧烈，活动功能丧失，膝关节可有不同程度的畸形。但因膝关节的胫骨平台与股骨髁之间不易交锁，常可自行复位，所以有时可不出现畸形，对此类患者应特别注意不要漏诊。如合并骨折、神经血管损伤，则出现相应症状。

查体关节肿胀显著、压痛明显、活动受限，由于交叉韧带和内外侧副韧带撕裂，膝关节可有明显异常活动，关节各方向稳定性均受到影响。但患者就诊时多为急性期，由于疼痛、卡锁未复位等，有时无法第一时间进行关节稳定性的检查。同时应对足背动脉、胫后动脉进行触诊，对下肢远端血供情况进行判断，对腓总神经、胫神经功能进行检查。

(五)辅助检查

X 线片可明确显示胫骨与股骨间完全失去正常的解剖对位关系，另外还应注意有无骨折存在，特别是韧带附着处的撕脱骨折。一旦怀疑有血管损伤者应立即行彩色多普勒或血管造影检查。MRI 对骨挫伤、韧带损伤有较好的显示。对有骨折的患者还应行 CT 检查，了解骨折的具体情况。

(六)治疗

1.非手术治疗

所有膝关节脱位应作紧急处理，如为单纯性脱位，无血管损伤，应及时实施闭合复位术。复位中要注意避免暴力牵拉，以防神经血管损伤。复位完成后用长腿石膏夹板将小腿上段向前托起固定在屈膝 30°位；若急性期不行手术治疗的患者，伤后 1 周改成屈膝 5°～10°位固定 6～8 周。≥70 岁的老年患者可采用手术治疗。在固定期间应积极锻炼股四头肌，以利早日步行，1 个月后带石膏夹板行走加强功能锻炼。对关节活动和股四头肌力量恢复较慢者，应加用物理治疗和适当的体育疗法。

2.手术治疗

对于开放性脱位，应急诊行清创术，根据情况决定是否闭合创口，同时复位关节，复位后固定维持。对于闭合性脱位，若手法复位不成功应考虑手术切开复位，同时修复内侧关节囊。如有血管损伤则在关节复位后行血管探查，并根据情况行血栓取出、血管吻合或大隐静脉移植；如有神经损伤则行神经探查修复。合并关节囊、韧带损伤的膝关节脱位，需要一期或二期进行修复和重建。对稳定性无法恢复、关节功能差的年老患者，可后期行人工全膝关节置换术。

三、髌骨脱位

(一)概述

髌骨脱位是指髌骨移动或滑动使其脱离正常的解剖位置，临床上以外侧移位最常见，而且常易复发。根据病因和病史一般可分为急性髌骨脱位、复发性脱位、习惯性脱位和持久性脱位。急性髌骨脱位一般是由创伤引起的脱位。这些患者膝关节解剖结构正常或伴随有先天和后天的关节、韧带或肌肉的组织结构或功能异常。而其他几种脱位多伴有先天或后天的结构或功能异常。本章只涉及急性髌骨脱位。

（二）流行病学

各种原因导致的髌骨脱位，在儿童及青少年期比较常见，但是因暴力直接导致的儿童急性髌骨脱位则比较少见。

（三）损伤机制

急性髌骨脱位主要为直接暴力，偶尔为间接暴力所致。产生脱位的暴力大小不一，如在有异常的解剖结构时发生损伤，即可发生在较小暴力的情况下。髌骨脱位的方向取决于直接暴力的方向和膝关节的屈伸状态一般将其分为外侧、内侧、上、下、关节内和髁间脱位 6 种。其中髌骨外侧脱位最为多见，髌骨内侧脱位较为罕见。

（四）临床表现

有明显的外伤史。通常状况下，主动或被动的伸膝动作容易使髌骨复位。但查体时症状体征仍比较明显。向外脱位者伤处肿胀明显，压痛集中在髌骨的内侧缘，活动明显受限，如果内侧支持带完全断裂，则在髌骨内侧的股内侧肌附丽处可触及塌陷。若向外脱位的髌骨未复位时，在膝关节的外侧可扪及大的包块。若发现髌骨内侧有瘀斑，明显的压痛，将髌骨向外侧推移时有松动感，膝关节不能屈曲，如果将复位的髌骨向外侧推挤时有剧烈的疼痛或患者有恐惧感，则为恐惧试验阳性。膝关节屈曲位可以摸到髌骨不在股骨髁间凹内而向外侧移位。向上脱位者可以检查到髌骨位置偏高，关节内出血可导致关节肿胀，严重的关节肿胀则提示有骨软骨骨折存在的可能性。

（五）辅助检查

X 线片检查应摄标准的前后、侧位和轴位片，前后位可评价股胫角，内和外侧间隙的改变、髌骨的大小、位置和完整性。侧位片有助于评估髌骨相对于关节线的高度。轴位片有助于判断髌骨的关系和排除有无骨软骨骨折。关节穿刺，如抽出的关节内血液有脂肪滴，应考虑有骨软骨骨折。在脱位已复位的情况，诊断更为困难，可仅仅发现内侧关节的疼痛和渗出，必须排除是否有骨软骨骨折。

CT 检查使髌骨脱位的诊断和判断有无发育异常，具有更确切的诊断目的。在 CT 平面上也易判断髌骨关节面的形态及隐匿骨折。MRI 检查还可发现股骨外髁软骨与骨损伤，股四头肌腱、支持带及髌韧带的损伤。

（六）治疗

1.非手术治疗

大部分急性髌骨脱位均可自行复位，如就诊时髌骨仍处于脱位状态，应立即复位。儿童很少需要手术复位，复位时患者取坐位，屈髋放松股四头肌，逐渐伸膝，轻轻向内侧推髌骨以达到复位。单纯髌骨脱位固定 2~4 周后，应进行功能锻炼以增加股四头肌力量并进行膝关节活动的适当锻炼。

2.手术治疗

适用于脱位合并骨折、关节内游离体及韧带断裂者,包括股内侧肌从髌骨的内侧完全撕脱、骨软骨骨折形成游离体、股四头肌腱、髌韧带断裂或撕脱造成的关节内脱位。手术方式有关节镜下清除游离体及韧带修复、开放手术骨折复位固定、韧带修复等。术后早期股四头肌、膝关节功能康复锻炼。

四、膝部韧带损伤

(一)概述

膝关节由股骨下端、胫骨上端、髌骨构成骨性支架,同时由四大韧带(前后交叉韧带、内外侧副韧带)及其他韧带、内外侧半月板、关节囊及膝关节周围肌肉肌腱组成软组织稳定结构。膝关节的静力稳定作用主要由四大韧带承担,即前、后交叉韧带及内、外侧副韧带。主要的动力结构是前方的股四头肌和后方的股二头肌、半腱肌、半膜肌、股薄肌及腓肠肌等。

(二)分类

膝关节韧带损伤常见于体育运动中的接触性和非接触性损伤,同时交通事故中骨折合并韧带损伤也不少见。《lange现代骨科诊断与治疗》将膝关节韧带损伤分为三级:Ⅰ级,韧带被拉长,但没有关节不稳定的症状;Ⅱ级,韧带被拉长,有关节不稳定的症状,但韧带的连续性尚存在;Ⅲ级,韧带完全断裂,连续性中断,膝关节明显不稳定。

(三)损伤机制

膝关节韧带损伤与外伤机制密切联系:内翻应力常导致外侧副韧带损伤;外翻应力常导致内侧副韧带损伤;胫骨上段相对股骨下段受到由后向前或由前向后的暴力作用后,常会发生前交叉韧带或后交叉韧带损伤;多韧带损伤常可见于前交叉韧带和内侧副韧带同时损伤导致膝关节前内侧旋转不稳定,后交叉韧带和外侧副韧带同时损伤导致后外侧旋转不稳定,甚至膝关节的前、后交叉韧带和内、外侧副韧带都完全断裂,表现为膝关节的完全脱位。

1.前交叉韧带损伤

(1)概述:前交叉韧带主要作用是限制胫骨向前过度移位,此外还有限制胫骨内旋和在膝关节伸直位时限制膝过度内翻或外翻等活动。前交叉韧带损伤是指暴力作用于前交叉韧带,使其被拉长甚至是连续性中断、

(2)病因学:致伤原因主要为大腿下段由前向后(或小腿上段由后向前)的剪切暴力、过伸暴力及外翻暴力是前交叉韧带损伤的常见原因。前交叉韧带损伤常发生于篮球、足球、橄榄球和滑雪等运动项目,其中篮球运动的发病率最高。在我国,非机动车或摩托车车祸也是引起前交叉韧带损伤的常见原因之一。

(3)临床表现:患者有明确外伤史,常常伴随膝关节过伸和膝关节被脱位复位的经历。受伤时常可听见或感觉到前交叉韧带断裂的响声。伤后倒地后不能立即站起,行走变得困难。在伤后的几个小时内,膝关节会因出血而迅速出现肿胀。若出血少伴发少量关节积液会导致髌韧带两旁隐窝消失,若出血多则表现为髌上囊的肿胀,此时检查浮髌试验阳性。前叉韧带损伤后未及时治疗转变为慢性后(≥3周),膝关节活动时常表现为错动感,易反复发生膝关节"扭伤",且一次比一次加重。若伴发半月板撕裂伤,常有膝关节弹动或卡锁的症状以及伴随膝关节部分伸屈功能受限。

　　查体时膝关节明显关节松弛,轴移试验、前抽屉试验阳性。前向拉格曼试验(LaChman test)通常对胫骨前移位很敏感,约有95%的敏感度。检查时,膝关节屈曲20°,检查者左手固定大腿下段股骨远端,右手抓住小腿胫骨上段向前拉。韧带完整时,胫骨几乎没有向前移位,同时可以感觉到坚韧固定的终末点。前交叉韧带损伤时,胫骨向前移位明显,终末点有松软感或不明显。检查时注意和健侧对比。

　　前抽屉试验(ADT)是检查前交叉韧带损伤的一种方法。其敏感性不如 Lachman 试验,患者仰卧位,屈膝90°(屈髋大约45°),检查者坐于患者脚背上帮助固定,双手握住小腿上段胫骨近端。腘绳肌放松后向前牵拉胫骨,判定胫骨前移和终末点的情况。

　　(4)辅助检查:膝部 X 线片可以显示胫骨的前交叉韧带止点有无撕脱性骨折,应力侧位(屈膝90°)片上可显示胫骨相对股骨向前移位的表现。MRI 是诊断前交叉韧带损伤最有价值的检查。急性期 T_2 像表现为髁间窝血肿,韧带不连续。另外股骨外髁和胫骨平台后方会出现骨挫伤。慢性期表现为前交叉的信号中断,或者韧带信号影增粗、移位,或者扭曲、松弛呈波浪状。现在的 MRI 技术对前交叉韧带损伤的诊断准确性达到95%~100%。

　　关节镜镜检对前交叉韧带损伤的诊断最重要,目前已经成为"金标准"。急性创伤性关节血肿患者大多数在查体时体征阴性或者可疑,但是关节镜镜检绝大部分可以发现前交叉韧带损伤。

　　(5)治疗:前交叉韧带损伤患者的主要问题是关节不稳和疼痛,应根据前交叉韧带损伤具体情况来决定治疗方法。

　　1)非手术治疗:非手术治疗适用于对体育运动的要求很少的、单纯前交叉韧带损伤的老年患者或前交叉韧带Ⅰ级损伤但无关节不稳定症状患者。它的目的主要是恢复大部分日常活动,无法满足剧烈运动的要求。新的保守治疗旨在康复,即支具或石膏固定患膝3周后开始患肢肌力即关节活动度锻炼。

　　2)手术治疗:适应证包括前交叉韧带完全断裂、合并半月板或其他韧带损伤、参加高运动水平的体育运动、年轻患者。前交叉韧带胫骨附着点撕脱骨折最易发生于胫骨棘附丽区,股骨附丽区罕见。韧带止点撕脱骨折可采用骨折复位螺钉、缝合等固定,也可同时采用几种固定方式。手术切开进行,也可在关节镜下进行。前交叉韧带重建术多用于韧带的修复治疗。关节镜下手术技术具有操作简单、创伤小和固定可靠的优点。

　　2.后交叉韧带损伤

　　(1)概述:后交叉韧带主要作用是限制胫骨后移,同时又是控制外旋及内、外翻的稳定结构。无论膝关节处于屈曲位或是伸直位,来自前方的或后方的使胫骨上端相对股骨向后移的暴力都可能导致后交叉韧带断裂。

　　(2)病因学及损伤机制:后交叉韧带可以由过伸、全屈、膝内外翻造成损伤。①过伸损伤:膝关节过伸时,后交叉韧带大部分纤维在伸直时紧张,可能导致后交叉韧带撕裂,严重者造成膝关节脱位及合并血管神经损伤。②全屈损伤,为后交叉韧带最常见的损伤机制。屈膝时,来自前方暴力致胫骨上端后移,可导致后交叉韧带损伤。如在运动中由前向后重击胫至骨上段前方、车祸中驾驶台撞击胫骨上段前方或者膝屈曲位时跌倒地板上等均可导致后交叉韧带损伤。③膝内外翻损伤:严重的外翻暴力作用于膝关节时,随着内侧副韧带、前交叉韧带的损伤,后交叉韧带可能随之断裂。

(3)临床表现:患者可有外伤史,伤患者感觉有关节错动感,可听到或感觉到韧带断裂时发出的响声。急性期伤后患膝立即出现疼痛,不能负重,伴伤后膝关节快速肿胀。慢性期的患者最常见的症状是膝关节错动感及疼痛,可逐渐加重,以长距离行走及下楼梯为著。多数后交叉韧带损伤常合并内侧复合体或外侧复合体的损伤,以外侧复合体损伤常见,可出现典型的患膝内翻步态,合并外侧复合体损伤或原始损伤为膝关节脱位时,容易合并腓总神经损伤及腘血管损伤。

查体患者膝关节可有肿胀,有明显的"小腿上段后倒征",后抽屉试验和后向拉格曼试验阳性,以及"台阶征"消失,屈曲 90°位胫骨向后松弛最明显。后抽屉试验指膝关节屈曲 90°,给胫骨近端向后的压力,胫骨上段向后移位大于 3mm 为阳性。台阶征是指膝关节屈曲 90°时,检查者用拇指指腹沿股骨内髁向下滑动,正常者可触及胫骨内侧平台前缘向双方突出 1cm,称为"台阶征"。

(4)辅助检查:急性期关节穿刺抽出血性关节液。膝关节屈曲 90°胫骨上段向后应力侧位 X 线片有助于诊断,可见胫骨相对于股骨向后移位,腓骨头撕脱骨折表明外侧复合体损伤。

MRI 确诊后交叉韧带损伤的准确率在 90% 以上。直接征象表现为后交叉的连续性中断,或者韧带信号影增粗、边缘毛糙局部信号影增高,或者扭曲、松弛呈波浪状。但 MRI 的诊断与后外侧复合体的松弛度并不成比例,所以不能完全用来判断手术适应证。

关节镜检能准确诊断后交叉韧带损伤。后交叉韧带损伤的间接征象包括:前交叉韧带假性松弛、内侧半月板相对于股骨内髁后移、内侧室及髌骨关节软骨退变现象等。

(5)治疗:后交叉韧带损伤的治疗方式主要取决于损伤的部位及韧带的松弛程度。

1)非手术治疗:后交叉韧带的实质部分损伤,Ⅰ度和Ⅱ度损伤的治疗方案较为统一,最好采用非手术治疗。急性期治疗包括保护性负重、早期关节活动度锻炼、积极的康复治疗,强调股四头肌肌力训练和恢复本体感觉功能。在经过 4~6 周的正规康复训练后,股四头肌和腘绳肌肌力可恢复至正常的 90%,膝关节活动度恢复正常,此时可恢复体育运动。陈旧的Ⅰ度和Ⅱ度损伤保守治疗通常也有效。对于低度的陈旧后交叉韧带损伤不推荐使用支具治疗机手术治疗。支具不能纠正胫骨后沉,手术治疗并不能确保完全恢复后交叉韧带的稳定性。

2)手术治疗:适应于后交叉韧带胫骨附丽点的骨性撕脱,股骨附丽点损伤常为非骨性撕脱。胫骨撕脱骨折采用腘窝内侧切口行切开复位内固定术,预后较好;股骨侧非骨性撕脱损伤经关节镜下确认后可进行全关节镜下修补,也可以通过小切口进行切开修复。手术方式包括:关节镜下单束重建,即重建后交叉韧带的前外束;关节镜下双束重建;Inlay 技术重建后交叉韧带等。

3.内侧副韧带损伤

(1)概述:膝关节内侧副韧带起自股骨内 L 髁,呈扇形止于胫骨内侧髁的内侧面,分为浅层和深层两部分,浅层是内侧稳定的主要部分,深层与关节囊和半月板紧密结合,可增强膝关节内侧的稳定性。内侧副韧带在伸膝时最紧张,半屈膝时最松弛。

(2)病因学:损伤多发生于半屈曲位的膝关节突然遭受外翻或外翻加外旋暴力时,如足球运动员用足内侧踢球用力过猛。膝关节于伸直位也可发生损伤,如站立时突然有强大外力撞击膝关节引起。

(3)临床表现:有明确的膝外翻或外旋应力作用外伤史,受伤时可能听见或感觉到膝关节内侧韧带断裂的声音。如损伤较轻,内侧副韧带仅有部分断裂时,疼痛较轻,走路时加重,但尚能完成日常活动。如果损伤严重,内侧副韧带完全断裂,则伤后出现膝关节内侧局部肿胀、疼痛,甚至关节内积血,患肢不能负重。如果损伤后很短时间内出现全膝关节肿胀,应该考虑可能合并有叉韧带断裂、关节内骨软骨损伤、关节内撕脱性骨折或半月板撕裂等。

查体沿韧带走行区存在压痛,局部肿胀,膝关节伸直时,完整的后关节囊可以维持外翻稳定。故怀疑内侧副韧带损伤时,应仔细检查膝关节其他结构,特别是交叉韧带和内侧半月板,以避免漏诊。检查内侧副韧带时应屈曲30°膝做外翻应力试验。侧方应力试验用于检查侧副韧带。如果出现疼痛或发现外翻角度超出正常范围并有弹跳感时,则为外翻应力试验阳性,提示内侧副韧带损伤。急性期做侧方应力试验是很疼痛的,可以等待数天后进行检查

(4)辅助检查:膝关节普通 X 线可显示有无撕脱骨折,外翻应力正位 X 线片可见膝关节轻度外翻,内侧关节间隙增宽。

MRI 是诊断内侧副韧带较为准确的方法。可较清晰显示内侧副韧带及周围软组织损伤、肿胀的情况。内侧副韧带损伤在 MRI 上表现为其信号改变、不连续等,急性期冠状位扫描还可发现损伤部位软组织内出血及水肿信号。关节镜镜检对内侧副韧带损伤的诊断可有一定的参考价值。

(5)治疗

1)非手术治疗:内侧副韧带轻度撕裂或部分撕裂(深层),可行非手术治疗。膝关节屈曲20。～30°内翻位支具或长腿石膏固定 6 周后去除同定行关节活动度及肌力训练。固定期间可行股四头肌、腘绳肌等长收缩训练。

2)手术治疗:若韧带完全断裂,非手术治疗 6 周后仍存留膝关节外翻不稳定时,可行内侧副韧带缝合修复、肌腱转位或游离腘绳肌腱重建内侧副韧带手术。如果合并半月板损伤和前交叉韧带损伤者则应同时采用手术治疗。

4.外侧副韧带损伤

(1)概述:外侧副韧带为一独立的圆索状韧带结构,不与关节囊相连,起白股骨外上髁,止于腓骨头。外侧副韧带在伸膝位最紧张,半屈膝位最松弛。因为外侧髂胫束比较强大,单独的外侧副韧带损伤少见,常合并交叉韧带和后外侧复合体的损伤。

(2)病因学:外侧副韧带损伤主要为膝内翻暴力所致,多发生于摔跤、舞蹈运动、车祸等。强大的内翻暴力可同时造成髂胫束及腓总神经损伤。临床上所见临床所见膝关节外侧副韧带断裂,多合并外侧关节囊的损伤,有时甚至合并腘肌腱、十字韧带,半月板、腓肠肌外侧头、腓总神经、髂胫束或股二头肌等的损伤及骨折发生。

(3)临床表现:有明确的膝外翻受伤史,伤后患膝外侧明显疼痛、肿胀,关节活动受限,伴有关节内结构损伤的患者可有关节肿胀积血、积液。

查体沿外侧韧带走行区存在压痛,局部肿胀,完全断裂时可触及断端凹陷。膝内翻应力试验时膝关节外侧疼痛。内翻应力试验检查方法与外翻应力试验相似,检查时首先膝屈曲30°做内翻应力试验,然后伸膝做内翻应力试验。膝关节严重内翻损伤时,腓总神经可能牵拉受伤,

因此必须作腓总神经功能检查。伴有后外侧复合体损伤可出现胫骨外旋角度增加。

（4）辅助检查：膝关节内翻应力正位 X 线片可见膝关节内翻，外侧关节间隙增宽，并可发现腓骨小头处有无骨折。MRI 对外侧副韧带的诊断有一定的帮助，可较清晰显示外侧副韧带及周围软组织损伤、肿胀的情况。MRI 上表现为其信号改变、不连续等，急性期冠状位扫描还可发现损伤部位软组织内出血及水肿信号。关节镜镜检对外侧副韧带损伤的诊断价值不大。

（5）治疗：较轻微的外侧副韧带部分损伤可采用非手术治疗，膝关节屈曲 20°～30°外翻位支具或长腿石膏固定，6 周后去除固定行关节活动度及肌力训练。固定期间应加强股四头肌、腘绳肌等长收缩训练，防止发生失用性萎缩。

外侧副韧带完全断裂一经确诊则应早期手术治疗。急性损伤多采用直接缝合修复治疗，慢性损伤可采用股二头肌肌腱中 1/3 转位股骨外侧髁止点处钻孔骨隧道内挤压螺钉挤压固定重建外侧副韧带。多发韧带损伤时，修复后外侧复合体，包括外侧副韧带，并作交叉韧带的重建。这类损伤的常见后遗症是关节僵直和关节不稳。

5.半月板损伤

（1）概述：半月板是膝关节内的新月状纤维软骨结构，内外侧各一，分别位于内外侧胫股关节间隙之间，并覆盖胫骨平台的 1/2～2/3。内侧半月板较外侧半月板活动度小，直径更大，边缘更薄，当在股骨髁和胫骨平台间移动时更容易撕裂。外侧半月板小于内侧半月板，承受的外侧室的压应力大于内侧半月板承受的内侧室的压应力。在半月板不存在的情况下，股骨髁和胫骨平台直接接触，关节吻合不良，造成关节面的接触面积减小，关节面承受的压力增大而加速关节退变。

（2）病因学：半月板损伤主要发生在与关节间隙不匹配（如盘状半月板）和过度移位活动（暴力作用及膝关节不稳）情况下，在胫股之间研磨撕裂。损伤可分为退变性和创伤性，在屈膝位，当股骨髁相对于胫骨平台旋转时，半月板受到碾压力，如果半月板本身已经发生退行性变或者结构上存在缺陷，那么很小的应力就可以造成半月板撕裂，这些患者一般没有显著的外伤史。先天性的半月板发育异常，特别是盘状半月板，更容易发生退化性或者损伤性破裂。如果半月板本身没有退行性变、自身结构完好，那么在外力较大时才发生半月板的撕裂，这类患者一般都有较为明确的运动损伤或扭伤史，并常常以前交叉韧带损伤的伴随形式出现。

（3）分类：O'Connor 把半月板损伤分为以下几类：①水平撕裂；②纵形撕裂；③斜形撕裂；④放射状撕裂；⑤其他，包括盘状半月板损伤，复合损伤和退行性撕裂等。急性损伤多为纵形撕裂，慢性损伤多为复杂性撕裂。当半月板有退变时，可表现为水平裂。当新鲜的半月板纵形撕裂较大且不稳定时，撕裂部分向髁间窝移位形成桶柄样撕裂。横行的、放射状的和斜向的撕裂伤可能发生在双侧半月板，但是在外侧半月板更常见。盘状半月板损伤最常发生在儿童。盘状半月板的退化和撕裂都可能不断加重，以纵形及水平撕裂常见。

（4）临床表现：部分急性病例大多有明确的外伤史，慢性病例可能没有外伤史。伤后随即出现疼痛，如果半月板损伤发生在红区则可能出现关节积血，而无血运区损伤则不会出现急性关节内积血，一般是第二天出现肿胀，积液性质多为淡黄色透明关节液。急性期过后，关节肿胀逐渐消退，关节活动度亦可恢复。但患膝常因活动而出现疼痛，打软腿，并出现间断性肿胀，典型者出现活动时关节间隙弹响感，甚至膝关节"交锁"症状，即患膝半屈曲固定，伸直障碍，但可屈曲。卡锁发生后反复轻微活动小腿,可以解除卡锁,解锁后,关节又可恢复活动度。

查体半月板损伤后多数患可出现膝关节间隙局限固定的压痛,根据压痛点部位,可以大致判断出半月板损伤的部位,部分患者伴有股四头肌萎缩,McMurrav 试验和 Apley 试验是检查半月板损伤的最常用的试验。

McMurray 试验:患者仰卧,患侧髋膝关节完全屈曲,检查者左手各指指腹位于关节间隙处做触诊,右手握住足后跟缓慢做小腿大幅环转运动,内旋环转检查外侧半月板,外旋环转试验检查内侧半月板,在维持旋转位置下将膝关节逐渐伸到90°。在关节完全屈曲位下触及关节间隙弹动,表示半月板后角损伤;关节伸到90°时发生弹动,表示体部损伤;在旋转位置下伸直至0°位出现弹动,提示半月板前角损伤。McMurray 试验阴性不能排除半月板撕裂,特别是位于游离缘的放射状撕裂可无弹动出现。

研磨试验:此法用于检查髋关节强直患者的半月板。患者俯卧位,膝关节屈曲成90°,大腿前面紧贴在检查床上。检查者将小腿用力下压,并作内旋和外旋运动,使股骨与胫骨关节面之间发生摩擦。若外旋产生疼痛,提示内侧半月板损伤。

蹲走试验(Squat test):患者完伞蹲下,重复做几个蹲走的动作,并不时向内或向外如果患者能很好地完成这些动作,则可以除外半月板后角损伤。本试验仅适用于青少年患者,特别适用于大规模体检时检查半月板有无损伤。

(5)辅助检查

1)X 线片:前后位、侧位及屈膝髌骨轴位片是常规的 X 线检查位。常规的 X 线片不能诊断半月板损伤,但可以排除骨折,游离体,骨关节炎等。在无明显骨关节炎的 X 线片若发现外侧间隙明显增宽,且较内侧增宽(≥2mm),或呈开口向外的喇叭口样改变,则高度提示外侧盘状半月板可能。

2)关节造影:关节造影是诊断膝关节半月板损伤的传统方法,诊断阳性率偏低。随着 CT 和 MRI 的不断进步,关节造影逐渐趋于淘汰。适用于不能行 MRI 检查患者术前诊断,以及半月板缝合修复术后愈合程度的研究。

3)CT:如同 X 线片一样,CT 对半月板损伤诊断意义较小,但可更明确了解骨性结构病变。高分辨率 CT 可以帮助诊断半月板损伤,对合并有髌骨关节异常和其他关节周围的软组织疾病也有一定意义。

4)MRI:MRI 是目前非侵入性诊断关节疾病的敏感性较高的方法,精确度超过 95%。MRI 检查的目的不仅是辅助诊断半月板损伤,而且要辅助确定时候伴随其他损伤、病变及其程度。根据半月板内部 MRI 信号特征,半月板损伤分为三度:Ⅰ度:半月板内部出现球状或不规则形高信号区,未达关节面;Ⅱ度:半月板内部高信号呈线状,可达半月板与关节囊连接处,但不与关节囊相通;Ⅲ度:可呈现多种表象,常见的有:①其中半月板内部高信号区累及关节面;②半月板断裂;③半月板与关节囊分离;④半月板信号缺失;⑤异常位置出现半月板信号。

关节镜外科在过去的20多年间发展速度很快。关节镜革命性地改变了骨科医生诊断治疗各种关节疾病的方法。关节镜可以作为半月板损伤确诊的手段,而且关节镜已经成为半月板损伤最主要的治疗手段。

(6)治疗:半月板损伤的治疗分为非手术治疗和手术治疗。一般来说,MRI 上显示Ⅰ、Ⅱ

度半月板损伤采用非手术治疗，Ⅲ度半月板损伤则应根据患者的症状、体征以及半月板损伤的不同部位，以及有无合并损伤进行选择。

1)非手术治疗：非手术治疗的适应证主要有：①不全半月板损伤或小于 5mm 稳定的边缘撕裂伤并且没有合并任何其他损伤；②稳定的纵形半月板撕裂：长度短于 1cm 的纵形半月板裂伤被认为是稳定的；③中心游离缘≤3mm 的损伤

非手术治疗主要是对膝关节进行制动，同时辅以康复锻炼 一般采用长腿石膏托或等长的膝关节支具进行制动，固定时间一般 3～4 周。在此期间，患者在医师的指导下进行股四头肌、腘绳肌、腓肠肌、比目鱼肌和髋部的伸肌、屈肌、收肌和展肌等的等长运动以保持肌肉的强度。一般可取得较好的疗效。

2)手术治疗：绝大多数半月板损伤都应采用关节镜下手术治疗，或如果经过非手术治疗后症状再次出现。

目前半月板损伤的手术治疗可采用半月板撕裂部分切除成形术或者半月板缝合修复术。术中应使用探钩仔细检查半月板，以便发现隐匿的损伤，避免漏诊。半月板内侧 2/3 没有血运，损伤后通常采用部分切除术修整成形术，即切除半月板的撕裂部分，取出切除的碎片，剩余部分修整为光滑的弧形，避免在锯齿状边缘出现进一步的撕裂。合并有韧带损伤时，应同时治疗恢复膝关节稳定性，对完全缺如的半月板，年龄≤40 岁的成人，骨骼发育正常以及稳定关节可行同种异体半月板移植重建。

第二节　髌骨关节疾患

一、髌骨不稳定

(一)概述

髌骨不稳定是指外伤、先天性或后天性疾病使髌骨周围结构平衡受到破坏，髌骨偏离正常位置而发生脱位、半脱位或倾斜，以外侧移位最常见，且易复发，故又称复发性脱位(半脱位)或滑动髌骨。髌骨不稳定是前膝痛的常见原因，是髌骨关节常见疾病，是髌骨关节骨关节炎的重要病因之一。

(二)病因及发病机制

引起髌骨关节不稳定、髌骨偏移或半脱位的病因，实际上包括了膝前区每一结构的异常，概括分为四类。

1.股四头肌及其扩张部的异常

包括股内侧肌的萎缩或发育不良，内侧支持韧带松弛、断裂或撕裂，外侧支持韧带的挛缩，髌韧带附着点偏外侧，股外侧肌止点异常。

2.膝关节力线异常

包括 Q 角增大，以及膝内、外翻和膝反屈等。

3.髌骨形状异常

如分裂髌骨、异形髌骨，高位髌骨，髌骨发育小而偏平等。

4.先天因素

主要指股骨髁的发育不良、继发变形或股骨外髁形状异常等。

上述改变的共同特点是髌骨关节失去正常的结构,导致作用于髌骨的牵拉和应力异常,或出现髌骨运动轨迹异常,使髌骨处于不稳定状态。

(三)分类

髌骨不稳定按髌骨形态不同可分为:髌骨对线不良、髌骨形态变异和高位髌骨。按脱位状况分类可分为:复发性髌骨脱位、习惯性髌骨脱位、持久性髌骨脱位、持久性髌骨外侧半脱位、髌骨髁间移位。另外,Ful kerson 对髌骨不稳定的分类已为国内外学者普遍接受,即分为髌骨半脱位、髌骨倾斜及两者结合三种类型。

(四)临床表现

疼痛和"打软腿"是最主要的症状,以膝前内侧为多见。疼痛可因活动过多而加重,特别是上下楼、登高或长时间屈伸活动时更为明显。在走路负重时打"软腿",甚至有时可摔倒。查体髌骨内缘及内侧支持带处压痛,髌骨可有挤压痛。股四头肌萎缩,以股内侧肌为重。在髌骨不稳定的严重病例,因股四头肌无力而导致滑膜炎,患者出现关节肿胀、浮髌试验、轨迹试验以及恐惧症均阳性。急性期患者可出现膝关节迅速肿胀及关节腔积血。

轨迹试验:患者坐于床边,双小腿下垂,膝关节屈曲90°,使膝关节慢慢伸直,观察髌骨运动轨迹是否呈一直线。若有向外滑动,则为阳性,是髌骨不稳定的特异性体征。

恐惧症:患者膝关节处于轻度屈曲位,检查者向外推移其髌骨诱发半脱位或脱位时,患者产生恐惧不安和疼痛,使膝关节屈曲而使疼痛加剧。恐惧症亦是髌骨不稳定的特异性体征。

(五)辅助检查

1.X 线片检查

X 线片检查是诊断髌骨不稳定的基本方法,应摄标准的前后、侧位和轴位片。膝关节前后位主要评价股胫角,内和外侧间隙的改变、髌骨的大小、位置和完整性。在正常的情况下髌骨的中点应位于下肢轴线上或稍内侧,下极应位于两侧股骨髁最低点的连线之上,若高于此连线2cm,应认为是高位髌骨。侧位片有助于评估髌骨相对于关节线的高度,评价方法包括:

(1)blumensaat 法:膝关节屈曲 30°,髁间窝顶部的连线向前延长,正常髌骨下极应与该线相交,若髌骨下极位于该线近侧超过 5mm,则为高位髌骨。

(2)Labelle 和 Laurin 法:屈膝 90°的侧位片,沿股骨骨皮质前缘向远端引线,髌骨上极通过此线,高于或低于此线为高位或低位髌骨。

(3)Insall 和 Salvati 法:摄屈曲 30°位的侧位片,测量髌骨最长对角线的长度和髌骨下极至胫骨结节顶点上缘的髌腱长度,屈曲膝关节的角度可容许有变化(20°～70°),两者粗略相等,平均比值是 1.02,有标准的偏差是 0.13,髌腱的长度不应大于髌骨长度的 20%。

膝关节轴位 X 线片有助于判断髌骨的关系和排除有无骨软骨骨折,如骨折片很小,就可能在 X 线上漏诊。髌骨位置的判断指标包括:沟角、合适角、髌骨角、深度指数等

2.CT 检查

CT 检查可在膝关节伸直位的情况下对髌骨关节任何一处行断面扫描,图像清晰,重复性好,便于测量和计算,是髌骨脱位检查的有力诊断方法 在 CT 平面上也易判断髌骨关节面的

形态。

3.MRI 检查

MRI 检查有助于评估软骨的损伤,但有关该技术的髌骨角度关系尚无标准资料。该检查结果表明,关节积血、股骨外髁和髌骨内侧挫伤以及支持带破裂是该病的典型病变所见。

4.关节镜

关节镜可直接观察髌骨与股骨的位置关系,运动轨道,髌骨与股骨关节软骨的改变,关节造影不仅能观察髌骨软骨的改变,还可以对比检查髌骨两侧支持带以及诊断滑膜皱襞综合征。但是关节镜对髌骨不稳定的评估有主观性,并且受一些变化的影响,包括关节位置、关节扩张程度和关节镜入口的选择。但作为一种手术方式已被普遍应用

(六)治疗

1.非手术治疗

(1)限制活动:限制患者日常生活中的某些活动,如登高、爬坡等,可减轻髌骨关节的负荷,减少髌骨关节磨损,特别是、与了解到某项活动与症状加重有明显关系时,采用限制这项活动的方式,可以达到改善症状的目的。

(2)股四头肌练习:亚急性或慢性病例常伴有明显的股四头肌萎缩、肌力减弱,特别是股内侧肌斜头肌力的减弱,可进一步加重膝关节的不稳定,使关节肿胀,症状加重,因此应加强股四头肌练习,改善股四头肌与腘绳肌的肌力比值

(3)支具治疗:髌骨支具有限制及稳定髌骨的作用,它用于急性患者,或在参加某项运动或活动较多时使用。长期佩戴可使患者感到局部不适,并易导致股四头肌萎缩。

(4)药物治疗:非甾体抗炎药可减轻髌骨关节的骨性关节炎症状。但也有学者认为该药除减轻髌骨关节骨关节炎症状外,其他治疗意义不大。

2.手术治疗

如患者症状较重,经非手术治疗效果不显,多项检查证明其症状与髌骨关节结构异常或髌骨力线不正有关,可考虑选用手术治疗。手术的核心目的是改善髌骨力线,恢复髌骨关节正常的适合关系,重建伸膝装置。手术方式包括单纯松解术、外侧松解加内侧紧缩术、股内侧肌前置术、胫骨结节内移加前置术、关节置换等。应根据患者的不同年龄、不稳定程度、不同的病理因素,选择不同的方法单独或联合应用。

二、髌骨软化症

(一)概述

髌骨软化症就是髌骨的软骨损伤引起的退行性变化,包括软骨的肿胀、碎裂、脱落和腐蚀等病变而产生的一系列症状。最后股骨与髌骨相对应的关节面也发生同样的变化,并逐渐形成髌骨关节的反应性增生,后期将形成骨性关节炎。该病常见于运动员,因此又称为"跑步膝"。

(二)流行病学

该病常发生于田径、篮球、排球、体操等项目中,其次为田径和举重。弹跳项目和需膝关节扭伤的运动项目容易发生本病。据调查,髌骨软化症患病率达 36.2%,30~40 岁的女性发病率高达 50%。

(三)病因学

本病病因尚不明确,故关于本病的病因学说很多,包括创伤或过劳损学说、髌骨不稳学说、髌骨压力学说、自身免疫学说、软骨营养障碍学说以及软骨溶解学说等,其中过劳损学说最有理论依据,损伤后可能引起软骨代谢异常,从而使软骨形成退变。目前,多数学者倾向于认为髌骨软化症是多种因素综合作用的结果,各种因素致髌骨关节压力改变是外因,自身免疫反应、软骨营养障碍是髌骨软化症发生的内因。

(四)分类

根据髌骨软化的病理过程可分为 4 级。Ⅰ级,软骨改变局限,无表面破坏;术中利用钝性器械压迫病变区可见软骨变软,亦可见表面颜色改变;Ⅱ级,软骨表面因纤毛样变和裂痕使其不平衡;Ⅲ级,包括明显的纤毛样变,软骨裂缝深达软骨下骨,关节镜下呈典型的肉外观;Ⅳ级,为部分软骨面完全消失,软骨下骨外露并被侵蚀。

(五)临床表现

多数患者主诉膝关节前钝痛、酸痛或不适、在长久蹲或坐位站起时尤为明显,后者常被称为"电影院症状",可有关节弹响、打软腿或"交锁"现象。打软腿和疼痛在下楼时更为明显。体检时可见膝关节肿胀,髌研磨试验和单腿下蹲试验以及髌骨加压股四头肌收缩试验阳性等。亦可发现其他与髌骨病变有关的异常所见,如肌力不平衡或骨对线不良等。

髌骨压磨试验:检查时使髌骨与其相对的股骨髁间关节面互相挤压研磨或上下左右滑动,有粗糙的摩擦感、摩擦声和疼痛不适;或检查者一手用力将髌骨推向一侧,另一手拇指按压髌骨边缘后面可引起疼痛。有关节腔积液时,浮髌试验可呈阳性。

单腿下蹲试验:患者单腿持重,逐渐下蹲到 90°～135°时出现疼痛,发软,蹲下后单腿不能起立。

(六)辅助检查

X 线检查早期无异常所见、晚期可因软骨大部磨损,髌骨与股骨髁部间隙变窄,髌骨和股骨髁部边缘可有骨质增生。CT 检查对诊断髌骨排列错乱及股骨髁发育不良有诊断价值,可作为 X 线片诊断的补充手段。MRI 对髌骨软化症有较大的诊断价值。放射性核素骨显像检查时,侧位显示髌骨局限性放射性浓集,有早期诊断意义。关节镜检查是确诊髌骨软骨软化症最有价值的方法。

(七)诊断

髌骨软化症的主要依据是髌骨后的疼痛,髌骨压磨试验和单腿下蹲试验引起髌骨后疼痛。应该注意检查有无合并半月板损伤和创伤性关节炎等。

(八)治疗

本病的治疗包括非手术治疗和手术治疗两种。治疗方案应针对病因,并根据髌骨关节面改变程度而定。

1.非手术疗法

主要包括:注意避免直接撞击髌骨和减少髌骨摩擦活动,如上下山、上下楼、骑自行车等活动;口服非甾体消炎镇痛药物,加强股四头肌功能锻炼,局部理疗;口服氨基酸葡萄糖有助于软骨中蛋白黏多糖的合成;关节腔内注射透明质酸有助于改善症状。

2.手术疗法

如非手术治疗无效或者病变严重或有明显关节、骨、软组织畸形,对线不良可考虑手术治疗。手术方案也应针对病因,主要包括:髌骨软骨切削术、髌骨成形术、髌骨切除术、胫骨结节抬高术等。

第三节　慢性劳损性疾病

一、膝关节周围滑囊炎

(一)概述

膝关节滑膜是人体关节中面积最广、最复杂的,也是形成最大的滑膜腔,由于膝关节滑膜广泛并位于肢体表浅部位,故遭受损伤和感染的机会较多,因此,临床上滑膜炎多表现在膝关节滑膜炎。

(二)病因学

膝关节滑囊炎往往由于碰撞、创伤,或反复摩擦、挤压等机械因素,或无外因引起。根据引起滑囊炎的病因可分为创伤性滑囊炎、化脓性滑囊炎、结核性滑囊炎、类风湿性滑囊炎、痛风性滑囊炎、化学性滑囊炎等。

(三)分类

膝关节滑囊炎有急性和慢性之分,以慢性滑囊炎多见。急性者囊壁发生炎性反应,滑液分泌增加,同时有液体渗出,使滑囊膨大,多为血性慢性滑囊炎,以后呈黄色,至慢性期则为黏液。慢性滑囊炎的囊壁水肿、肥厚或纤维化、滑膜增生呈绒毛状,有的囊底有钙质沉着,影响关节功能。另外,膝关节滑囊根据部位分为髌前侧、内侧和外侧滑囊炎。

(四)临床表现

急性滑囊炎的特征是肿胀、局限性压痛和活动受限。如为浅部滑囊受累如髌前,局部常红肿。化学性(如结晶所致)或细菌性滑囊炎均有剧烈疼痛,局部皮肤明显发红、温度升高。发作可持续数日到数周,而且多次复发。

慢性滑囊炎是在急性滑囊炎多次发作或反复受创伤之后发展而成。由于滑膜增生,滑囊壁变厚,滑囊最终发生粘连,形成绒毛、赘生物及钙质沉着等。因疼痛,肿胀和触痛,可导致肌肉萎缩和活动受限。

(五)辅助检查

X线片尽管无法显示滑囊,但可显示局部软组织肿块,有助于判断是否存在骨折、肿瘤或关节炎等疾病。彩色多普勒使用声波构建体内组织的图像,可用于观察受累滑囊的肿胀。MRI特别适用于观察如滑囊等软组织的病变,表现为囊性病灶。

(六)治疗

1.病因治疗

去除引起滑囊炎的病因,减少滑囊处的机械性摩擦,如骨的畸形突起应予切除;改变不适当的工作姿势等。并应适当地休息。

2.物理疗法

理疗、针灸、拔火罐,同时关节适当制动,避免病变部位继续摩擦和压迫。

3.封闭疗法

慢性损伤性滑囊炎,可穿刺抽出囊内积液,然后流注入醋酸泼尼松龙(醋酸氢化可的松)或生物蛋白胶等,加压包扎,多可治愈。

4.手术治疗

滑囊炎经上述非手术治疗无效者或滑囊炎致滑囊增厚、增大严重影响关节功能者,可手术切除。滑囊炎继发感染者应行外科切开引流,并全身应用抗生素,待炎症消退后再行滑囊切除术,以防复发。

二、腘窝囊肿

(一)概述

腘窝囊肿也称贝克囊肿(Baker's cyst),是腘窝内滑膜囊肿的总称。其中以半膜肌腱滑液囊肿和腓肠肌内侧头与半膜肌之间的滑液囊肿为多,常与关节腔相通。除此,还可发生在股二头肌、半腱肌、韧带和关节囊。临床上多见于中年以上发病率最高,男性多于女性,单侧多余双侧。

(二)病因学

腘窝囊肿可分为先天和后天两种。前者多见于儿童或青少年,病因不明,发病率为2.4%～6.3%,很少合并关节内疾病。后者可由滑囊本身的疾病如慢性损伤等引起,发病率约20%,其中有的是滑囊无菌性炎症积液膨胀而由深部向后膨出,有的是继发于膝关节内疾病而产生的滑膜腔的渗出物,如骨性关节炎、类风湿关节炎及半月板损伤等。老年人发病则多与膝关节病变和增生性关节炎有关。

(三)分类

主要改变有三型:①纤维型;②绒毛型;③纤维素型渗出型。镜下分型有四种:①纤维囊肿;②滑膜囊肿;③先天性囊肿;④移行囊肿。

(四)临床表现

患者可觉腘窝部不适或行走后胀感,有的无自觉症状。老年人多表现为膝关节无力、软弱、关节后部疼痛等。囊肿较大时可妨碍膝关节的伸屈活动,自觉有酸胀不适,甚至可影响腘窝的静脉回流。

查体在腘窝部可触及有弹性的波动性肿物,表面光滑,质地较软,压痛不明显,而且和皮肤或其他组织不粘连,伸膝位隆起明显,屈膝位缩小或消失。如果囊肿与关节相通,持续挤压可使其缩小。压迫胫神经和腓神经可出现相应神经损伤的症状与体征。囊肿破裂可出现小腿肿胀、疼痛,严重的可并发后间隔综合征。囊肿压迫腘血管可诱发动脉缺血性疾病和静脉血栓形成而出现下肢疼痛、间歇跛行等症状。

(五)辅助检查

超声检查对诊断腘窝囊肿较准确,并可用于鉴别动静脉瘤、动脉外膜囊性疾患。MRI是诊断腘窝囊肿的有效方法,具有很高的敏感性和特异性。此外,关节镜检查有助于诊断,且能在镜检的同时行手术治疗。

(六)治疗

由于腘窝囊肿大多是继发的,因此首先查明原发病,治疗原发病,有的囊肿在原发病治愈后,会自行消失。对于单纯囊肿与膝关节腔不相通时,可采用 B 超引导下穿刺抽液,并注入糖皮质激素,使其粘连,疗效较好。对于囊肿较大,非手术治疗效果不佳,并影响关节活动的可采用手术治疗。对于儿童手术治疗应谨慎,因儿童的腘窝囊肿有些是生理性的,常能随年龄增长自行消散。

三、膝关节皱襞综合征

(一)概述

滑膜皱襞是由滑膜向关节内突出而形成。膝关节有许多皱襞,其中髌骨内侧缘皱襞是迄今为止最容易引起症状的皱襞。滑膜皱襞如经反复挤压性损伤,可发生出血、肥大和瘢痕化,临床上表现出膝关节疼痛、肿胀和关节弹响。这种症状被称为滑膜皱襞综合征。

(二)临床表现

多数患者主诉膝前疼痛,活动时加剧。因髌内侧滑膜皱襞受累者为多数,所以主诉髌内侧疼痛较多。伸屈膝关节时可引起低沉的弹响,可有打软腿和关节肿胀。体检时可见髌骨内侧压痛,让患者屈伸膝关节时有时可触及痛性条索滑过或弹过股骨内。膝屈 20°～60°时疼痛明显,称为疼痛弧。

(三)辅助检查

X 线检查对膝关节皱襞综合征诊断价值有限。关节充气造影有时可见增厚的皱襞。MRI 对软组织分辨率高,可明确显示滑膜皱襞,是滑膜皱襞检查的最佳选择。其中"眉毛征""不全性分隔征"及"髌下脂肪垫假撕裂征"是滑膜皱襞的 MRI 特征性表现。由于滑膜皱襞含水量少,呈长 T_1 短 T_2 信号表现,在 T_1、T_2 像均表现为线状低信号。膝关节镜检查可直接诊断滑膜皱襞综合征。

(四)治疗

早期应非手术治疗。常见非手术治疗的方法包括股四头肌功能锻炼、局部理疗或冰袋、穿戴髌骨暴露的活动性支具和非甾体抗炎药物。50%～70%的患者经非手术治疗症状缓解或治愈。

如非手术治疗无效可行经关节镜手术治疗。采用关节镜可详细了解关节内情况,如发现明显增厚肥大的滑膜皱襞可经关节镜切除之。彻底切除滑膜皱襞是成功治疗的关键。如诊断明确亦可经膝前内侧切口切除病变的滑膜皱襞。

四、髂胫束摩擦综合征

(一)概述

髂胫束摩擦综合征为膝关节髂胫束过度摩擦股骨外髁引起的过劳性损伤性疾病。多见于竞赛、竞走和自行车项目中,尤以中长跑项目多发。以运动性外侧疼痛为主要表现。

(二)病因学

当膝关节伸展时,髂胫束与股骨外上髁之间滑动,形成摩擦刺激和滑囊炎,引起疼痛。致病的因素是多方面的,包括膝关节的结构性异常,髋关节外展无力,肌腱的柔韧性差,过度的足内旋,膝内翻,过度训练以及不正确/不合适的训练技巧等。其中膝内翻被认为是危险因素。

（三）临床表现

长期进行长跑、竞走或自行车训练后出现症状，有过度训练史。起初在运动后出现外侧疼痛，疼痛位置较深，屈膝 30°角时疼痛最重，偶有外侧局部交锁感。严重者可以出现训练时疼痛，并影响训练，休息后缓解。压痛位于股骨外上髁，局部轻度肿胀。伸屈膝时髂胫束滑过股骨外上髁时疼痛。被动膝内翻屈伸时疼痛加重，外翻后减轻。Noble 试验阳性：对外侧髁施加压力，同时伸膝约在 30°时出现疼痛。Ober 试验可以判断髂胫束是否过度紧张。

（四）辅助检查

诊断多依赖临床检查。X 线往往是正常的。MRI 可以局部可出现水肿以及滑囊炎的征象，邻近髂胫束的股骨外侧髁局部可出现水肿带及骨坏死信号，髂胫束可不增粗。

（五）诊断

诊断的关键是仔细检查关节间隙的压痛以及进行针对膝关节外侧间室的加压及屈曲检查。注意与外侧半月板损伤，股二头肌腱和腘肌腱炎、髌骨关节病鉴别。

（六）治疗

调整训练动作，停止诱发疼痛的训练。患者可以在大腿外侧面进行冰敷按摩和伸展训练。允许进行无痛性身体锻炼，但是应该避免进行下山跑步锻炼和在坚硬的地上跑步。加强外侧牵拉练习，服用非甾体抗炎药、理疗和按摩有治疗作用。如果症状严重需停止训练一段时间。局部封闭治疗在早期可获得的治愈。如果保守治疗无效，可以行手术治疗。在疼痛部位椭圆形或三角形切除部分髂胫束，术中确认不再有摩擦即可。术后 3 周内逐渐恢复训练。关节镜下或开放切除膝关节外侧滑囊也可取得较好的效果。

五、髌下脂肪垫挤压综合征

（一）概述

髌下脂肪垫是位于髌韧带后侧的一团脂肪组织，呈四角锥体形，底栖于髌韧带，向上可延及髌骨关节面中点，向两侧可超出髌骨侧缘 1cm。如脂肪垫过大或股四头肌肌力减弱，在伸膝位时，脂肪垫可被挤压与股骨和胫骨之间，造成损伤。由于脂肪垫组织很敏感，所引起的疼痛会非常明显。反复的挤压可使脂肪变性、坏死、出血、炎症或肥厚，从而引起临床症状，称为髌下脂肪垫挤压综合征，又称 Hoffa 病。

（二）临床表现

多发于中老年和青壮年。患者往往有长期跑步、负重运动史或膝过伸史（膝反屈）。主诉关节活动时髌韧带后方或髌腱两旁疼痛，位置较固定。上下楼或半蹲时疼痛明显，休息、口服消炎止痛药后疼痛可减轻。行走时不敢完全伸直患膝，其原因是肥大的脂肪垫阻碍了正常的膝关节伸直运动。可出现膝关节假性交锁、关节肿胀和打软腿。髌骨下缘周围压痛和髌骨下方脂肪垫肿胀，髌韧带两侧压痛"象限"消失。局部注射麻药后如疼痛明显缓解则支持诊断。

Hoffa 征阳性：患者屈膝，用两手拇指按压髌骨下方髌腱内外侧，然后让患者伸膝，在此过程中如果出现疼痛或者恐惧感，即为阳性。

（三）辅助检查

膝关节切线位 X 线片可见髌软骨下骨硬化或髌骨骨质疏松。MRI 是诊断 Hoffa 病的有效手段，表现为矢状面及冠状面像上脂肪垫肥大并出现程度不等且不规则的中度信号，突入髌股间隙、胫股间隙及髁间窝,部分病例可见相应挤夹部位骨髓水肿,甚至软骨下骨破坏。关节镜检查可确诊。

(四)治疗

对症状较轻的患者叮采用非手术治疗,包括:休息,避免剧烈活动;疼痛剧烈时可使用支具;股四头肌功能锻炼;局部热敷、理疗或按摩;口服 NSAIDS 药物;绑扎髌骨。但治疗不彻底,症状容易反复。

症状严重、保守治疗效果较差的患者可采用手术治疗。手术主要采用关节镜技术行髌下脂肪垫切除术。

第四节　特殊类型疾病

一、膝外翻

(一)概述

膝外翻指膝关节向外翻转、股骨关节面向外倾斜,站立式双踝关节不能并拢。双侧发病者称为 X 形腿,单侧发病者称为 K 形腿。畸形以股骨侧多见。

(二)病因

主要病因包括:骨代谢和各种内分泌异常,如各种佝偻病、骨质软化病、原发性甲状旁腺功能亢进症。骨发育紊乱引起的软骨发育不全、骺端软骨发育不良,软骨与纤维组织的发育紊乱非化脓性关节炎、创伤、脑性瘫痪、小儿麻痹症等也可引起膝外翻。

(三)病理生理机制

当膝关节发生内、外翻畸形后,正常的内外侧膝关节的应力分布遭到破坏,表现在某侧关节面上承受的压力显著增加,而对侧关节面上的压力则显著减少。其次,出现压力减少侧的韧带张力骤增,进而发展为关节松弛和稳定性下降,反之,膝关节韧带松弛又可加重畸形的发展。膝关节软骨在应力集中侧逐渐软化,丧失弹性,不能承受所受的压力,易发生磨损、裂缝。随着病损加重,逐渐出现骨关节炎表现。

(四)临床表现

站立和行走时,双踝关节不能并拢,双膝外翻者可表现步态蹒跚,单侧者则表现跛行。常合并其他畸形,如扁平足,胫骨外旋,髌骨脱位等。畸形严重者可继发内翻足及前足内收畸形。内侧韧带与前交叉韧带可被拉长而松弛,造成膝关节不稳、易疲劳易受伤,膝关节内侧或大腿内侧肌群疼痛等。有时整条腿痛会腰痛。患者站立时,双膝相碰,常使一侧稍屈而处于另一膝的前方;另一膝则过伸而处于后方。此种姿势也容易引起疲劳。在快步行走或奔跑时,双膝易碰撞而摔倒。

查体时,患者平卧位,伸直下肢,双膝并拢,正常时双踝可并拢,如不能并拢,测量两内踝间的距离,即为膝外翻的大概程度。一般认为,间距在 3cm 以内为轻度,3～10cm 为中度,10cm 以上者为重度。此外还以股骨轴线为基准,用量角器测量小腿外翻的度数,或用量角器测量正常下肢力线与小腿轴线的夹角,作为外翻度数。此夹角越大,表明外翻越严重。

（五）相关检查

X 线表现：正常情况下，股骨外角为 80°，胫骨外角为 93°，两者之和为股胫角，正常 171°～175°（平均 173°）。膝外翻患者大于 175°。

（六）治疗

1.病因治疗

膝外翻畸形可由多种疾病引起，当这些原发疾病引起的早期畸形尚不明显时，如能针对原发疾病及时治疗，有时可避免畸形发生，即使畸形已经产生，有些畸形还可终止发展。如维生素 D 缺乏性佝偻病，可通过改善喂养，增加阳光照射，以促进维生素 D 和钙的吸收。

2.外科治疗

外科治疗主要包括手法治疗和手术治疗。手法治疗方法包括手法矫正术（详见第十二膝关节骨关节炎截骨治疗部分内容）、夹板矫正术、布带捆绑矫正法、鞋垫矫正法、手法折骨术等。

手术适应证：①年龄＞5 岁，畸形严重，或骨质已较坚硬，手法折骨未能成功者；②畸形最显著处位于关节附近而不能施行手法折骨术；③年龄＞12 岁，双膝外翻者的踝间距＞8cm 者；单侧膝外翻者，踝间距＞5cm 者；④佝偻病或骨质软化症患者，经内科治疗病变完全静止，血钙磷及碱性磷酸酶正常，并在 X 线片上显示骨质有明显恢复者；⑤成骨不全者，宜在青春期后进行手术。

手术禁忌证：①佝偻病或骨质软化症尚在活动期的患者禁作截骨术；②对肾性佝偻病、Fanconi 综合征、肾小管性酸中毒等可能有肾功能不全的疾病，在儿童时期禁作矫形手术，至成年期可慎行手术；③由先天性疾病形成的膝外翻畸形，手术宜在青春期后进行，否则易复发。

二、膝内翻

（一）概述

膝内翻是下肢常见畸形，表现为膝部向内成角，双下肢伸直或站立时两膝之间形成空隙，不能靠拢。膝内翻以双侧居多，偶有单侧畸形。严重者膝部近似 O 形，因而又称为罗圈腿。单下肢内翻者，形如 D 形，因而又称为 D 形腿。

（二）病因

常见原因有佝偻病、外伤、炎症、先天性骨骺生长障碍性疾病（Blount）、肿瘤、脊髓灰质炎及脑瘫等。其中 40％以上的膝内翻发生于婴幼儿时期的佝偻病，30％左右发生于青春期迟发性佝偻病。

（三）分类

膝内翻根据畸形弯曲的中心部位分为小腿内翻（上段、中段、下段），大腿内翻或大腿与小腿皆内翻。

根据膝内翻的畸形程度分为轻度（畸形在 20°以内），中度（畸形 20°～40°），重度（畸形大于40°）。成人重度膝内翻畸形多合并膝外侧韧带的松弛和踝关节代偿性的畸形改变。

（四）临床表现

站立或行走时，双膝不能并拢，检查时，患者取平卧位，伸直下肢，双足并拢，正常时双膝可并拢，膝内翻者双膝关节突向外侧，双踝相遇时，双膝内缘不能相接。如使双膝并拢则双小腿相互交叉。可继发胫骨旋转及足外翻或扁平足。行走时下肢不稳，呈摇摆步态。犹如先天性髋脱位者。

（五）相关检查

X 线表现膝内翻者患者股胫角小于 171°。正常情况下，股骨外角为 80°，胫骨外角为 93°，两者之和为股胫角，正常 171°～175°（平均 173°）。

（六）治疗

1.非手术治疗

生理性膝外翻时儿童生长发育期间的一种生理现象，可在生长发育过程中自动校正，不需要处理。对较重的或体弱多病的生理性膝内翻儿童，尚需采用支具，以早日矫正畸形。非手术治疗包括手法矫正、夹板矫正、布带捆绑矫正法、鞋垫矫正以及手法折骨术等。

2.手术治疗

手术适应证：轻度膝内、外翻畸形于 12 岁以上手术，但严重畸形者不宜限制手术年龄，早期治疗可减少骨骼生长发育的障碍；单侧膝内翻其膝踝间距＞5cm，双侧者＞8cm 者应考虑手术。手术目的：防止因下肢力线不良、膝关节内侧间室过度负重而过早引起关节软骨退变和磨损，其次还可通过矫正畸形而改善下肢外观。佝偻病或体质性骨病患者所导致的膝内翻畸形，经系统内科治疗病变静止，X 线片上显示骨质有明显恢复时方可施行手术。成骨不全等体质性疾病形成的膝内翻畸形宜在青春期后下肢发育接近停止后再施行矫形手术。

三、膝反屈

（一）概述

膝反屈，又称膝过伸，膝反张，凡膝关节向后成角者均属此类，即膝关节过度伸展，表现为站立或行走时腿向后弹出，人的重心明显往后倾斜，甚至过伸至 90°。常见于脑瘫患儿。女性比男性多见。

（二）病因

膝过伸畸形可继发于外伤、骨关节感染或破坏、神经瘫痪等。临床常见的是继发于脊髓灰质炎后遗症之大腿肌肉广泛性瘫痪者，此外有胫骨上端骨骺早期愈合者。先天性膝反屈是指不伴有膝关节脱位的，屈膝功能正常，但有膝过伸表现者。此外长期仰卧，垫高足部可形成膝过伸畸形。

（三）分类

根据成因可分为：①膝前瘫痪或肌力低下型：由于股四头肌瘫痪或肌力低下，腘绳肌力增强，膝关节不能稳定于伸直位，负重时强迫后伸位行走；②膝后瘫痪或肌力低下型：腘绳肌及小腿三头肌均瘫痪或肌下低下，膝后包括关节囊，韧带等松弛，引起膝关节过伸；③膝关节本身骨性变化，致膝关节位置不正常；④股四头肌挛缩造成的膝关节被动过伸。前两种都是因为控制能力较差膝关节本体感觉消失所引起。

根据膝反屈程度，分为轻度（10°以下）、中度（10°～30°）和重度（30°以上）。根据有无关节结构的破坏可分为功能性膝反屈和器质性膝反屈。

（四）临床表现

患者站立时膝部过伸，腘窝后挺。诉关节前内侧和后外侧疼痛，日常生活当中感觉到膝关节不稳定。由于疼痛、足下垂等原因可造成走路迈步时丧失正常的 5°～10°的屈曲角度，而形成膝关节向后的反屈,姿态僵硬。患者往往合并由同侧肢体的外翻畸形,或者对侧肢体内翻畸形。部分患者可有外伤史,受伤过程中膝关节出现过伸,可合并后叉韧带损伤。

(五)辅助检查

X线有助于诊断,侧位上可明显发现膝关节股骨侧向前倾斜,严重折膝关节呈脱位状态。

(六)治疗

膝反屈是一种比较严重的畸形,其治疗效果较慢,耗时较长。目前的治疗原则:①一旦发现该畸形,必须尽早矫正,日久会引起膝关节软组织、骨骼结构上的改变,尤其是胫骨上关节面倾斜,后期纠正困难;②对 10°以下的膝反屈,有利于稳定膝关节,可以不矫正;③如有髂腰肌、臀肌等麻痹,应先重建上部的肌力,达到以上带动下,以上固定下的目的;④如为膝前麻痹型,则应重建股四头肌肌力为主。

四、盘状半月板

(一)病因

盘状半月板是半月板的一种形态学变异,其原因尚无定论。文献报道盘状半月板多见于外侧,而内侧罕见。其中亚洲人群中发病率最高,达 16.6%。在欧美国家,盘状半月板少见。

(二)分类

Smillie 分类方法将盘状半月板分为原始型、中间型、婴儿型。Watanabe 分类方法分为三型,包括完全型盘状半月板、不完全型盘状半月板、特殊盘状半月板。

(三)病因及发病机制

盘状半月板对胫骨平台关节面的覆盖较多并且比正常半月板肥厚,导致半月板的适应性运动受到限制,对半月板形成异常剪切力而导致损伤,这可能是其力学方面的损伤机制。盘状半月板没有规则排列的径向和环形纤维,更没有纵向排列的纤维,其纤维的排列杂乱无序,同时内部有许多均质的胶原结构。因此盘状半月板不能很好地完成负荷的传递和转化,承受负荷尤其是在膝关节运动不协调时半月板易撕裂,这可能是盘状半月板损伤的另一重要机制。

(四)临床表现

一部分盘状半月板患者不产生症状,有症状的盘状半月板多见于青壮年,也可见于儿童。多数患者可有扭伤、外伤史;少数患者也可无外伤史。较常见的症状是关节内疼痛、弹响、关节交锁,还可出现关节失稳及踩空感,患肢乏力。有明显外伤史患者还可有关节肿胀,一部分患者可出现腿部肌肉萎缩。

重力试验阳性:患者侧卧于健侧,患侧大腿外展,因小腿重力作用,使患膝内收,外侧关节间隙加大,股骨外髁对外侧半月板压力减少,如盘状半月板位于外侧,则弹响减弱。患者侧卧,患肢在下,使患侧小腿悬于床边外,做屈膝伸膝活动,出现明显的屈及伸弹响。

麦氏试验阳性:检查盘状软骨较灵敏的临床试验。

(五)辅助检查

膝关节X线片显示股骨外髁平直,胫股关节外侧间隙增宽,腓骨小头高位,外侧髁间嵴发育不良等。关节造影主要表现半月板肥厚加长。目前,MRI是盘状半月板诊断的重要工具。MRI尤其是3D成像MRI可以对盘状半月板的类型和损伤的范围、程度做出准确地判断。膝关节镜检查对于诊断盘状半月板及其撕裂仍是临床上最好的手段。

(六)治疗

诊断明确后应尽早手术。现多主张对盘状半月板施行成形术,切除以过多的纤维软骨,将盘状软骨修整成接近正常半月板的形状,适应股、胫关节正常的传导载荷。切开关节及关节镜下进行都可以。半月板成形术后疼痛持续、可行手术切除盘状半月板。儿童或青少年盘状半月板行全切除术后出现关节软骨退变以致骨关节炎的概率较成人半月板切除者更严重,出现时间亦更早。

五、股四头肌进行性纤维变性

(一)概述

本病为由股四头肌的一部分发生挛缩而引起膝关节屈曲功能的进行性丧失。本病常发生于婴儿和儿童,其中女孩比男孩多见。

(二)病因学

目前,确切的病因尚不清楚。可能由先天性和继发性原因两种。先天性原因即在出生时已经存在,可能与先天性肌肉发育异常,或先天性肌肉发育不全有关。继发性主要考虑出生后接受肌内注射治疗的后遗症有关。做过肌内注射或这种皮下输液的小儿,其肌肉常有出血水肿,几个月或几年后肌肉纤维化的后遗症就会显示。类似的病理改变同样发现在肌内注射过的臀大肌和三角肌。

(三)临床表现

病儿多系早产儿,在出生后患过较危重的疾病,且在下肢做过注射疗法。本病的发病年龄为 6 个月至 3 岁。可以发生在单侧亦可为双侧。主要表现为屈膝受限,而且是进行性的加重,有的甚至完全失去屈膝功能,但在整个病程中患者不感到疼痛。其膝关节屈曲受限和其他膝关节疾病引起的受限不同,即在做主动或被动屈膝时多在同一角度受限,受限时就像被一骨块突然阻挡,并非由于疼痛引起活动受限。当被动活加大屈曲度时,疼痛并不明显,但可在大腿前方扪到一条索样物隆起。

(四)辅助检查

X 线片可发现患侧髌骨较健侧为小,且位置较高。X 线片上还可见到股骨外髁失去了原来隆起之外形而变扁平。MRI 可以显示股四头肌成片的纤维化和脂肪减少,特别是股外侧和股中间肌,有助于术前对纤维化范围的判断。

(五)治疗

保守疗法对本病效果欠佳,必须依靠手术才能恢复其功能。手术方式及范围应根据每一个不同病例的具体病理变化而定。对年龄小的病儿,在继发性病变出现以前,早期切断挛缩的肌肉或简单的变性肌肉切断术即可取得良好结果。对股直肌变性者可做 Z 形延长术或 Bennett 延长术。如做单纯挛缩索带切断术,可待切口拆线后即除去外固定开始锻炼屈伸功能。如已做延长术,术后石膏固定 4 周,再开始练习行走和屈伸膝关节。

六、股四头肌创伤性骨化性肌炎

(一)概述

股四头肌骨化性肌炎指股四头肌肌腱、腱膜及骨骼肌的胶原性支持组织的异常骨化现象。分为创伤性骨化性肌炎、神经性骨化性肌炎和进行性骨化性肌炎三种类型。本节主要探讨创伤性骨化性肌炎,也称局限性骨化性肌炎,多为单一病灶。

(二)病因学

病变常出现在易受外伤的部位。最初软组织内出血形成的血肿很可能是造成骨化的原因。主要病理表现为结缔组织基质的特殊变化,有未分化间质细胞的明显增生。新形成的骨通常为海绵状,类似于骨折后形成的骨痂,在邻近长骨的骨干部分,沿骨干方向排列,呈层状骨化,常有一处或数处与邻近骨相联。病变很少伸延到骨端及关节的部位。

(三)临床表现

患者常有大腿的外伤或反复受伤后形成的血肿。病灶区肿胀、疼痛、运动受限,随着肿胀疼痛的消失,病灶区可触及变硬肿块,运动可因肿块的阻挡或肌肉伸缩性减低而受限。大多数病例中,病情发展比较缓慢,一般不影响被动运动,但是一些异位骨化很严重的病例可以限制关节的被动运动。

(四)辅助检查

X线表现在早期为软组织内不规则棉絮样模糊阴影。以后逐渐骨化成熟,则为边缘较光滑的骨质密度样阴影,边缘可有骨小梁结构,阴影之范围较前缩小而集中。CT及MRI检查对早期病例可显示异常,并分辨不同层次,提供异位骨化区与周围组织的关系。放射性核素锝扫描在伤后1周可发现浓集,该项检查具有早期诊断价值。

(五)鉴别诊断

需要与骨旁性骨肉瘤和骨软骨瘤相鉴别。骨旁性骨肉瘤虽然有时可被骨膜性纤维层与邻近骨分开,但它不像外伤性骨化肌炎那样完全分离开,而有根部相连。此外,骨旁性骨肉瘤以其中心部及与骨相接触的基底部钙化最重,而其边缘部浓度不大甚至边界不清,生长较快。骨化性肌炎的位置靠近骨干,骨肉瘤则一般靠近干骺端。骨软骨瘤为骨的肿瘤,与皮质骨间没有透亮带,而且骨髓腔延伸到骨软骨瘤部。

(六)治疗

早期对于较大的固定的血肿进行抽吸可以防止异位骨化形成。同时注意抬高患肢,休息,局部加压包扎止血,可以阻止进一步肿胀。一旦骨形成发生,其余受累部位也将骨化。适当锻炼有助于防止关节僵硬,但过度锻炼会导致病情加重,甚至丧失劳动力,

如果异位骨化局部疼痛重并功能受限,在骨化完全终止后,可以考虑行异位骨化切除术。但要注意,在骨化未成熟之前切除骨化组织可能导致更大量的骨化发生。一般创伤性骨化肌炎,需要等待1年左右才能成熟。异位骨可靠的成熟指标是两次核素扫描显示局部核素吸收无增加现象。总的切除原则是显露骨块后,于异位骨块中央部分做楔状切除,使关节活动能满足基本功能活动即可,骨桥两端不一定强求彻底切除,否则因过多渗血和血肿形成容易复发。

七、膝关节不稳定

(一)概述

膝关节的稳定性取决于四方面结构的维持,包括胫骨关节骨,髌骨及髌股关节;内、外侧半月板;膝周韧带和关节囊以及膝周肌肉。膝关节为全身大、结构复杂的关节,所处的位置又较特殊,所以,结构上的任何异常都将造成其功能障碍。这种障碍以膝周韧带损伤所致者为常见,表现以膝关节不稳现象为主的临床现象。本节以韧带损伤为主进行介绍。

(二)病理生理机制

外伤造成的新鲜韧带损伤,临床上并不冠以不稳定。临床上的不稳定实际上指其晚期的后遗症。当一组韧带损伤后,可能早期并未表现出不稳定,但由于韧带组合的整体稳定作用的破坏,使得膝关节在运动时失去了运行的规律性,加重了其他未受伤的韧带和半月板负担,甚至反复的异常牵拉,某些韧带或关节囊乃渐渐继发松弛,造成临床晚期不稳定。

(三)临床表现

侧方直向不稳:膝关节在冠状面上发生超正常生理范围的内翻或外翻运动,称为外侧直向不稳和内侧直向不稳。应于膝关节 0°(即伸膝于 18°位)及 30°位时,给膝部以外翻或内翻应力,膝部出现超过正常范围的外翻或内翻活动,并与腱侧膝关节进行比较。

前后直向不稳:膝关节在矢状面上胫骨出现超过正常生理范围的前移或后移,分别称为前直向不稳或后直向不稳。于屈膝 90°位和屈膝 30°位,进行前,后抽屉试验,与健侧比较进行判断。

旋转不稳:由于膝内旋转轴即垂直轴在不稳的关节内发生移位,而可表现出前内侧、前外侧、后外侧和后内侧旋转不稳。没有旋转轴移位的单纯旋转度增加者不属于旋转不稳定。

前内侧旋转不稳:为临床常见类型。系旋转轴移向前外侧,胫骨内髁向前旋转半脱位。患膝为过度外展外旋造成,其损伤的顺序一般是内侧关节囊韧带,内侧副韧带,后斜韧带,前十字韧带和内侧半月板。但是由于受伤时膝关节所处姿势的差异,引起损伤组织及其顺序也各有不同。检查时可表现膝外旋 15°位抽屉试验阳性,若前十字韧带未受损伤,检查可无明显阳性体征。

前外侧旋转不稳:系前交叉韧带和外侧副韧带等损伤所致。患膝的旋转轴移向前内侧,胫骨外踝向前旋转半脱位。当屈膝 90°,内旋 30°位,其前抽屉试验阳性。在膝关节接近伸直位出现的不稳,出现 Jerk 试验(或称 Pirot shift 试验)阳性。

后外侧旋转不稳:系强力膝内收、内旋及过伸造成膝外侧结构及十字韧带损伤所致。患膝的旋转轴向后内侧移,胫骨外髁向后旋转半脱位。王亦璁认为单纯后交叉韧带损伤也会引起同样异常运动,除在外旋 15°位后抽屉试验阳性外,外旋过伸试验出现患膝过伸,胫骨外髁后移和外旋现象。

后内侧旋转不稳:对这一类不稳尚有争议。可能系膝内侧韧带及后十字韧带损伤后所致。患膝的旋转轴移向后外侧,胫骨内髁向后旋转半脱位。当将患膝置于内旋 30°位,其后抽屉试验阳性。

膝关节复合不稳:在临床所见的膝关节不稳较多系复合不稳,单纯某方位的不稳较少。常见的复合不稳的组合形式有如下数种:内-前内、内-前内-前外、前-前内,前外、前外-后外以及外-前外等组。

(四)诊断

患者在急性膝损伤的肿胀和疼痛时,膝部检查难以得出正确判断。因此,为争取早期的治疗时机,不得不借助于麻醉下使肌肉放松后,再行进一步检查,帮助诊断。

(五)辅助检查

X 线检查可显示韧带止点处有无撕脱骨折。在体征上有所怀疑或混淆时,应力 X 线片可做出明确诊断,侧位应力像片在膝关节 0°应力状况摄片,测量内外侧间隙的改变;前后应力像应在屈膝 90°摄片,以股骨髁后缘的切线位基线进行测量;也可将下肢置于支架上,以重量悬垂进行被动应力摄像检查,或主动收缩应力摄像检查。

B 超检查对交叉韧带损伤诊断价值如何,目前经验不多。而对内侧结构的损伤诊断有肯定作用。是一种经济、实用、可重复、无损伤的检查手段。

CT 检查对半月板和叉韧带损伤诊断意义较小,但可更明确了解骨性结构病变。高分辨率 CT 可以帮助诊断半月板损伤,对合并有髌骨关节异常和其他关节周围的软组织疾病也有一定意义。

MRI 检查对半月板的损伤有很高的敏感性和特异性。MRI 和关节镜检查联合诊断几乎可以诊断所有的半月板损伤,对前后交叉韧带的损伤准确率高达 90%以上,对外侧副韧带的诊断有一定的帮助,可较清晰显示外侧副韧带及周围软组织损伤、肿胀的情况。

关节镜检查是交叉韧带和半月板损伤的"金标准"。对内侧副韧带损伤的诊断可有一定的参考价值。

(六)治疗

(1)非手术治疗对膝关节不稳的治疗尚有争议。部分学者认为急性期良好固定制动,使损伤部得到修复,后期确需手术治疗者仅为少数。

(2)多数学者认为诊断一经明确,断裂的韧带应予及时、全面地修复。对陈旧性韧带损伤关节不稳的处理,一般主张手术修复。手术治疗应首先考虑患者存在的实际困难与膝不稳的原因和程度;其次要考虑患膝关节面状况,如果退行性变程度轻而局限,修复韧带的效果一般较好;再者应视患膝的肌肉条件,即使施行了手术,然无良好的肌肉控制,同样不能达到满意的疗效;第四,年龄、职业因素不能忽视。手术主要采用关节镜对膝关节损伤的韧带进行修复。

八、膝关节僵直与强直

(一)概述

膝关节僵直一般是由于膝关节内或其周围组织结构受损伤所致,尤其是伸膝结构损伤,表现为膝关节主动或被动活动范围部分,影响患者的日常活动;一旦膝关节活动完全丧失,关节间隙间有骨性结构通过,则称之为强直。本节主要以膝关节僵直进行讲述。

(二)病因及发病机制

造成膝关节主动或被动活动范围受限的原因很多,急性受伤期或关节炎症处理不当、关节内外韧带损伤、不正确的围术期功能锻炼、不理想的移植物、术者不正当的操作等都可引起关节粘连,最终引起僵硬与强直。主要表现为关节内肉芽组织增生、结缔组织变形挛缩、增生性闭塞性脉管炎及巨细胞反应;滑膜及结缔组织增生;软骨退行性变,软化、骨化;钙化及新生骨形成;肌腱及韧带和支持带退行性变。

(三)分类

膝关节僵直的分类,国际上尚无统一标准。根据粘连部位将其分为关节内型、关节外型和混合型;根据屈伸角度可分为伸直受限、屈曲受限和混合型。

(四)临床表现

患者往往有明确创伤史、手术史及以往的治疗史。膝关节伸屈功能不同程度的受限,伸屈活动时可出现关节疼痛,严重者伸直位出现膝关节强直;膝关节周围软组织肿胀、硬韧、无弹性;股四头肌及肌腱纤维化、挛缩,弹性及活动度减小;髌骨活动度变小;皮肤挛缩。

(五)辅助检查

X线可见骨质疏松,软组织钙化,特殊病例可见骨畸形。MRI可明确关节内外的结构病变的部位和程度,为手术做参考。

(六)治疗

1.非手术治疗

对于粘连不严重、病变轻、时间不长(<3个月)者,多采用正规的手法松解的体疗康复或推拿按摩,大部分患者可治愈。3个月至半年多者可考虑在麻醉下手法松解才能成功。

2.手术治疗

粘连时间超过半年以上,非手术治疗效果欠佳以及合并伸膝装置损伤的患者应考虑手术治疗。另外患者对其膝关节功能恢复的期望值,也是考虑是否手术治疗的重要参考因素。最常见的外科处理方法是行粘连松解术,以往以关节切开松解及股四头肌成形术为主,经典术式为Thompson及Judet的股四头肌成形术,还有一些在此基础上的改良术,适用于由股四头肌短缩引起者。

目前普遍认为此类手术缺点为手术创伤大、疼痛剧烈、影响康复训练。近年来,关节镜下行粘连松解术在国内外应用日渐普及,相对于传统切开松解术来说,有创伤小、适应证广、效果好、术后可以早期开始康复训练的优势。关节镜下松解术主要适用于关节内粘连和关节囊挛缩引起的关节僵直。

第九章　踝、足关节疾病

第一节　关节损伤与脱位

一、踝关节损伤与脱位

(一)概述

踝关节是人体负重最大的关节,日常生活中行走和运动等活动时承受着 2～5 倍人体重量的应力。踝关节的组成和稳定主要是依靠骨性结构和韧带结构。骨性结构包括胫腓骨远端和距骨,其中胫骨远端膨大并向内下方突出形成内踝,胫骨下端后缘向后突出形成后踝,腓骨远端膨大形成外踝、由内踝、外踝和胫骨下端关节面构成踝穴,包容距骨体。距骨分为体、颈、头三部分,其中距骨体马鞍形顶与胫骨平台所构成的关节是踝关节的主要组成部分,其两侧的关节面还与相应的内、外踝构成关节。韧带结构主要包括下胫腓复合体和内外副韧带复合体。下胫腓复合体由下胫腓前韧带、下胫腓后韧带和骨间韧带组成,而内侧副韧带(三角韧带)由浅层的胫跟韧带和深层的前后胫距韧带组成,外侧副韧带由距腓前韧带、跟腓韧带和距腓后韧带组成。上述骨性结构和韧带的损伤可引起踝关节骨折或脱位,对关节功能造成严重影响,最终可能导致踝关节骨关节炎的发生。

(二)病因损伤机制及分类

踝部骨折脱位多由间接暴力所致,偶尔由直接暴力引起。大多数是在踝跖屈扭伤时,暴力传导引起踝部骨折。由于间接暴力的大小、作用方向、受伤时踝部姿势各不相同,因此踝部骨折脱位的表现常常不同。

踝部骨折脱位最常用的分类方法是 Lauge-Hansen 分类。根据踝关节受伤时外力作用的方向、足部所处的位置以及不同的创伤病理改变,分为旋后-内收型、旋后-外旋型、旋前-外展型、旋前-外旋型和旋前背屈型。Lauge-Hansen 分类方法按照损伤机制进行分类,对手法复位及固定具有指导意义,同时也便于发现韧带损伤等隐性损害。但该类分类方法主要针对间接暴力,没有对直接暴力造成的损伤进行分类。

(三)临床表现和诊断

踝关节受伤后,局部肿胀明显,瘀斑,出现内翻或外翻畸形,活动障碍。局部肿胀、压痛和功能障碍是踝关节骨折脱位的主要临床表现。查体可扪及局限性压痛点。诊断主要依靠有无暴力史,查体有无明显畸形及活动障碍,影像学检查可确诊。

(四)相关检查

1.X 线片

常用的踝关节 X 线摄片包括踝关节正侧位和功能位摄片。对于复杂的不能完全排除的踝关节损伤,需要行特殊位置的踝关节 X 线片,如踝穴位(踝关节内旋 20°行前后位摄片)、斜位和应力位,从而更加准确地显示损伤的程度和类型。

2.CT 扫描

在轴位、矢状位和冠状位对踝关节进行扫描,有助于评估骨折的范围、骨折块大小、移位程度等,能更好地显示关节内骨折,尤其是在诊断距骨滑车骨折时有特殊意义。术前 CT 三维重建图像对制订术前计划和指导手术也有很大帮助。

3.MRI 扫描

踝关节损伤多合并周围韧带损伤。MRI 可以清晰地显示肌肉、肌腱、韧带等软组织影像,对于踝关节周围韧带损伤的程度和术中修复具有一定的参考价值和指导意义。

(五)治疗

踝关节骨折脱位一旦诊断明确,在全身条件允许的情况下,应及早治疗,包括闭合复位或切开复位内固定。需要手术但全身状况不允许时,需要初步闭合复位加临时固定。治疗的目的在于良好的骨折复位,恢复踝关节功能,避免日后出现创伤性关节炎,因此在治疗时应尽量达到:①恢复踝穴的正常解剖关系;②踝关节负重面必须与小腿纵轴垂直;③踝关节的关节面应尽量光滑。

1.单纯内踝骨折

(1)非手术治疗:适用于单纯无移位的内踝骨折或对踝关节功能要求不高的患者,可选择石膏固定。

(2)手术治疗:对于踝关节功能要求较高、移位的内踝骨折,可选择内固定治疗。骨折块复位后根据骨块大小可选择用 2 枚 4mm 的松质骨拉力螺钉固定,或 1 枚拉力螺钉、1 枚克氏针固定,对于骨折块太小或粉碎性骨折无法使用螺钉时,可用 2 枚克氏针加张力带钢丝固定。对于单纯内踝骨折应考虑有无外侧副韧带损伤可能。

2.单纯外踝骨折

对于单纯的外踝骨折而言,在选择治疗方式时应更加慎重。对于同时伴有内踝骨折、踝关节稳定性丧失的患者,外踝的复位固定非常重要。

3.双踝骨折

双踝骨折伴有或不伴有内外侧副韧带联合损伤,踝关节的稳定性受到破坏,胫距关节接触面减少,关节的正常应力传导受到影响,应选择手术切开复位内固定。手术多在伤后早期 12 小时内、软组织肿胀不明显时进行。若伤后时间超过 12 小时、软组织明显肿胀,则需要延长手术等待时间至伤后 1~2 周、肿胀消退后。骨折的固定以钢板+螺钉内固定为主,或拉力螺钉固定。

4.三踝骨折

三踝骨折指除内外踝骨折外,胫骨远端后唇同时发生骨折移位,造成踝关节后外侧移位和足部旋后的外旋畸形,多由外展或外旋暴力造成。该类骨折的治疗原则及复位指征与双踝骨折相同。后踝骨折若累及 25%~30%以上的踝关节负重面,则应该行解剖复位和内固定。术中需先复位外踝,由于下胫腓后韧带的牵拉,外踝的复位可以使后踝骨折块满意复位。另外也可采用用力背伸踝关节,通过后关节囊的牵拉作用来复位后踝骨折块。对于后踝骨折块的固定可选用松质骨螺钉由后向前固定或埋头拉力螺钉由前向后固定。

5.难复性踝关节骨折

难复性踝关节骨折脱位常常发生在外踝骨折伴有内侧副韧带或下胫腓联合损伤的情况。由于撕脱的内侧副韧带或胫后肌腱、血管神经嵌在内踝和距骨之间,闭合复位往往不能取得满意效果,多采用手术复位。术中需要将内踝处的嵌入物清除,重新修复内踝处撕裂的韧带并复位外踝的骨折块。

二、足部骨折脱位

(一)概述

足部共计有跗骨 7 块、跖骨 5 块及趾骨 14 块。26 块骨之间形成复杂的关节,包括距下关节、距舟关节、跖趾关节等,以满足人体对足功能的要求。关节周围有众多韧带结构对关节进行加固。足按稳定性可分为内侧柱、中柱和外侧柱。按功能解剖可分为前足、中足和后足。前足由 5 块跖骨和 14 块趾骨组成,两者之间共同形成跖趾关节。中足由 5 块跗骨组成,包括 3 块楔骨、舟骨和骰骨。后足由跟骨和距骨组成。

正常情况下足非常稳定,一方面依赖于足部骨骼之间的紧密结合,另一方面依赖于关节周围的软组织结构,包括关节囊和韧带。足弓的存在使得重力从踝关节经距骨向前分散到跖骨小头,向后传向跟骨,以保证直立时足底支撑的稳定性。上述足部骨骼或关节的损害都可能引起骨折脱位,使得正常人体足的应力传导受到影响,从而影响足的功能。

(二)距骨骨折脱位

1.概述

距骨参与形成踝、距下和距舟等关节,在下肢功能中起重要作用,一旦损伤对患者足功能影响巨大。但目前距骨骨折脱位仍然是一种使骨科医生感到棘手的损伤类型,缺乏一种明确而有效的方法对其进行治疗。

2.病因学及分类

距骨骨折脱位最常见的原因是创伤,包括直接暴力和间接暴力。距骨骨折脱位临床常用的分类包括 Coltat 分类和 Matti-Weber 分类。

3.临床表现

有明确的外伤史,多为高处跌落的直接暴力造成。临床常表现为踝关节下方肿胀、疼痛,不能站立和负重行走。距骨颈骨折常表现为踝关节前下部有压痛和足的纵轴挤压痛。伴有距骨脱位者可见局部有明显凸起,蹈趾多有屈曲挛缩,足外翻、外展。若为距骨后突骨折,可有明显踝关节后部压痛,同时在踝关节背伸或跖屈状态可引起疼痛加重。

4.相关检查

距骨的正位和侧位 X 线片常可做出诊断。对骨折进行切开复位内固定时,应常规行 CT 扫描,三维重建图像对制订术前计划和指导手术过程也有所帮助。对于距骨坏死的诊断早期常采用敏感性较高的 MRI。

5.诊断

有明确暴力史,踝关节下方明显肿痛伴有活动障碍应考虑距骨骨折可能。X 线片可明确诊断。

6.治疗

(1)距骨头骨折:无移位的、稳定的距骨头骨折应采用非负重小腿石膏固定4周,并逐渐过渡到负重行走。不稳定的、明显移位的骨折需要行手术切开复位内固定。手术入路常常采用前内侧入路,经胫前肌肌腱内侧进行切开复位。距骨头骨折很难使用钢板固定,固定方式往往选择克氏针、螺钉或可吸收螺钉。术后2周左右进行早期锻炼,6周左右逐渐负重。对于粉碎性骨折,若距骨头形态恢复可,可使用外固定器固定;若无法复位固定,可行距舟关节融合。

(2)距骨颈骨折:距骨颈骨折约占距骨骨折的50%。由于供应距骨的血供由距骨颈处进入距骨,因此距骨颈骨折后易引起距骨坏死。距骨颈骨折常常根据Hawkins分类来选择治疗方式。Hawkins将距骨颈骨折分为四型:Ⅰ型,无移位的距骨颈骨折;Ⅱ型,移位的距骨颈部骨折合并距下关节脱位或半脱位;Ⅲ型,移位的距骨颈部骨折伴有距骨体完全脱位和距下关节脱位;Ⅳ型,上述后两种类型同时伴有距舟关节脱位。

Hawkins Ⅰ型,即无移位的距骨颈骨折,常常采用非负重小腿石膏固定6~12周,其后逐渐过渡到负重。于Hawkins Ⅱ型、Ⅲ型和Ⅳ型骨折损伤,由于闭合复位很难达到解剖复位,原则上应尽快切开复位内固定。早期的手术复位可能会降低距骨发生坏死的概率。手术入路常常选择经前内侧入路,能较好地暴露骨折并且容易延长切口以便做内踝截骨。多选择螺钉固定,内固定的最佳部位是距骨头外侧,从后向前植入螺钉。对于合并距下、距舟关节脱位者,还需要进一步复位脱位关节。术后需要石膏固定6~8周,并逐渐负重。

(3)距骨体骨折:距骨体骨折同样可能发生坏死,同时相对于距骨颈骨折而言,其发生创伤后距下关节炎的可能性明显增加。无明显移位的距骨体骨折可采用石膏固定6~8周,其后逐渐负重。对于有移位的距骨体骨折,如手法复位效果较好,可在手法复位后予以石膏固定。如复位失败,应予以切开复位内固定。手术入路多选择内外侧两个切口分别进入踝关节和距下关节,充分显露骨折和距骨关节。对于较小的骨折片可予以切除。严重的粉碎性骨折,若无法有效复位,可能需要切除距骨体,同时行Blair融合术或跟、胫融合术。

(4)距骨外侧、内侧或后侧突骨折:距骨骨折可累及距骨体的外侧突、后侧突或三角韧带深部附着部的内侧突。对于该类骨折而言,若无明显移位或骨折未累及距骨后关节面,常采用非负重石膏固定6~8周,并逐渐负重。如果骨折有明显移位,则具有手术治疗指征,手术方式可选择切开复位内固定或骨折块切除术。

(三)跟骨骨折脱位

1.概述

跟骨是由一薄层的骨皮质包绕松质骨组成的不规则长方形结构,包括六面和四个关节面,其中前距、中距和后距分别与距骨的前跟、中跟和后跟组成距下关节。跟骨外侧皮质较薄,骨面较为平坦。内侧皮下软组织厚,骨面呈弧形凹陷,载距突在内侧中1/3形成突起。跟骨后方宽大,向下移行为跟骨结节。跟骨常用的测量指标包括Bolher角和Gissane角。正常跟骨参与足部的负重和运动,其与距骨形成的距下关节主要运动方式为跖屈一旋后.内收,能在足部活动中很好的辅助踝关节活动。跟骨骨折脱位是足部常见的损伤,多见于青壮年,严重损伤时多遗留并发症。

2.病因学及分类

跟骨骨折的病因多为暴力损伤,其中以直接暴力多见。按暴力作用的机制不同分为三类,包括撕脱应力、垂直压缩应力和剪切力。跟骨体骨折 Sanders 分型基于冠状面 CT 扫描,将跟骨骨折分为四型:Ⅰ型:无移位骨折(移位<2mm);Ⅱ型:一条骨折线、两部分骨折块,骨折移位明显(移位>2mm),根据骨折位置在 A、B、C 不同的三点又分为ⅡA 型、ⅡB 型、ⅡC 型;Ⅲ型:两条骨折线、三部分骨折,根据骨折位置分为ⅢAB 型、ⅢBC 型、ⅢAC 型;Ⅳ型:三条骨折线、四部分骨折块及以上,即ⅣABC 型。

3.临床表现

有明确的外伤史,多为高处跌落或交通事故。男性青壮年多见。临床常见足部明显肿胀,剧烈疼痛伴有足部功能障碍。部分严重患者可出现足部感觉障碍及足部明显畸形。

4.相关检查

诊断常用 X 线检查。常用的投照位置包括足前后位和侧位。其中前后位可判断骨折是否波及跟骰关节,侧位片可显示 Bolher 角和 Gissane 角的变化。部分患者可拍摄跟骨轴位片以显示跟骨宽度变化及跟骨内外翻情况。关节内骨折或需要行手术治疗的患者需行 CT 检查,以了解关节面损伤情况。

5.诊断

有明确暴力史,后足明显肿痛伴有活动障碍应考虑跟骨骨折可能。X 线片可明确诊断。

6.治疗

跟骨骨折治疗方案的选择应该根据患者的年龄、全身情况、局部情况、损伤后时间、骨折类型、软组织情况和医生的经验进行综合判断。对于关节外骨折、移位不明显者多采用保守治疗,包括闭合复位石膏固定、牵引固定或穿针固定等。切开复位可可很好的恢复关节面和跟骨轴线,并可纠正短缩畸形和内外翻畸形,常常用于关节内骨折、移位明显的患者。手术多选择外侧 L 形切口,固定方式可根据骨折类型选择钢板或螺钉。术后患者可早期活动,术后 6~10周部分负重,12~16 周逐步完全负重。

(四)跗跖关节骨折脱位

1.概述

跗跖关节是由足部三块楔骨和骰骨的远侧面与 5 个跖骨底构成的平面关节,跗跖关节损伤又称为 Lisfranc 骨折,涉及轻度扭伤、轻度半脱位、骨折脱位、骨折明显移位等多种范围。跗跖关节是中足的重要结构,在行走时完成将重力由中足向前足传导,并在行走步态中支撑体重。因此,跗跖关节一旦损伤会严重影响步态。

2.病因学和分类

跗跖关节的损伤常常由暴力造成,包括直接暴力和间接暴力。直接暴力多由重物坠落砸伤及车轮碾压所致,其作用机制相对简单,不同的直接暴力造成不同的骨折、脱位类型。间接暴力的作用机制相对复杂,常见的两种类型包括前足外展损伤和足跖屈损伤。前者是由于后足固定、前足受到强力外展应力时发生的跗跖关节损伤。后者是由于足极度跖屈时、足的纵轴受到压缩外力的影响造成跗跖关节脱位。临床常常根据 X 线片对跗跖关节损伤进行分类,多分为 A 型、B 型、C 型三类。A 型又称为同向型损伤,即所有 5 个跖骨同时向一个方向脱位,通常向背外侧脱位,常伴有第 2 跖骨基底或骰骨骨折。B 型又称为单纯型损伤,即仅有 1 个或几个跖骨脱位,其中 B1 型为单纯第 1 跖骨脱位,B2 型为外侧数个跖骨脱位。C 型又称为分离型损伤,即第 1 跖骨与其他 4 个跖骨向相反方向移位,其中 C1 型只波及部分跖骨,C2 型波及全部跖骨。

3.临床表现

常常有外伤史。临床常见中足肿胀,剧烈疼痛伴有足部功能障碍。患者不能负重是跗跖关节损伤的间接表现。查体可发现中足局部压痛和肿胀,部分皮肤出现瘀血。另外可采用旋转试验对跗跖关节进行检查,该方法具体为提、压第 2 跖骨头,通过对第 2 跗跖关节施加应力来诱发跗跖关节疼痛进而获得阳性结果。对于跗跖关节损伤的诊断应全面而仔细,以便发现微小损伤,特别是通常在 X 线片上不显示移位的第 1 跗跖关节。

4.相关检查

对于跗跖关节损伤常规行 X 线片检查,包括正侧位片和 30°斜位片。其中具有重要参考价值的指标包括:①前后位 X 线片中可见第 2 跖骨干内侧面与中间楔骨内侧面在一条直线上;第 1、2 跖骨间的基底间隙和内、中楔骨的间隙基本相等。②斜位 X 线片中可见第 4 跖骨干内侧面与骰骨内侧面在一条直线上;第 3 跖骨内缘和外侧楔骨内缘在一条直线上;第 2、3 跖骨基底间隙和内、中楔骨间隙相等。上述指标正常时,还需要拍摄负重位、应力位 X 线片,以利于发现隐匿性损伤,对于复杂的、需要手术治疗的跗跖关节损伤还需要行足部 CT 扫描,从而更加清晰地明确跗跖关节的解剖关系,有助于发现轻微损伤,并且可显示软组织与骨折块嵌塞情况。

5.诊断

有明确暴力史,中足明显肿痛伴有活动障碍应考虑跗跖关节骨折可能。X 线片和 CT 可明确诊断。

6.治疗

对于跗跖关节损伤而言,其治疗原则是恢复受累关节的解剖对线。对于无明显移位或移位小于 2mm 的损伤可采用闭合复位,复位后予以非负重石膏固定 6～8 周再予以负重石膏固定 4～6 周。对于复位后石膏固定不稳、可能出现再次移位时,可予以克氏针经皮交叉固定或空心钉固定,再用石膏联合固定。术后 6～8 周取出克氏针。对于闭合复位失败、骨折移位明显、解剖结构异常的患者,需要行切开复位内固定,以便尽可能达到解剖复位。切口常常选择足背第 1、2 跖骨基底间纵向切口,必要时可加开第 4、5 跖骨基底背侧纵向切口。复位满意后可选择克氏针、空心钉或松质骨螺钉进行骨折,其中第 1、2、3 跗跖关节损伤常选用螺钉固定,第 4、5 跗跖关节常选用克氏针固定。术后 2～3 周逐渐开始功能锻炼,4～6 周部分负重,6 周后完全负重。术后 6～8 周可拔出克氏针,术后 3 个月取出螺钉。

(五)跖趾关节骨折与脱位

1.概述

跖骨骨折常见于暴力直接损伤,如重物砸伤,也可见于间接暴力损伤。跖趾关节脱位相对少见,多为过伸损伤引起的背侧脱位。

2.病因

直接暴力或间接暴力造成跖趾关节骨折与脱位。

3.临床表现

有明确的外伤史。损伤处疼痛明显,伴有局部皮肤肿胀及瘀斑。查体跖趾关节局部有明显压痛,可伴有畸形。跖趾关节脱位时可见远端趾骨背伸或跖屈移位。

4.相关检查

常规的足部正侧位、斜位X线片可显示有无骨折,骨折的类型,骨折移位的情况,有无撕脱骨折,是否伴有脱位,脱位的方向。

5.治疗

趾骨骨折可予以手法复位,固定在相邻的足趾即可。如为严重粉碎性骨折可切除末节趾骨。跖骨骨折可予以骨折复位石膏固定,也可采取克氏针固定。伴有跖趾关节脱位时,可与局麻下手术复位。复位稳定时可予以小夹板固定3~4周,后逐渐负重;复位不稳定时可予以克氏针固定,3~4周后拔出克氏针。不能满意复位者可予以切开复位内固定。

三、韧带损伤

(一)概述

踝关节的韧带结构主要包括两个韧带复合体,即下胫腓联合复合体和内外侧副韧带复合体。下胫腓联合复合体包括了下胫腓前韧带、下胫腓后韧带、下胫腓横韧带和骨间韧带三部分,其中骨间韧带最为坚强,下胫腓前韧带最为薄弱,因此下胫腓联合后方的损伤多表现为胫骨后结节的撕脱骨折,前方的损伤多表现为下胫腓前韧带的撕裂。踝关节内外侧副韧带从两侧加强关节囊,其中外侧副韧带自前向后分为距腓前韧带、跟腓韧带和距腓后韧带。外侧副韧带主要作用为防止足内翻,并且可以防止距骨向前移位。内侧副韧带主要由浅层的胫跟韧带和深层的前后胫距韧带组成,其主要作用为对抗后足的外翻应力,并且能限制距骨侧向移位。与骨折脱位相比,上述踝关节韧带结构的损伤同样可以引起踝关节不稳,损伤严重时还需要行手术治疗。

(二)下胫腓联合损伤

1.病因及损伤机制

下胫腓联合损伤的常见机制为暴力使距骨在踝穴内外展或外旋,从而导致韧带损伤。其中外旋应力是引起下胫腓联合损伤的主要暴力原因。当外旋暴力作用于踝关节时,腓骨远端发生外旋和后移,进而使得下胫腓前韧带张力逐渐升高直至断裂,而下胫腓后韧带保持完整并作为铰链连接胫骨和腓骨远端,使两者之间保持最低分离。当外旋暴力过大或伴有足外展并累及骨间膜时,则下胫腓联合主要韧带完全断裂,下胫腓联合完全分离。目前对下胫腓联合损伤的分类无统一标准,主要可以分为韧带部分损伤和完全损伤。

2.相关检查和诊断

对于下胫腓联合损伤的诊断主要依靠影像学检查。国外文献指出,X线片正常的下胫腓联合的解剖关系包括:前后位或踝穴位片上下胫腓骨间隙≤6mm;前后位片上胫腓骨重叠>6mm或大于腓骨宽度的42%;踝穴位片上胫腓骨重叠影>1mm。上述指标的异常应怀疑有下胫腓联合损伤。另外有学者指出,在没有腓骨骨折的情况下,踝关节内侧间隙增宽是判断下胫腓联合分离的最可靠 X 线证据。在常规 X 线片无法明确而又高度怀疑下胫腓联合有损伤的情况下,应该进一步行双侧踝关节 X 线片对比或拍摄应力位 X 线片。必要时可考虑进一步行 MRI 检查以明确是否有韧带损伤以及损伤的程度。另外,术中 Cotton 试验、外旋试验、挤压试验、腓骨横移试验和侧向试验等对于下胫腓联合损伤的诊断具有一定的参考价值。

3.治疗

恢复下胫腓联合的解剖关系对于踝关节的功能非常重要,治疗的原则主要是复位和固定。大多数急性单纯性下胫腓联合损伤(隐性)可通过保守治疗达到较好的效果,治疗方法多采用非负重石膏固定 6～8 周,其后逐渐负重。

目前认为手术治疗的适应证包括:腓骨骨折线在踝关节水平以上 4.5cm 同时伴有三角韧带断裂;不行固定的腓骨近端骨折合并下胫腓联合损伤;术中在固定内、外踝骨折后,向外牵拉腓骨外移超过 3～4mm;陈旧性的下胫腓联合分离;保守治疗复位后不稳定,保守治疗失败。固定方法多采用 1～2 枚直径 3.5～4.5mm 的皮质骨螺钉紧靠下胫腓联合的上方、平行于胫距关节且从后向前倾斜 25°～30°进行固定。固定下胫腓联合时踝关节应处于背伸位,可以避免踝穴狭窄而导致关节背伸受限。其目的在于使踝关节在活动中适应下胫腓联合的正常微动。皮质骨螺钉至少穿透 3 层骨皮质,也有研究认为需穿透 4 层骨皮质。术后需制动并限制负重,以防内固定松动断裂。术后 8～12 周应常规取出内固定材料,以免限制踝关节活动或导致螺钉断裂。

(三)外侧副韧带损伤

1.病因及损伤机制

相对于内侧副韧带而言,外侧副韧带的损伤在临床上更为常见.其原因主要是外踝较内踝位置更低,外侧副韧带较内侧副韧带薄弱且足内翻肌群的肌力较外翻肌群更大。当快速行走或运动时,足若来不及协调位置,容易造成内翻跖屈位着地,足受到内翻应力,从而使得外侧副韧带受到牵拉直至损伤。暴力较大时可引起外侧副韧带的完全断裂。临床上将外侧副韧带损伤分为部分损伤或完全断裂。

2.相关检查和诊断

对于外侧副韧带损伤的诊断主要依靠病史和影像学检查。患者有明确外伤史,查体踝关节外侧明显肿胀、压痛,伴有或不伴有骨折脱位,可考虑外侧副韧带损伤可能。目前临床上常用三个试验来判断踝关节侧副韧带损伤的范围及踝关节不稳的程度,包括:内翻或外翻应力试验、前后位应力试验、关节造影术。影像学检查常拍摄踝关节正位和侧位,必要时可加摄应力位。目前的研究结果认为,正常踝关节内翻位下距骨的倾斜度最大不超过 10°,若距骨倾斜在 5°～15°者为距腓前韧带损伤,15°～30°者为距腓前韧带和跟腓韧带损伤,30°以上者表明外侧副韧带复合体完全断裂。对于 X 线片无法确诊而高度怀疑有外侧副韧带损伤者,可行 MRI 检查,对于软组织损伤的诊断具有一定的参考价值。

3.治疗

对于外侧副韧带损伤而言,如为单纯的距腓前韧带损伤,可通过制动来治疗,常用的方法为足外翻、踝背屈位 8 字绷带加压包扎制动,或辅以石膏固定,2～3 周去除固定。对于胫腓前韧带合并跟腓韧带损伤者,可予以手术治疗,主要通过缝合撕裂的韧带末端来达到恢复外侧韧带支撑的目的。韧带止点撕脱者,可将韧带缝于邻近的腱膜组织上,或在骨上钻孔缝合,也可采用铆钉重建韧带止点。对于外踝远端撕脱骨折者,可予可吸收缝线经骨折近端钻孔与穿过韧带近骨折片部位缝合固定。若撕脱骨折片较大,可用小螺钉固定,或选择克氏针加张力带钢丝固定。术后常予以石膏外固定3～4周。外侧副韧带完全断裂相对少见,常予以手术治疗,其治疗方法与胫腓前韧带和跟腓韧带损伤相似。

(四)内侧副韧带损伤

1.病因

踝关节内侧副韧带较为坚固,且外翻肌群力量相对不足,故足外翻暴力一般引起外踝骨折,单纯的内侧副韧带损伤较为少见。内侧副韧带损伤多数情况下易合并胫腓下联合韧带损伤或内踝撕脱骨折,有时可伴有下胫腓韧带、骨间膜的损伤,出现下胫腓分离。

2.相关检查和诊断

有明确受伤病史,临床主要表现为内踝处肿胀、疼痛,伴有内侧副韧带止点压痛。相对于外侧副韧带损伤而言,内侧副韧带损伤无确定的检查方法,有部分学者建议采用外翻距骨倾斜试验。影像学检查X线片可见踝穴增宽,距骨体和内踝间隙增大。MRI检查具有一定的参考价值。

3.治疗

单纯的内侧副韧带损伤可予以石膏固定于内翻位4～6周,然后穿矫正鞋4～6个月。如有证据显示患者在受伤时出现无法复位的移位,可考虑手术探查切除嵌入关节间隙的软组织。合并外踝骨折时可予以手术治疗固定外踝骨折并石膏固定。如有明显的外翻不稳时,可手术探查内侧副韧带,如从韧带止点上撕脱可予以铆钉重建止点。

第二节　慢性劳损性疾病

一、跗管综合征

1.概述及解剖

跗管综合征又称为踝管综合征,1982年Keck首先报道该病,其主要原因为胫后神经在胫骨内踝下后方被屈肌支持带与跟骨组成的骨-韧带管卡压而引起的一系列临床表现。一般以单侧发病多见,有时可与腕管综合征同时发病。

跗管位于踝关节内踝的后下方,是一无弹性的骨纤维管道,由屈肌支持带、内踝、距骨、跟骨、三角韧带和跟腱共同形成。跗管内包含多种内容物,由前向后依次为胫后肌腱、趾长屈肌肌腱、胫后动静脉、胫神经和踇长屈肌。胫神经从小腿后部伴行胫后动静脉进入跗管,在跗管上段变粗变扁并分为两条终末支,及足底内侧神经和足底外侧神经。当跗管内压力增高时,足底内侧神经始端和胫神经末端将直接或间接受到压迫,先出现足底内侧神经分布区的症状,而后出现胫神经分布区的症状,临床称之为跗管综合征。

2.病因

本病最常见的原因是踝关节反复扭伤,足踝部过量活动或突然急剧增加踝关节的活动,跗管内肌腱因摩擦增加而产生腱鞘炎,使肌腱水肿增粗,从而使得跗管内压力增加,胫神经受到压迫而产生相应症状。跟骨或距骨的内侧部位骨折压迫跗管外侧壁,形成瘢痕或骨性增生,也可减少跗管的容积,使得胫神经受压。另外,跗管内产生的神经鞘瘤或蹈展肌肥厚,也可使跗管内压力增加而产生神经受压的症状。其他的先天性异常如外展蹈趾肌肥大或出现副外展蹈趾肌也可引起该病。全身性疾病如甲状腺功能不全引起的水肿等也可诱发该病。少数老年人因足弓塌陷,足内部肌肉挛缩或跗跖关节炎也可表现出该病。跗管内压力增加,使神经受压发生功能性改变,神经短期受压与缺血,产生神经支配区的疼痛和感觉异常。长期压迫可引起神经变性,肌肉萎缩、乏力等症状,解除压迫后症状恢复不明显。

3.临床表现

本病好发于青年男性,最早症状表现为长久站立或行走时内踝后下部有轻度麻木及烧灼样疼痛,局部有压痛。休息制动后症状减轻或消失,活动后症状加重,反复发作。其后患者症状逐渐加重,疼痛延伸至足底,表现为沿足内侧至足底、足趾有烧灼样疼痛,夜间或行走时疼痛加重。疼痛可向膝部放射。同时可伴有足底皮肤感觉减退或感觉异常。后期上述症状继续加重,并可出现神经营养和自主神经功能障碍,表现为足趾部皮肤干燥、不出汗、脱皮、皮色青紫等表现,严重者可出现蹈展肌、小趾展肌、第1和第2骨间肌的肌肉萎缩。查体踝关节外翻时因牵拉作用可使疼痛加剧。叩击内踝屈肌支持带时可出现疼痛加剧并向足底放射,或出现足底针刺样疼痛,即 Tinel 征阳性。

4.相关检查

X线检查少数患者可见距骨或跟骨内侧有骨刺或骨桥形成。MRI 检查可见跗管内炎症水肿影响。胫神经肌电图检查有助于明确诊断。

5.诊断

根据病史、体征和辅助检查明确诊断。

6.治疗

对于初次发作、临床症状轻微的患者,可予以限制活动、休息制动等保守治疗。局部热敷对疼痛的缓解具有一定的帮助。对于休息后疼痛缓解不明显者,可予以局部封闭治疗,常用氢化可的松跗管内注射,能减轻神经水肿和粘连,明显缓解症状。

对于保守治疗效果不佳或无效、症状反复发作,或跗管内器质性病变,如跗管周围外伤或骨折引起跗管内瘢痕形成或骨质增生,均应采用手术治疗。手术的目的是切开跗管并切除跗管内增生组织,松解粘连从而解除神经压迫。手术常取内踝后缘至内踝尖的弧形切口,显露跗管处的屈肌支持带并纵行切开,仔细分离跗管内容物,松解粘连,清除多余骨质或腱鞘囊肿,解除神经压迫。必要时可于跗管内注射氢化可的松以减轻水肿和防止术后粘连。

二、跟痛症

1.概述

跟痛症是以足跟疼痛而命名的、由一系列疾病导致的足跟部疼痛综合征。跟痛症的发生与劳损和退化有密切关系,常见的病因包括足跟纤维脂肪垫炎、跟骨骨刺、跖筋膜炎、跟骨滑囊炎等。按部位可把跟痛症分为跟跖侧疼痛和跟后疼痛。跟跖侧疼痛常有跖腱膜炎、跖腱膜断裂、跟脂肪垫炎、跟骨骨折、跟骨骨膜炎等原因引起;跟后疼痛主要由跟腱炎、跟腱滑囊炎等原因引起。另外,其他一些全身结缔组织疾病,如类风湿关节炎、痛风性关节炎、强直性脊柱炎等也可引起足跟疼痛。

2.病因

任何可能引起足跟部疼痛的疾病都可能引起跟痛症,主要原因病因包括跖筋膜炎、跟腱止点滑囊炎、跟骨下脂肪垫炎。跖筋膜炎造成跟痛症的主要原因是由于年龄增大使得足部肌肉、韧带力量减弱,造成跖筋膜牵拉跟骨的力量增大,进而引起跖筋膜起点部发生微小撕裂,继发炎症引起疼痛。另外,跖筋膜跟骨止点处的骨膜炎和跟骨内侧结节的疲劳骨折,以及屈趾短肌止点炎症和水肿导致足底外侧神经卡压也是跖筋膜炎出现跟痛症的原因之一。跟腱止点滑囊炎引起跟痛症的主要原因是由于鞋后方与跟骨结节之间反复摩擦,导致跟骨结节处滑囊发生慢性无菌性炎症,使得滑囊增大、囊壁增厚,从而引起跟痛症表现。跟下脂肪垫在外伤后可出现局部充血、水肿、增生,进而导致跟痛症的发生。

3.临床表现

本病多发生于中年以后的肥胖者,男性发病率高于女性,一侧或两侧同时发病。大多数为慢性起病,常伴有类风湿关节炎、骨关节炎等。主要临床表现包括站立或行走时跟骨跖侧疼痛,疼痛可沿跟骨内侧向前扩展到足部。清晨起床后行走时疼痛最为明显,进一步活动后疼痛可逐渐缓解,但长期活动后症状可再次出现。查体可见足跟前内侧肿胀,跟骨内侧结节及跖腱膜起点 2~3cm 处有明显压痛。

4.相关检查

辅助检查主要依靠影像学。部分 X 线片可见跟骨结节跖侧有骨刺形成。B 超或 MRI 检查可发现跖腱膜增厚、水肿。

5.治疗

对于早期的、临床症状轻微的跟痛症,多数患者可采用保守治疗。适当减少活动量,减少跟骨受到撞击的活动,多休息患肢。肥胖患者需控制体重,减轻体重对跟骨的压力。对于跟腱挛缩引起跖筋膜炎、进而诱发跟痛症的患者,适度牵拉跟腱和跖筋膜有助于炎症的消退。对于经过牵拉锻炼后疼痛缓解不明显的患者,可予以局部痛点封闭治疗,常用氢化可的松 12.5~25mg 加入 1%~2% 普鲁卡因 0.5~2ml 局部注射,每周 1 次,1~3 次为一疗程。体外震波疗法对诸如跟痛症等慢性疼痛性疾病具有一定的疗效。对于保守治疗无效的患者可考虑行手术治疗。手术方式主要采用跖筋膜部分切除术,即从跖筋膜止点内侧切断 35% 左右,必要时可同时切除增生的跟骨骨刺。由于跖筋膜对维持足弓有重要作用,完全切断跖筋膜可引起患者步行无力,因此目前不主张完全切断跖筋膜。

第三节 特殊类型疾病

一、行军足

1.概述

行军足又称为跖骨疲劳性骨折,多见于长途行军的战士。行军足好发于第 2、3 跖骨,是由于肌肉过度疲劳导致足弓下陷,引起第2、3跖骨负重增加,超过跖骨头自身负荷极限而引起的骨折。

2.病理生理机制

正常骨骼的破骨和成骨活动处于平衡。如果对骨骼施加的应力超过了其本身负荷的极限,会引起破骨代谢增加。当破骨代谢明显增加而成骨活动又不能及时加以修复时,就可能在骨骼局部发生微细的骨折,其继续发展就可能造成疲劳性骨折。在行走或运动中,足的第2、3跖骨需要承受较大的应力。长期剧烈的运动或长途行走后可能出现第2、3跖骨微骨裂,严重时可出现骨折,即行军足。

3.临床表现

近期有剧烈运动或长途行走史。临床主要表现为前足局部疼痛,不能正常行走。查体第2、3跖骨局部压痛明显,足背局部可有肿胀,少数可出现瘀斑或皮下瘀血。后期疼痛症状逐渐好转,2～3周后在前足局部可扪及隆凸。

4.相关检查

早期X线检查可能为阴性,发现明显骨折征象时多见于骨折后2～3周。放射性核素扫描可早期帮助确诊。

5.诊断

根据病史、查体、辅助检查可明确诊断。

6.治疗

多选择保守治疗。X线片尚未确诊骨折时应按骨折进行治疗。减少运动,适当休息,缓解足部疲劳性应力传导。穿前足免负重鞋或采用石膏固定6～8周,后逐渐负重。对于骨折延迟愈合或不愈合者,可采用手术治疗,切除硬化骨质,打通骨髓腔,断端植骨并用内固定。

二、平足症

1.概述

平足症是指足内侧纵弓平坦,负重力线不正常,出现疲乏或疼痛症状的足扁平畸形。平足症根据软组织病理改变程度不同分为姿态性平足症和痉挛性平足症。姿态性平足症相对多见,主要表现为负重时足呈扁平畸形,除去负重后足部可立即恢复正常,病理改变主要是软组织松弛,但仍保持一定的弹性,经治疗后可获得较为满意的效果。痉挛性平足症多由于骨性联合异常所致,表现为足在负重和非负重条件下均为扁平畸形,手法不易纠正,多合并跟骨外翻、距骨头内移等畸形。另外,还可以根据负重时足纵弓的改变情况将平足症分为三类,包括:1型(轻型),足纵弓降低;2型(中型),足纵弓消失;3型(重型),足纵弓消失,伴有足内侧缘凸起、距骨头移位、跟腱短缩及后足外翻。

2.病因学

引起平足症的主要病因包括先天性或后天性因素。先天性因素包括:①足副舟骨或舟骨结节过大,胫后肌附着处薄弱;②第2跖骨较短,其他跖骨承受重力过多,长期重力压迫造成足弓扁平;③足跗骨间软骨性或纤维性联合,如跟距、跟跗间联合造成足弓扁平。后天性因素包括:①足部长期过度负重,包括体重过重、长期过量运动等,造成维持足弓的肌肉、韧带、关节囊及腱膜等组织张力逐渐下降;②营养不良或长期卧床的患者,缺乏锻炼,造成足部肌肉萎缩,张力减弱,从而造成负重时足弓消失;③足部疾病如类风湿关节炎、骨关节结核等造成足部软组织结构破坏,从而引起足弓消失;④其他因素,包括穿鞋不当,鞋跟过高等。

3.临床表现

姿态性平足症初期发现时可无明显症状,足弓外形无异常。但行走或劳累后可出现足部疲劳或疼痛,伴有小腿外侧及外踝处疼痛不适。查体可发现足底中心和脚背有肿胀,舟骨结节处压痛明显,局部皮温升高伴有发红。部分患者可发现足活动时内翻轻度受限。

痉挛性平足症多见于青壮年,部分是由姿态性平足症发展而来。临床主要表现为站立或行走时足底疼痛,可呈八字步态。部分患者可因腓骨长肌强直性痉挛而出现足内、外翻和外展活动受限。部分患者可在平足的基础上出现足跟变宽、足底外翻、跟腱向外偏斜、前足外展、舟骨结节完全塌陷。严重的平足患者可出现足部僵硬并固定于外翻、外展和背伸位,活动明显受限,休息后缓解不明显。部分患者可继发腰背部疼痛及髋膝关节疼痛。

4.相关检查

平足症的辅助检查主要依靠 X 线片,往往需要拍摄足部的正位片、侧位片和负重位片,并常常需要通过对 X 线片进行测量。常用的测量指标包括跗骨跖屈角、距舟背跗角。距骨跖屈角是指沿足跖侧画一条水平线与距骨中轴线相交,正常值为 26.5°。当距骨有跖屈畸形时该角度增大;距舟背跗角是指在负重的正位片上沿舟骨远端关节画一水平线,再画一条距骨中轴线,两线相交所形成的内侧角即为距舟背跗角。正常值为 60°~80°,该角度>60°时考虑距骨移位。

5.诊断

平足症的诊断主要依靠临床表现和影像学检查。久站或行走后足部不适或疼痛、休息后疼痛缓解者应考虑平足症。查体可见跟外翻足扁平,前足外翻舟骨结节处肿胀和压痛。足正位 X 线片可见足弓消失。自跟骨结节底部至第一距骨头底部作一连线,舟骨结节到该连线的垂直距离多小于 1cm。部分患者可见舟骨结节完全塌陷,与载距突的距离增加。

6.治疗

本病早期或症状较轻时可以通过减少活动、适当休息来处理,而不需要特殊治疗。国外的研究认为通过赤足在沙滩或草地上行走,可以达到训练小腿及足部肌肉、增加足部关节稳定性和提高足弓的目的。另外,有研究报道认为通过穿平足矫形鞋可以治疗平足症。平足矫形鞋通过矫正下肢负重力线,使负重应力偏离足弓,从而减少足弓的压力。对矫形鞋的设计要求鞋底内侧厚度稍高于外侧,可以使得足部外侧更多的受力,以降低内纵弓的压力。对于年龄小于 10 岁、有明显症状的中度扁平足患者,可采取被动或主动牵伸小腿三头肌的办法来缓解肌肉的痉挛,达到缓解足部症状的目的。另外,足弓垫是否能有效改善平足症患者的症状目前还有待争议。对于非手术治疗无明显效果、症状持续加重的患者,可采取手术治疗。手术的方式有肌腱移位、韧带紧缩的软组织手术,可有跗骨关节融合、三关节固定、跗骨截骨等骨性手术。目前的研究认为,单纯的软组织手术或骨性手术对于平足症的治疗效果不太理想,目前多倾向于软组织和骨性手术联合应用,其治疗效果相对于单纯的软组织或骨性手术有所提高。

三、弓形足

1.概述

弓形足又称为高弓足、爪型足,是足部常见的畸形之一,临床典型表现为前足固定性跖屈、足纵弓增高,偶可伴有足内翻。弓形足常被分为高弓仰趾足、高弓爪状足、高弓内翻足、高翻足和高弓跟行足五类。其中高弓仰趾足和高弓跟行足主要是由于腓肠肌和比目鱼肌瘫痪、而足背拮抗的背伸肌力正常多引起,常常合并跖筋膜挛缩。高弓爪型足主要是由于足内在肌或足外在肌群肌力减弱所致。内外肌力不平衡可出现高弓内、外翻畸形。另外,临床上还可根据足弓增高的程度和是否伴有其他畸形,将弓形足分为单纯性弓形足、内翻型弓形足、跟行型弓形足、跖屈型弓形足。

2.病因学

弓形足发病原因非常复杂,可以分为神经肌肉性、先天性、获得性。其中神经肌肉性最为常见,占发病原因的80%左右,多由于神经障碍引起肌肉力量改变,伴有或不伴有拮抗肌力量改变,如胫前肌和小腿三头肌肌力减弱伴有足跖侧内在肌挛缩引起的足弓增高。神经肌肉性弓形足的病因包括脊髓皮质炎、下肢神经麻痹、遗传性共济失调、脊柱裂、大脑性瘫痪、神经管闭合不全、脑脊髓脊膜膨出等,这些神经肌肉性疾病可在大脑锥体系、脊髓皮质束、脊髓前角细胞、周围神经细胞等不同水平影响足部肌肉的正常代谢,从而造成弓形畸形。另外,某些弓形足患者有明确的家族史,同时不伴有神经肌肉病变,则属于先天性高弓足的范畴。

3.临床表现

弓形足的临床典型表现为前足固定性跖屈、足纵弓增高呈拱桥形,在此基础上不同的亚型可出现其他特征性临床表现。单纯性弓形足主要是前足固定性跖屈畸形,第1和第5跖骨均匀负重,足内外侧纵弓均匀增高,不伴有或伴有轻度的外翻畸形,足跟仍保持在中立位。内翻型弓形足主要表现为足内侧弓增高,即前足内侧第1和第2跖骨的跖屈畸形,而外纵弓基本正常。该类患者的第1跖骨头为前足的主要负重点,为缓解疼痛患者往往采取足内翻姿势负重,导致晚期出现后足固定性内翻畸形。跟行型弓形足主要是由于小腿三头肌麻痹所致,临床表现为前足跖屈固定伴有跟骨背伸,常见于脊髓灰质炎、脊膜脊髓膨出等。跖屈型弓形足除前足固定性跖屈外,常伴有后足、踝关节的跖屈畸形,多见于先天性马蹄内翻足手术治疗之后。各型弓形足的临床表现有所不同,但均有前足固定性跖屈畸形。弓形足逐渐发展至晚期可见足趾爪形,严重者足趾不能触及地面。另外由于跖趾关节背伸畸形可引起跖趾关节半脱位,加重跖骨的跖屈畸形,导致负重区皮肤增厚,胼胝体形成,甚至形成溃疡或溃烂。

4.相关检查

临床最常用的检查为X线片,常规拍摄足部负重位的前后位、侧位片。弓形足患者典型的X线片表现为前足有跖屈畸形,同时伴有 Meary 角增大和 Hibbs 角减小。Meary 角为距骨中轴线与第一跖骨中轴线的夹角,正常时两条线相互连续,该角增大时证明足部有跖屈畸形。Hibbs 角为跟骨中轴线与第一跖骨中轴线的夹角,正常值为 $150°\sim175°$,该角减小时证明足部有跖屈畸形,小于 $20°$ 时说明后足有内翻畸形。另外,由于,弓形足多系神经肌肉性疾病引起,临床常采用肌电图、头颅或脊髓 MRI 等检查来明确原发病灶。

5.治疗

早期、畸形程度不重的弓形足可采取保守治疗,主要方法包括被动牵拉足底挛缩的跖筋膜和足底内在肌。另外,为缓解跖骨头压力可在鞋内跖骨头着地区域加厚,缓解行走时跖骨头受到的冲击力。对于足部弓形明显、进行性加重、严重影响患者日常生活的患者,需要进行手术治疗。手术方式可选择软组织松解或截骨矫形。原则上先行软组织松解手术,如足跖侧软组织松解、胫前胫后肌腱移位及趾长伸肌后移等。截骨矫形手术方式较多,目前尚无统一标准,包括第一楔骨开放性截骨、跗骨背侧截骨、跟骨后移截骨等。手术后常需要石膏固定 6 周左右,其后逐渐负重。

四、蹈外翻、姆内翻

(一)蹈外翻

1.概述

蹈外翻是指第 1 跖骨内翻、蹈趾斜向外侧的足趾部畸形,常常伴有其余足蹈趾复合畸形。通常认为第 1、2 踇骨间的正常夹角不超过 8°～9°,第 1 跖趾关节的夹角不超过 15°。而踇外翻患者踇趾骨与第 1 跖骨之间的关节角度多大于 150°踇外翻好发于中老年女性,男女比例约 1∶30,是足部常见的畸形之一。

2.病因

引起踇外翻的病因多种多样,可分为先天性和后天性两类。先天性踇外翻多由关节、肌肉、神经发育不良继发足底软组织力量不平衡而引起。后天性踇外翻的主要原因是不合脚的穿鞋习惯。长期穿着高跟鞋、前方太尖和过窄的鞋子会对脚趾造成挤压和摩擦,影响脚趾的伸展和活动。行走时全身重量落在足的前方可造成脚趾逐渐变形,出现踇外翻的现象。

3.临床表现

踇外翻多为对称性,临床主要表现为足部畸形和疼痛。常见踇外翻畸形为踇趾外翻,向其他脚趾方向偏斜。第 1 跖骨内翻,跖骨头明显突出,严重时第 1 跖骨头突出可呈半球形。疼痛主要是由于跖骨头突出部分受压引起,跖骨头长期受到鞋帮的挤压、摩擦,使得该处皮肤增厚,胼胝体形成,可出现皮肤发红并继发滑囊炎,部分严重患者可出现第 1 跖趾关节骨关节炎。另外,第 2、3 跖骨头可向脚背方向突起,从而继发出现胼胝或鸡眼。

4.相关检查

X 线片可见第 1 趾骨呈外翻畸形,伴有第 1 跖骨内翻,跖趾关节可出现轻度脱位。第 1、2 跖骨间夹角常大于 10°,第 1 跖趾关节夹角常大于 15°。部分严重患者可见第 1 跖趾关节间隙狭窄、骨赘形成,呈骨关节炎改变。

5.治疗

踇外翻应该以预防为主,平时应穿着宽松、舒适的鞋子,让脚趾有足够的活动空间,避免穿着尖头、足跟过高的鞋子。对于轻度的踇外翻畸形,可定时用将外翻的踇趾向内侧扳动,可有效防止畸形加剧。同时可在第 1、2 趾间夹棉垫,夜间在跨趾内侧用小夹板固定,对踇外翻可起到一定的治疗效果。另外可借助跖外翻矫形器进行畸形的矫正。保守治疗效果较差、症状严重的患者可考虑行手术治疗,手术方式主要包括:内收肌腱切断术和第 1 跖骨截骨矫形术,对于并发滑囊炎或骨赘的患者可行滑囊骨赘切除术。

(二)跚内翻

1.概述

跚内翻是跚趾在跖趾关节处向内侧偏斜成角的畸形,常伴有第 1 跖趾关节过伸、蹲趾趾间关节屈曲等。跚内翻可以分为先天性跚内翻或获得性跚内翻。其中先天性跚内翻又分为原发性和继发性两类,获得性跚内翻又分为医源性、外伤感染性、跖趾关节炎性,其中医源性跚内翻在获得性跚内翻中最为常见。另外,根据内翻畸形的程度以及是否能被动矫正可以将跚内翻分为动力型和静力型两类,其中可被动矫正的称为动力型,不能被动矫正的称为静力型。

2.病因

引起跚内翻畸形的病因很多,主要可以分为先天性和后天性两大类。目前的研究结果认为,先天性跚内翻发生的原因是由于患者在胚胎期出现了跚趾内侧的副蹠趾。随着胚胎的继续发育,副跚趾与周围的纤维组织结合并形成一紧张的弓状组织,将发育完全的跚趾牵拉至内翻的位置。后天性跚内翻主要由医源性造成,多在足部手术或跚外翻矫形术后发生。另外,外伤感染、关节炎等疾病可以造成跖趾关节面的破坏,继发关节周围瘢痕挛缩和韧带松弛,这些都是后天性跚内翻畸形发生的原因。

3.临床表现

跚内翻多为单侧发病,主要临床表现为跚趾内翻畸形,并可能伴有跚趾关节活动受限或背伸畸形、跗骨痛、足底胼胝体形成等其他症状。跚内翻畸形可同时伴有疼痛,疼痛常局限在跚趾内侧,多由于跚趾内缘在鞋内受压造成软组织炎症反应而引起。

4.相关检查

常见的跚内翻 X 线表现为:第 1 趾骨向内倾斜成角,跖趾关节夹角增大伴有跖趾关节半脱位,第 1、2 跖骨间夹角减小,严重时可出现第 1 跖趾关节间隙变窄、骨赘形成呈骨关节炎表现等。

5.治疗

对于早期、畸形较轻的跚内翻患者可先行保守治疗,常用的方法包括被动牵拉或穿矫形鞋。部分动力型跚内翻可予以夜间夹板固定。保守治疗无效、畸形程度逐渐加重的患者可予以手术治疗,手术方式包括软组织松解、跖骨截骨矫形、跖趾关节切除成形、第 1 跖骨头内侧植骨、肌腱转位等。目前尚无统一的手术方式,应根据患者的症状、畸形程度、动力或静力畸形、软组织条件等多方面因素来选择最终手术方案。

五、跟距连接

1.概述

跟距连接指跟骨载距突向后上方增大,并与距骨体内侧向下增大的骨块相连接而形成的畸形,部分患者跟骨和距骨连接处借软骨成纤维组织而形成纤维连接或关节。患者常常以足部疼痛、活动受限为主诉就诊。临床常根据 X 线片的不同将跟距连接分为关节增生硬化型、关节融合型和骨桥型。

2.病因

跟距连接的成因一般分为先天性和后天性。大多数跟距连接为先天性，多系胚胎发育期间发育异常，导致跟骨载距突增大与距骨内侧骨块间形成纤维和骨性连接，后期骨化成为骨桥。后天性原因包括扭伤、感染、骨关节炎及全身结缔组织疾病引起跟骨和距骨之间的纤维瘢痕形成，后期钙化形成骨性连接。

3.临床表现

本病较早可见于青春期前后的青少年，部分患者可有足部扭伤史。患者的主要症状为足部疼痛及活动受限，部分患者可出现足部的畸形。患者常不能适应长距离行走或跑跳，且易于疲劳。查体可见患足呈不同程度的扁平畸形，且多为强直性。内踝下后方软组织饱满，可扪及骨性突起，后足内外翻活动部分受限。

4.相关检查

X 线片上可见跟距关节内侧的骨性突起，表面光滑、致密，距骨内结节增大，呈帽状覆盖于异常增大的载距突上，可伴有跟距关节边缘硬化、变尖，关节间隙狭窄。病情严重者可见跟距关节间隙消失，跟骨载距突和距骨内侧结节之间骨性连接密度增高，形成拱桥样弧形骨桥。

5.治疗

跟距连接一般在 12～16 岁可发生完全或不完全骨化，故多见于年长儿童或成人。对于早期患者可予以保守治疗，常用的方法包括使用矫形鞋、矫治器或短腿石膏固定，可适当延缓病情并纠正畸形。症状明显、保守治疗无效的患者可选择手术治疗。对于手术治疗目前尚无统一的标准，手术的主要目的在于缓解疼痛，纠正畸形，避免病情继续加重，手术方式包括三关节融合、跟骨截骨、局部骨桥切除等。目前的研究认为，早期、畸形不严重的年轻患者可选择单纯跟距连接或骨桥切除术，手术效果较好，部分严重的患者可联合跟骨截骨等其他手术方式。病程较长的老年患者可选择行三关节融合术。

六、踝关节挛缩

1.概述

踝关节挛缩是指各种原因引起的踝关节周围组织的变性、挛缩、僵硬或关节破坏等。踝关节挛缩在临床上较为常见，主要以屈曲挛缩为主，严重影响患者的行走功能和日常生活，严重时患者难以直立行走，合并滑膜炎、关节病变时可出现踝关节疼痛。

2.病因

引起踝关节挛缩的病因多种多样，主要包括先天性和后天性。其中先天性因素包括先天性多发性关节挛缩症、脊柱裂等。后天性因素包括炎症性疾病，如类风湿关节炎、化脓性坏关节炎、血友病性踝关节积血、强直性脊柱炎等。另外，神经肌肉性病变也可引起踝关节挛缩，包括脑性瘫痪、脊髓灰质炎、周围神经病变等。上述疾病引起踝关节挛缩的主要机制包括肌肉张力增高、拮抗肌肌力下降、缺血挛缩等。

3.临床表现

踝关节挛缩的临床表现主要是皮肤挛缩,肌腱粘连和短缩、肌肉萎缩、关节囊挛缩伴有踝关节屈曲畸形等。查体可扪及挛缩的软组织,常伴有踝关节活动度下降和屈曲畸形。

4.相关检查

X 线片可发现骨性异常,同时可发现关节是否受累。MRI 有利于发现软组织异常,对治疗有参考价值。

5.诊断

根据损伤病史特征和物理检查进行踝关节挛缩的诊断。

6.治疗

早期的踝关节挛缩可采取保守治疗。严重的、伴有明显踝关节畸形的患者可考虑手术治疗,治疗方案包括关节囊松解、肌腱松解延长、截骨矫形等。肌张力增高多引起痉挛性踝关节屈曲挛缩,需要在纠正畸形的同时平衡周围软组织的张力。若单纯行跟腱延长或软组织松解可能增加术后复发的可能。对于创伤性的踝关节挛缩可分为缺血性肌挛缩和继发性肌挛缩。缺血性肌挛缩引起的踝关节挛缩,若早期行跟腱延长往往能取得较为满意的治疗效果。对于创伤后继发的踝关节挛缩往往需要采用多种治疗方法,在松解软组织的同时还需要行截骨矫形。对于矫形后皮肤缺损的患者需要通过转移皮瓣等方法来解决踝关节挛缩。

七、踝关节不稳定

1.概述

任何原因引起的踝关节稳定因素破坏都可引起踝关节不稳定。踝关节的稳定性是动力稳定因素和静力稳定因素相互配合的结果,其中包括骨骼、关节囊、韧带和相关肌肉。对于踝关节不稳定有多种分类方法,其中主要根据损伤的性质可以分为结构性不稳定、功能性不稳定和混合型不稳定。结构性不稳定主要是指踝关节结构性损伤引起的不稳,包括韧带撕裂、滑囊炎、内外踝骨折脱位等。功能性不稳定是指踝关节功能异常引起的不稳定,包括肌力下降、平衡缺陷、本体感觉异常等。另外,根据踝关节不稳定发生的时间可以分为新鲜性不稳定和陈旧性不稳定,其中新鲜性不稳定主要是指新鲜骨折或关节韧带断裂引起的不稳定。新鲜性不稳定如果诊治不及时或治疗不及时可能转变成陈旧性不稳定,导致踝关节功能障碍,影响患者生活。

2.病因

踝关节的结构复杂,其稳定性首先取决于结构的完整性。外伤可引起踝关节周围结构的破坏,是引起踝关节不稳定的主要因素。外伤导致的骨性损伤、韧带断裂、关节囊松弛等均可引起踝关节不稳定。骨性损伤包括踝穴和距骨滑车骨折、骨缺损、畸形愈合等。韧带损伤包括踝关节内外侧副韧带复合体、下胫腓联合韧带的撕裂或断裂等。除结构性因素外,维持踝关节稳定性的动力因素受损也可引起踝关节不稳定,包括踝关节周围肌肉萎缩、肌力下降、患者自身位置觉、运动感觉异常等。另外,手术入路或不正确的治疗所引起的医源性踝关节不稳定也是原因之一。

3.临床表现

既往可有踝关节外伤史或反复踝关节扭伤病史。主要临床表现包括局部疼痛、关节异常活动、弹响等。查体可有内踝压痛,内外翻应力试验可出现异常活动。踝关节前抽屉试验可出现阳性。

4.相关检查

X线片可发现踝关节有无骨性异常及异常活动。常规拍摄踝关节正位片和侧位片,以明确有无骨折、距骨是否倾斜移位、下胫腓联合是否分离等。同时应拍摄踝关节的内外翻应力位X线片并与健侧对比,可检查有无韧带损伤。其中外翻应力位X线片中距骨倾斜大于10°应考虑内侧副韧带损伤可能,若同时伴有距骨外移应考虑下胫腓联合损伤可能。内翻应力位X线片中距骨倾斜大于5°可考虑外侧副韧带损伤可能。CT检查可发现X线片难以发现的微小损伤。MRI检查对软组织的损伤可提供更多的参考价值。

5.诊断

根据损伤病史特征和物理检查进行踝关节不稳定的诊断。

6.治疗

新鲜的踝关节不稳定可予以保守治疗,常用手法复位加石膏固定6~8周,然后逐渐负重。对于新鲜的隐性踝关节不稳定应引起重视,防止隐性不稳转变成显性不稳。对于陈旧性踝关节不稳定常常采用手术治疗,恢复踝关节的解剖位置、加强踝关节稳定性是治疗的两个原则。解剖结构的恢复以骨与关节面恢复为主,韧带结构恢复为辅。骨性损伤畸形愈合引起的踝关节解剖异常可采用截骨矫形来恢复结构,骨缺损可通过结构性植骨恢复结构。目前越来越强调外踝在踝关节稳定性中的作用。韧带撕裂或完全断裂需手术修复,具体修复方式目前尚无统一标准,可根据韧带损伤的类型、程度等具体情况制订方案。解剖结构恢复后可通过韧带、肌腱或关节囊等结构来加强关节稳定性。对于踝关节不稳定、伴有骨关节炎形成的患者可考虑行关节融合,老年患者可行踝关节置换。

八、踝关节僵硬与强直

1.概述

踝关节僵硬与强直是由各种原因造成踝关节活动功能丧失的总称,包括纤维性僵硬和骨性强直。受累关节常常固定在非功能位,对患者日常生活产生明显影响。

2.病因

踝关节僵硬和强直可继发于多种疾病,包括踝关节周围骨折、创伤后骨化性肌炎、关节感染、全身结缔组织疾病等。踝关节骨折或不恰当的治疗均能导致关节活动度下降,后期可出现关节僵硬和强直,尤其是关节内骨折。踝关节骨折或重度软组织创伤后出现的骨化性肌炎、异位骨化等也可引起关节僵硬与强直。另外,踝关节结核、化脓性关节炎或类风湿关节炎等疾病都容易出现关节活动度丢失,进一步发展可出现关节僵硬。踝关节僵硬和强直发生的病理机制在于,在上述致病因素的反复作用下出现滑膜的水肿充血与渗出增加,进而导致关节软骨的坏死,关节间隙狭窄或消失。同时滑膜与关节囊、关节软骨等粘连,最终形成纤维连结和骨性强直。

3.临床表现

既往常有踝关节损伤或感染病史。临床症状主要为踝关节活动度减少,甚至完全丧失。非功能位僵硬或强直的患者可出现走路跛行,常伴有足内翻畸形。同时可见原发疾病的临床症状。

4.相关检查

X线片常可以见到关节间隙狭窄或模糊不清,严重时关节间隙完全消失。骨性强直患者可见到骨小梁穿过关节间隙。另外,X线片对于原发疾病、异位骨化、骨化性肌炎等也有一定的诊断意义。

5.诊断

结合患者既往病史,踝关节固定于功能位或非功能位、关节活动基本丧失等临床症状可确诊。

6.治疗

对于踝关节僵硬、尚未达到骨性强直的患者可先采取保守治疗,主要方法包括药物治疗和康复治疗。药物治疗具有预防和治疗双重效果,康复治疗主要目的在于恢复关节活动度。对于关节活动度完全丧失、已经发生骨性强直的患者可行手术治疗。手术的目的在于改善关节活动度、缓解疼痛、改善患者生活质量。手术方式包括软组织松解术、关节镜下踝关节松解术、踝关节置换术等。其中关节周围软组织松解术最为常用,主要适用于踝关节周围软组织粘连较重的患者。通过关节镜来松解踝关节具有创伤小、恢复快等优点。对于年龄较大、关节软骨破坏明显的患者可采用踝关节置换,术后可较好的恢复关节活动度,改善生活质量。

第十章　先天性关节疾病

第一节　先天性高肩胛骨症

一、概述

先天性高肩胛骨症是较罕见的一种先天性畸形,该病于 1863 年由 Enlenber 首先描述。多数病例仅累及一侧,肩胛骨高位是其最突出的特征。Sprengel 于 1891 年报告 4 例并讨论病因,因此先天性高肩胛症又称 Sprengel 畸形。

二、流行病学

先天性高肩胛骨症发病率为 0.1‰～0.3‰,左侧常见,大约 1/3 的病例发生在双侧。

三、病理生理机制

发病原因不明。目前有几种学说,包括肩胛骨下降不全,可能是先天性高肩胛骨症发生的最根本原因;各种原因引起的肩胛骨发育停滞,出现肩胛骨体积和形态的异常;遗传因素,患者多是散发,表现为常染色体显性遗传。

四、临床表现

典型表现为患侧颈部较饱满、短颈、肩颈线减少且弧度平坦,双肩不对等。左侧多见,约 1/3 的发生在双侧。两侧肩部不对称,患侧肩胛骨明显向上移位,出生后即可观察到并随生长而进展。患侧肩胛骨变小,下角升高,上下径变短,横径变宽,较对侧高 2～10cm。其上角可达第 4 颈椎,下角位于第 2 胸椎水平。患侧肩胛骨沿矢状面旋转,使上角向外、下角向内接近脊柱,当患肢上举时则出现肩胛骨向外和旋转方向及肩部外展方向的活动受限,而肩肱关节活动无异常。

五、相关检查

影像学检查可见双侧肩胛骨的位置、轮廓以及相邻的其他骨骼畸形。CT 检查在观察肩胛骨形态及测量上具有更好的优势。

六、诊断

多数情况下,先天性高肩胛骨症为发现肩部畸形后纠正。根据临床表现及影像学检查,诊断比较容易。

七、分型

功能障碍取决于畸形的程度,Cavendlish 根据畸形程度分成四级。一级:畸形不明显,两肩在同一水平,穿衣后外观近于正常;二级:畸形较轻,两肩接近同一水平,但穿衣后外观几乎正常,颈蹼处可见隆起肿块;三级:中等度畸形,患肩关节可高于对侧 2～5cm,畸形明显;四级:

严重畸形,患肩明显升高,肩胛骨内上角几乎与枕骨相抵,有时常合并有短颈畸形。

八、鉴别诊断

双侧先天性高肩胛骨症应与先天性短颈畸形相鉴别。先天性短颈(Klippel-Feil 综合征)患者外观颈部短小或缺如,两肩耸起,头及颈部各方向活动范围极小或消失,两侧斜方肌紧张并在颈两侧张开如翼状,后方发际降低至颈根、两肩或上背部处。有些先天性短颈患者面部表情呆板,智力减退,较典型的患者 X 线检查可见颈椎或包括上段胸椎都融合在一起。

九、治疗

治疗目的主要是矫正畸形,改善肩部功能。

(一)非手术治疗

主要适用于小于 3 岁的婴幼儿或者是畸形不严重、功能障碍不明显的患者可以采用保守治疗、新生儿不需要治疗。

非手术治疗包括被动和主动功能锻炼,伸展牵引短缩的肌肉,以改善上肢外展和上举的功能;部分 Cavendlish 二级及以上畸形且不能 F 术的患者,也可进行非手术治疗。

(二)手术治疗

手术适应证:3～7 岁手术效果最佳。但是随着医疗技术的发展,可根据患者的情况将手术提前到出生后 6～9 个月;严重畸形或肩部明显功能障碍患者。如果合并其他严重畸形,如 Klippel-Feil 综合征、严重的先天性脊柱侧弯等,因并发症比肩胛骨畸形更为严重,无论采取何种治疗,其肩部外形和功能都不会有明显改善,此类患者则不适合行矫正手术。

常用的手术方法、手术方式包括 Green 手术和 Woodward 手术。无论采用何种手术方式都有引起臂丛损伤的风险,手术应该根据患者的具体病情选择不同的手术方式,术中注意避免臂丛牵拉和直接损伤。术后可肩部石膏管型固定 4～6 周后开始肩部外展和肩胛骨的活动练习。

第二节　先天性肩关节脱位

一、概述

先天性肩关节脱位病因不明,有人认为子宫发育不良可使胎儿在宫内的姿势异常,如在宫内府关节外展位时呵导致该病发生。主要病理改变为肩胛骨及关节盂发育不良,肱骨头发育不全或缺如,肱骨细小以及肩关节关节囊松弛、宽大,肩关节周围肌肉发育异常等导致肩关节缺乏稳定性。

二、流行病学

先天性肩关节脱位极其罕见,相关文献报道非常少,多为个案报告。目前尚未有关于该病在性别年龄及遗传方面的报告。

三、病理生理机制

具体病因不明。肩胛骨及关节需发育不良,肱骨头发育不全或缺如,肱骨细小以及肩关节关节囊松弛、宽大，肩关节周围肌肉发育异常等导致肩关节缺乏稳定性，可致肩关节向前、后、下三个方向脱位。

四、临床表现

肩部外形异常，肩关节活动受限，肱骨活动时肩关节不稳定，可有 Dugas 征阳性。患侧肱骨短而细小。本病出现时常常伴发有上肢的其他畸形，如同侧桡骨发育不全等，严重影响上肢功能，一旦确诊应当积极治疗。

五、相关检查

X 线表现为肩关节脱位，伴有肩胛骨及关节盂的发育不良，肱骨头发育异常或缺如，肱骨细小，部分患者可伴有同侧的桡骨发育异常。因 CT 和 MRI 较 X 线更能清晰地显示肩关节周围骨与软组织，当 X 线检查不能确诊时应该采用上述检查。超声对于诊断也有一定的帮助。

六、诊断

该病患者肩关节脱位，形态异常伴随肩关节功能障碍，多数伴随有同侧肱骨远端、桡骨发育不全等其他上肢畸形。结合 X 线片及生产史可予诊断。部分诊断困难病例可行 CT 或 MRI 检查帮助诊断。

七、分类

Whitemaii 将先天性肩关节脱位分为三类：①真正的先天性脱位：发育在出生之前；②出生时由于产伤引起的脱位，这种情况较非常少见；③继发于臂丛神经损伤的脱位，此类较多见。

八、鉴别诊断

先天性肩关节脱位应当与外伤性肩关节脱位相鉴别先天性肩关节脱位是在出生前就存在的，而后者多见于产伤引起的臂丛神经麻痹继发的脱位，通常伴有手臂及手部的肌肉力量改变等，结合有产伤病史，可予以鉴别。

九、治疗

恢复肩关节的功能是治疗的最终目的。肩关节功能障碍不严重者，一般不需治疗，因有可能使肩关节功能在术后进一步丧失。Whitman 提倡手法复位，但治疗后很容易发生肩关节再脱位。

手术治疗则根据不同情况采用肩关节囊紧缩术、肌腱移位等手术治疗，但这些手术有可能限制肩关节活动。若畸形严重，无法复位者可考虑肩关节融合术。若有骨性连接影响肩关节活动者，可予以手术切除。

第三节 先天性关节盂发育异常

一、概述

先天性关节盂发育异常是一种累及肩关节盂及邻近肩胛颈下 2/3 骨化中心的罕见畸形。因累及了骨化中心，导致肩关节盂及肩胛颈下 2/3 部分骨发育异常。该畸形可单独存在，但多伴随其他畸形。

二、流行病学

先天性关节盂发育异常极为罕见,到目前为止,世界上报道约 100 例,而我国仅有 5 例报道。该畸形双侧多见,男女发病相等,具有遗传性。

三、病理生理机制

具体病因不清,可能和外伤、环境、营养等方面有关。但随着研究深入,疾病的遗传相关性逐渐显现出来。

四、临床表现

该病患者婴幼儿一般无症状,目前发现的病例多为成年患者。表现为肩部疼痛,盂肱关节不稳定,易反复肩关节后脱位。肩关节外展活动受限,偶尔引起臂丛神经障碍,出现上肢无力、麻木和脉搏减弱等。

五、相关检查

X 线片检查可见肩胛盂扁平,变浅,锁骨下缘肥大并形成骨性突起,肩峰向外下弯曲呈鸟嘴状,包被全部肱骨头,两侧肺尖狭长。合并 Aperts 综合征、Hurler 综合征等畸形者可见相应 X 线表现。

六、诊断

根据临床表现及影像学检查基本可以诊断。但该畸形患者发病率极低,目前的诊断方式是根据现有的病例整理得出,进一步地诊断应依赖于详细的病史、家族史以及其他部位的 X 线片甚至染色体检查等。此外,测量盂肱指数,即关节盂最大横径/肱骨头最大横径,可帮助判定关节盂发育不良。

七、鉴别诊断

先天性关节盂发育异常通常需要与获得性的关节盂发育不良相鉴别。后者通常为单侧发病,X 线除先天性关节盂发育异常的表现外,可见肱骨头骨化中心骨化延迟。

八、治疗

该畸形一般不需要治疗,也无特效治疗。患者在儿童时期可行肩关节功能锻炼。若后期出现反复肩关节脱位,可行肩胛盂成形及取髂骨植骨等治疗以改善肩胛盂外形,稳定盂肱关节。

第四节 先天性锁骨假关节

一、概述

先天性锁骨假关节是一种罕见畸形,出生时或出生后均可发现。多见于女性患儿,以锁骨中 1/3 段好发,几乎均为右侧发病,仅约 10% 的患者双侧同时出现。

二、病理生理机制

目前病因不明,大多数学者认为该病的发生与锁骨骨化连接障碍有关。也有人认为本病是锁骨发育不良或者是锁骨在子宫内骨折所致。

三、临床表现

一般无症状，以外观畸形为主。部分患者出生时即可发现锁骨中外侧一无痛性包块，按压时可有异常活动，但一般无产伤史。也有一些病例在出生后不久才发现锁骨畸形。随着年龄的增长及活动量的增加以及上肢重力的影响，锁骨假关节可出现向外下倾斜，活动度变大，肩关节下降，肩胛骨边缘突出等畸形，但是肩关节的活动一般正常。

四、相关检查

X线片检查可确诊。主要变现为锁骨中段或者中外段断端分离，两断端膨大，骨质硬化，髓腔变窄。部分病例可见断端见纤维连接。CT检查适用于部分断端显示不清的患者。

五、诊断

先天性锁骨假关节常见于婴幼儿的右侧锁骨，以中 1/3 段最为常见，无产伤史及锁骨骨折病史，肩关节功能一般不受影响。包块可随着患儿年龄的增加而变大，无神经纤维瘤病或先天性锁骨颅骨发育不全等其他骨骼畸形等。根据以上特点，结合 X 线片等检查一般不难诊断。

六、鉴别诊断

先天性锁骨假关节应当与以下疾病相鉴别。

(一)锁骨骨折

可有产伤史，局部有压痛，肢体不能自主活动，被动活动有疼痛或啼哭，患肢假性麻痹，X线片可见骨痂形成。

(二)后天性锁骨假关节

有外伤史，骨折两端细小。

(三)锁骨头颅发育不全

无假关节包块，有全身其他部位骨发育异常，如骨盆、四肢骨发育不全等。

七、治疗

对于本病的治疗意见尚未完全统一。目前多认为在新生儿期或者没有明显外观畸形的患者可观察随访处理。对于较大的儿童或者是有明显畸形的患儿仍建议手术治疗。先天性锁骨假关节的最佳治疗年龄在 3～4 岁，但 Tachdjian 提倡 1 岁也可手术治疗。手术包括假关节切除、内固定及自体髂骨植骨术。临床观察表明，大多数预后较好，术后对锁骨发育影响较小，尤其是较早行手术治疗者。

第五节　锁骨颅骨发育不全

一、概述

锁骨颅骨发育不全极为罕见，发生率约 1/1000000。该病由 Marie 和 Sairtton 于 1898 年首次发现并描述，故又称为 Scheuthauer-Marie-Sainton 综合征。特点是膜内化骨部位骨化不良，单骨或多骨受累，以颅骨、锁骨发育不全为主。患者几乎全部有牙齿受累，故又称骨-牙形成障碍。该病具有遗传性，约 2/3 的患者具有家族遗传性。病理改变为锁骨、颅骨等骨的膜内化骨不全,由纤维组织所代替,从而出现相应畸形。

二、临床表现

该病患者大多数身材矮小,一侧或双侧肩关节下垂,胸部狭小。头部表现为头大面小,面部表情怪异,多数患者牙齿发育畸形。患者双侧锁骨缺如时,双肩关节前屈并可放到胸前,双肩和颏部接触。由于缺乏锁骨保护,在上肢重力或负重情况可出现双手麻木乏力等表现。患者大多智力正常。

锁骨颅骨发育不全常伴有骨盆发育异常及单或双侧髋内翻等畸形。骨盆畸形表现为耻骨联合增宽,有时骶髂关节也增宽,但通常不影响胎儿娩出。其他畸形如脊柱侧弯、腰椎滑脱、腕骨和跗骨骨化缓慢等相对少见。

三、相关检查

X线片检查可明确诊断。头颅畸形表现为颅骨增大呈方颅,额顶骨突出,颜面小,骨质疏松,颅缝增宽。囟门大且延迟闭合或终生不闭合。牙齿排列不整齐,发育迟缓,可见乳牙和恒牙并存。胸部畸形表现为一侧或者双侧锁骨部分或全部缺如,部分锁骨阙如者可形成假关节。胸骨呈锥形或鸡胸畸形,肋骨稍细。骨盆畸形表现为耻骨联合增宽或耻骨完全缺如等,也可见股骨颈发育不良所致的短股骨颈畸形。

四、诊断

对有颅大面小、颅骨缺损、表情异样、身材矮小、肩部下垂和胸部狭窄的患者应系统做 X 线检查,结合 X 线表现,诊断多无困难。有阳性家族史者有助诊断。

五、鉴别诊断

本病中因锁骨缺如引起的假关节畸形应当与先天性锁骨假关节相鉴别,详见第四节。

六、治疗

患者虽有明显畸形,但功能障碍者较少,智力大多正常,一般不需要特殊治疗。当臂丛受刺激引起症状时可作锁骨部分切除以解除压迫;伴随的髋内翻的手术指征与发育性髋内翻相同;伴随的脊柱侧弯治疗原则同特发性脊柱侧弯。部分患者癫痫发作时应对症处理。为避免颅脑外伤,严重的颅骨缺损于成年后可考虑颅骨修补术。牙齿畸形者行口腔科矫形治疗。

第六节　先天性肩周肌肉异常

一、三角肌

三角肌挛缩是由于三角肌纤维性挛缩所导致的肩关节功能障碍为主要表现的综合征,可分为原发性和继发性两种。继发性的三角肌挛缩继发于药物注射、损伤出血等原因,而原发性的三角肌挛缩多见于小儿,多认为是先天性的三角肌挛缩。目前病因不清,认为与遗传、自身免疫、胶原病等有关。目前多认为儿童的骨骼、肌肉处在生长发育中,由于一三角肌纤维化,不能与骨骼的发育成比例增长,并失去正常肌组织功能,逐渐导致肩关节的畸形和功能障碍

临床表现为双肩不对称,患侧低于健侧,因患者患侧肩胛骨发育差,患侧肩部扁平,患侧上

肢呈外展畸形。从肩上部到肱骨中段三角肌之间,可见斜行凹陷的软组织带,带内可触及一坚韧的条索状物,当上肢外展时该条索状物消失,而当上肢内收时则明显紧张。

X线检查表现为患肩低垂,肩部外展或上举时肩关节关系正常,而内收或下垂时出现肩关节半脱位征。本病需与肩关节陈旧性脱位、高肩胛症及先天性肩关节脱位等鉴别。

本病保守治疗无效。早期症状轻而多未引起注意,随小儿生长发育其症状逐渐明显,甚至出现明显关节畸形及脱位才就诊。及早治疗可避免继发骨、关节的改变。手术需彻底切除纤维化的肌组织或予以延长是目前矫正挛缩及其继发畸形唯一有效的方法。术后早期积极进行功能锻炼,效果满意。

二、胸大肌、胸小肌

先天性胸大小肌异常表现为部分或全部缺如,临床上极其少见,关于胸大肌缺如国内仅有6例临床报道,胸小肌缺如的相关记载有3例,2例为右侧缺如,1例为左侧缺如。该病单侧或双侧发病,可合并手或手指的畸形。Bing 等报道合并一侧胸大小肌同时缺失者最为常见,约占胸肌缺如的 28%,其次为胸大肌缺失者,约 9%。国内鲍明新报道 1 例合并有胸小肌缺如。孙琦等报道 2 例先天性胸大肌缺如患者为父子,但该病是否具有遗传相关性需要进一步验证。患者胸廓不对称或者扁小,一般肩部活动不受限,背阔肌可代偿性肥大。患者智力一般正常。

三、其他

其他肩关节周围肌肉缺失,如肩胛下肌,大、小圆肌及冈上、下肌等未见有文献报道,国内外仅有少数关于这些肌肉解剖变异的报道,如出现胸骨肌的概率为 13%,统计约 4% 的情况可出现小冈下肌,甚至冈下肌可与小圆肌部分或全部的融合。这些变异一般不引起明显的畸形和功能障碍。

第七节 先天性尺桡骨连接

一、概述

先天性尺桡骨连接又叫先天性尺桡骨融合,指尺桡骨近端的先天性融合,前臂不同程度的旋前位固定,可一侧或双侧发病,约 60% 为双侧受累。发病率约 0.02%,于 1793 年由 Wilkie 首次描述。该病大部分散发,确切病因尚未明确,但目前多认为和 Apert and Klinefelter 综合征等基因的突变疾病相关。

二、临床表现

患者因尺桡骨近端连接而表现为前臂旋转功能障碍。前臂固定于旋前位与旋后位之间,手掌不能朝上,伸肘时肘关节的旋转可由盂肱关节代偿。部分患儿因畸形不明显,前臂旋转功能由盂肱关节代偿而未被及时发现及治疗。肘关节活动一般正常。患侧前臂较正常瘦小,外形弯曲。由于桡骨头发育不全或前、后脱位,在桡骨头部位皮肤可见一局部凹陷。

三、相关检查

X线片检查可明确诊断。尺骨桡骨近端紧密地连接在一起,连接处尺桡骨之间无骨皮质分隔。桡骨的骨干比正常的桡骨干更弯曲,比尺骨长而粗。部分可见桡骨头脱位畸形。

四、诊断

根据患肢尺桡骨外形的改变和两骨间距不匀称等特征,结合 X 线片检查,尚不难诊断。

五、分型

根据尺桡骨上端的连接可分为三型:①真正先天性尺桡骨连接:尺桡骨上端融为一起,其间无皮质骨隔开,桡骨头与尺骨融合或桡骨头完全缺如,后者常累及双侧,桡骨干弯曲,比尺骨粗大而长。尺桡骨远端之间一般不发生融合;②桡骨头脱位:畸形的桡骨头向后脱位,桡骨近端与尺骨干近端融合;③尺桡骨之间借一层骨间韧带连接,阻碍前臂旋转功能,这一型不是真正融合,但临床表现一致。该型最为少见。

六、鉴别诊断

(一)先天性桡骨缺陷

桡骨发育不全或缺如,尺骨缩短、增粗并弯向桡侧。常伴有桡侧的腕骨、掌骨和指骨的缺如。

(二)先天性尺骨发育不良

尺骨发育不全或缺如,侥骨缩短、弯曲,可与肱骨融合,常合并手指畸形。

七、治疗

先天性尺桡骨连接除骨骼畸形外,还包括广泛的软组织畸形和挛缩,通过切骨或采用人工关节的方法矫正旋转畸形往往效果欠佳。临床治疗上应根据尺桡骨近端的骨性连接情况及前臂旋转畸形位置综合考虑治疗方案。

Simmons 等认为前臂旋前畸形大于 60°为截骨适应证,旋前 15°~60°为相对适应汪。而合并肩关节和腕关节病变不能代偿肘部功能时也为相对适应证;目前,对于治疗先天性尺桡骨连接的手术方式很多,但都不甚理想。常用的为尺桡骨骨性连接远端不同平面的截骨旋转术,术后将前臂固定在功能位置。

第八节 先天性肘关节融合

一、概述

先天性肘关节融合是一种非常罕见的畸形,为骨性融合,可发生在肱桡关节,肱尺关节或是肱桡尺关节。发病率极低。发病机制可能由于环境或其他因素导致胚胎期肘关节发育过程受阻所致。

二、临床表现

(一)肘关节畸形

肘关节强直固定于屈曲位,患侧肘部可见正常皮肤皱褶消失,于肘关节前方不能扪及肱二头肌腱。部分可见肘部一粗大的骨融合,如肱桡尺关节融合患者。

(二)前臂畸形

该病患者常合并有尺桡骨发育异常甚至缺如,可见前臂细小、弯曲。如肱桡关节融合者多伴有尺骨和尺侧手掌、指缺如,桡骨粗短、弯曲。有时表现为上臂与腕关节直接相连。

三、相关检查

X线片表现为肱骨与尺桡骨之间的骨性融合,常伴有尺骨、桡骨的发育不全或缺如。在婴儿期,因骨的连接为软骨,普通X线片检查不能明确诊断,可采用MRI检查了解骨的连接。

四、诊断

本病根据其临床表现和X线检查结果,诊断较容易。

五、治疗

根据患者肘关节畸形程度和功能障碍程度决定是否手术治疗。如果患者肘关节处于功能位,能完成日常生活工作的自理,可暂时不手术治疗。一侧肘关节融合手术者,可行截骨术使肘关节处于功能位,如肱桡关节融合时采取桡骨近端旋转截骨术。双侧肘关节融合者可在不影响骨化中心的情况下先行一侧肘关节成形术以改善功能。

第九节 先天性髋关节脱位和发育不良

一、概述

公元前400年,Hippocrates在他的医学著作《复位法(Instruments of Reduction)》里最早描述了儿童非创伤性髋关节脱位这一疾病。鉴于其在新生儿阶段即可出现一些异常,故过去很长一段时间称之为先天性髋关节脱位(congenital dislocation of the hip,CDH)。但近十多年来,更多学者倾向于使用髋关节发育不良(或脱位)[developmental dysplasia(dis-location) of the hip,DDH]这一名词取代CDH。其原因有二:第一,应用DDH这一术语更有助于准确地反映本疾病的本质并与其他"先天性"疾病区分开来;第二,所谓的CDH并非一种单基因疾病而是与多种遗传因素有关,引入或去除这些外界因素可相应导致病情加重或缓解。

二、流行病学

髋关节发育不良的真实发病率受年龄及病例确诊标准影响。国外研究所获得的数据表明:持续存在且临床确诊的髋关节发育不良的中位发病率约为1.3‰(0.84‰~1.5‰)。而经Ortolani试验和Barlow征阳性获得临床诊断的新生儿髋关节不稳定的发病率更高达1.6‰~28.5‰。应用超声检查作为形态学筛查手段测量新生儿人群髋关节发育不良获得的发病率高达34.0‰~60.3‰。我国在广东省采用超声检查方法进行髋关节测量,获得的新生儿DDH发病率为11.8‰。

三、病理生理机制

(一)病因学

1.宫内机械性压迫和孕期最后3个月的胎位异常

与胎儿宫内机械性压迫相关的因素包括大于胎龄儿、臀先露以及羊水过少。这些因素均常见于髋关节发育不良患儿,但其中最重要且能够避免的围生期因素则是臀先露患儿的阴道分娩。

2.出生后外界环境

主要是出生后的机械性因素,已有研究提示出生后襁褓包的使用会提高髋关节发育不良的发病率。调整婴儿抱养方式,可以降低髋关节发育不良的发病率。另外,母体的激素环境异常可能也是使骨盆、髋关节韧带松弛,易于出现髋关节脱位的发病因素之一。

3.遗传易感体质

髋关节发育不良的家族性致病因素现已获得广泛认可。早期研究提示髋臼发育不良与关节松弛均为可遗传的。家族性关节松弛与家族性关节活动过度也被认为是髋关节发育不良的危险因子,其中关节活动过度的遗传可能性在成年孪生女性中高达70%。

(二)病理生理学

出生前,胎儿在宫内由于胎位异常或其他机械性压迫因素的作用而出现髋关节发育异常,结合母体内分泌环境及遗传学等因素所引发的髋关节先天性松弛,导致髋关节的先天性不稳定。不稳定的髋关节在出生后由于一次突发的髋关节过伸动作(例如分娩时)或持续保持伸直和内收体位(例如使用襁褓进行抱养)而使髋关节不稳定进一步加重至脱位或半脱位。一旦出现髋关节半脱位或脱位,将导致一系列骨与软组织的病变:股骨头发育变缓,头径相对变小,骨骺出现延缓,且因失去髋臼的塑形作用而出现变形;髋臼逐渐变浅,软组织充填其内,进一步成为股骨头复位的限制因素,盂唇也因解除了正常的股骨头的压迫机制而变得肥大;圆韧带增粗和拉长,关节囊也出现拉长,囊壁增厚。然而,髋关节脱位早期获得整复后,上述改变是可逆转的,因此早期干预影响髋关节发育的外因能最终改变髋关节发育不良的转归。但由于学行前期婴儿临床征象的不明显而难于获得早期诊断,随着负重活动的开始,髋关节的骨与软组织的病变呈进行性加重,对髋关节脱位的整复和保持整复也越来越困难,治疗效果越来越不满意。晚期因残留髋关节畸形和关节面的不平整,至成年后出现过早的关节退行性变的表现。

四、临床表现

随病变的程度和年龄的大小而不同,在青少年时期以前,除有跛行以外,很少有其他自觉症状。有时仅有腰部不适及行走乏力。

查体

(1)视诊:新生儿髋关节发育异常外观正常。脱位后,外观异常将逐渐明显。单侧后脱位时患肢腹股沟内下方及臀部内下方的皮肤皱纹均较正常侧多而明显,患肢臀部偏平,两侧不对称。会阴则较正常儿童为宽,在双侧脱位时更为明显。前脱位时,患肢有外旋畸形,髂前上棘后方有隆起的股骨头。幼儿开始行走后,表现行走时向一侧倾斜的特殊步态,即单侧脱位引起躯体偏向患侧跛行,并造成脊柱侧弯。双侧脱位时,腰椎异常前凸,而臀部向后翘,行走时向两侧摇摆以维持身体平衡,形成所谓的"鸭步"即摇摆步态。

(2)触诊:后脱位时,腹股沟中央、股动脉后方较对侧空虚,大转子明显突出并上移。前脱位时可在髂前上棘后下方触到股骨头。

(3)关节运动:婴幼儿髋脱位时,髋屈伸运动在正常范围。后脱位时内收较正常侧多,但外展外旋受限;前脱位时内旋受限。

（4）特殊检查：

1）髋关节外展试验与 Ortolani 征（弹人征）：患儿仰卧于检查台上，双髋及膝关节各屈曲 90°时，双下肢可同时外展至 80°以上为正常。当发生某侧有不对称的外展受限时，就疑有脱位的可能。如果在外展过程中某侧受限，但当听得一种特殊的弹响声后，又可继续外展至 90°时，表示脱位的股骨头已在外展过程中复位，即称 Ortolani 征阳性。但严格地说，Ortolani 试验适于出生后 3 周以下新生儿。因此，这两种检查有其不同之处，过去常易混淆。

2）Barlow 征（弹出征）：检查者一手和拇指固定于耻骨联合，手掌握住髋部而四指固定于骶骨，另一手检查患肢，将患髋屈曲 90°，并屈膝使足跟触及臀部，手掌握住患肢踝关节，拇指放在股内上方并加压于股骨内上方时，可感到股骨头向后方脱出的弹出声，但当拇指不加压力时，股骨头又有恢复原位的弹响声为 Barlow 征阳性，表示髋关节松弛而不稳定，有发展为髋脱位的可能。

Barlow 征检查是新生儿期的主要检查，适用于新生儿期的筛选检查。严格地说，超过了 3 周的新生儿并不适当，因其误诊率升高。此系患儿成长而髋部继发病理变化逐步形成，肌肉韧带发生挛缩以后，上述检查特点就不易测出。

3）套叠试验（Telescoping 征）：患儿仰卧，将患侧髋膝关节均屈曲 90°，检查者一手固定骨盆，另一手握住患侧膝部及股骨下端，将股骨向上下推拉，如有抽屉状滑动而大转子亦随之上下移动时，表示股骨头有脱位的可能，以婴幼儿期为明显。

4）Alllis 征或 Galeazzi 征：患儿仰卧，双髋及双膝关节屈曲，足底平置于检查台，观察双膝是否在同一平面上，脱位侧因股骨头上移而较低即为 Alllis 征或 Galeazzi 征阳性。该体征仅适用于单侧患者。

5）Trendelenburg 征：正常儿童用一足站立时，因臀中、小肌拉紧，当对侧下肢提起的同时，对侧骨盆也必然会上抬，以保持身体平衡。但患儿有髋关节脱位时，因臀中、小肌松弛，如令患肢单足站立则可见对侧骨盆和臀褶有下沉的情况，此为 Trendelenburg 征阳性。

上述试验有的限于新生儿期出生后短期内采用，超过限定年龄，会有较多误差。但对较大月龄的新生儿、婴儿，采用屈髋屈膝外展试验也出现较高阳性诊断率。方法：患儿平卧位，令屈髋屈膝，术者两手分别握左右膝部，令大腿外展。正常婴幼儿外展 80°。左右无障碍。若只能外展 50°～60°为阳性。

五、相关检查

（一）B 超检查

早期明确诊断病变髋关节，且对小儿无放射性损害，检查方便，诊断迅速，经济、重复性强等优点。

（二）X 线检查法

新生儿时期因骨骺尚未出现，股骨头、颈以软骨为主，X 线影像较难以在 X 线上发现疑点。所以新生儿的早期诊断应以临床体检及 B 超检查为主。对反复检查认为可疑病例，再作 X 线摄片。或在生后 4 个月再行 X 线摄片。对于婴幼儿的 X 线检查，也只能依靠股骨和髋臼间的间接关系来推断股骨头与臼之间的关系是否正常。长期以来，

许多学者在婴幼儿的骨盆正位片上设计出一系列的测量指标。

1.骨盆正位片的测量

患儿摄片时取双下肢放平靠拢,髌骨及足尖向上,髋部自然微屈使骨盆能平置于 X 线片上,球管对准耻骨联合投照。

(1)髋臼指数(髋臼角):又称髋臼角,即髋臼顶的斜度沿双侧髋臼 Y 形软骨交点作水平连线,再沿髋臼上下缘作切线,两线相交之角即为髋臼角。Massie 测量,髋臼角正常值 1 岁以下为 30°,1～3 岁为 25°,3 岁以上为 20°。髋臼角超过 30°,可认髋臼发育不良。

(2)Perkins 四象限:在骨盆的正位片上,划双侧髋臼中心的水平连线(Hilgenreiner 线),再从双侧髋臼外缘向 Y 线作一条垂直线(Perkins 线或 Ombredanne 垂直线),如此则将左右髋关节各分成四象限,称 Perkins 四象限。股骨头骨化中心在内下象限为正常,在其他三个象限内均为脱位。新生儿和婴儿因股骨头骨骺多未出现,故无法测量。可观察股骨颈喙突与 Perkins 线的关系,正常时股骨颈喙突在 Perkins 线的内侧,髋脱位时在其外侧。

(3)股骨头外移测定:自股骨头骨化中心向耻骨联合中点垂直距离,两侧相比。在骨化中心未出现前,以股骨颈喙突测量。此法在股骨头骨骺未出现时,对衡量半脱位有较大价值。

(4)股骨头上移测定:测量股骨近端骨化边缘与 Y 线之间的垂直距离,两侧相比。如有短缩表示该侧股骨向上移位。

(5)沈通线(Shenton 线)与髂颈线:自股骨颈的下缘始至闭孔的上缘呈一连续的弧线,称为 Shenton 线;髂前上棘下方髂骨外缘与股骨颈外缘的连线亦呈一条光滑的连线。若有髋脱位,上述两条弧线的连续性有中断现象。

(6)Sharp 角:自泪滴下缘至髋臼外上角的连线(髋臼直径的径线)与水平线的交角称为 Sharp 角,正常 2 岁时为 48°,4 岁时为 42°,15 岁以上应在 40°以下。了解成人髋臼发育情况时多用此角度。

(7)CE 角(或 Wiberg 角):股骨头中心至髋臼外缘的连线,与经股骨头中心的垂线相交的角度,称为 CE 角(center-edge angle,中心-边缘角)。正常为 2 岁 22°,4 岁 28°,6 岁 30°,15 岁 35°。这是评价髋关节发育形态的指标,如小于 20°,表示髋关节脱位。CE 角越小,脱位越重。

(8)Von Rosen 横线:这是沿耻骨联合上缘画一条横线,与 Y 线平行,测量骨化中心近端向上移位的程度,在这两条横线之间,可判断脱位的程度。

(9)前倾角:系股骨颈与股骨冠状面所形成的交角,谓股骨颈前倾角。成人前倾角 10°～15°,正常婴儿为 30°～35°,发育性髋脱位的股骨颈前倾角可在 70°～90°。

2.特殊体位的 X 线检查

(1)Von Rosen 摄片法:对 1～10 个月的婴幼儿,骨骺尚未出现前,常规平片测定轻度移位仍有困难。因此,Von Rosen 建议让患儿仰卧,将两下肢各外展 45°,并充分内旋,摄骨盆正位片。正常情况,两侧股骨纵轴的延长线,应通过髋臼外缘,相交于中线,位于第 5 腰椎与第 1 骶椎之间。脱位时,患侧股骨轴线相交于中线的位置偏高。

(2)股骨颈前倾角的 X 线测定法:拍摄两下肢不同的内外旋角度的髋关节正位片。先外旋使股骨颈与干成一直线,记录旋转时足趾外旋角度。再由此开始内旋,使股骨颈旋转到最大长度时测得的角度,减去外旋时的角度,即为股骨颈的前倾角。脱位时前倾角不能随着年龄的增长而相应减小。

（3）髋关节侧位片：为测定脱位的前后方向，一般小儿股骨头的骨化中心多在 4～10 个月之间出现。所以婴儿 4 个月以后就应以 X 线检查作为重要的手段。在多次 X 线随诊中，应注意对患儿卵巢或睾丸部位进行有效的防护。当 X 线片上发现股骨头骨化中心出现延迟。尤以两侧不对称出现时，就认为是异常的表现。此外，股骨头发育偏小、扁平、髋臼窝浅、坐骨耻骨延迟融合、假臼形成等，都将是 X 线检查中可以发现的重要征象与线索。

3.髋关节造影

常规 X 线检查，并不能显示髋臼软骨、关节囊、圆韧带、臼唇等一系列的软组织病理变化，不能预测脱位复位的可能性或了解阻碍复位的因素。为此，对一些复位失败或决定是否手术、估计手术有所需要特殊处理的问题时，可考虑做髋关节造影。造影在严格无菌条件下，用 20 号腰穿针向髋关节内注入 1～2ml 造影剂，然后做多种方位的 X 线摄片，判断关节软组织的结构形态，诸如臼唇内翻、圆韧带肥厚以及关节囊变形等情况。

六、诊断

由于 DDH 早期临床表现不明显，特别在新生儿期很容易漏诊。发育性髋关节脱位及发育异常的早期诊断主要依靠 B 超筛查及体检。诊断愈早，治疗效果愈好。

新生儿（产后 1 个月内）的体检以髋关节外展试验，Ortolani 征及 Barlow 征最为简便有效。

新生儿在产后即有完全性髋关节脱位者很少。如有，则往往与多种畸形的合并存在。典型的发育性髋关节脱位，在新生儿时期所表现的也只是髋关节的不稳定现象。如发现何不稳定，就应定期做体检及 B 超随诊。

婴幼儿及儿童的诊断方法比较明确，此阶段 X 线检查的重要性已随年龄的增长而提高。对于髋关节腔内软组织的形态变化，则可以用关节造影的方法得到诊断。

七、鉴别诊断

（一）病理性髋关节脱位

X 线摄片可见髋臼指数正常，患儿既往史中，有发热及局部软组织肿胀等感染病史。

（二）先天性髋内翻

发病年龄较大，一般都在 3～4 岁以后才明显，套叠试验阴性，X 线摄片颈干角小于 120°，常在 80°～100°之间，股骨颈近股骨头下方有一三角形骨块，大转子高位，可确诊。

（三）多发性关节挛缩症（arthrogryposis multiplex）

多为畸形性髋关节脱位，患儿有双髋内收肌挛缩而下肢不能外展，关节活动受限伴两侧髋关节同时脱位，但体检中可发现有上下肢多关节挛缩畸形，两侧膝关节常呈伸直位，屈曲困难。X 线片亦呈典型髋关节脱位改变。

（四）麻痹性或痉挛性髋关节脱位

前者多为脊髓灰质炎后遗症，肌力检查有异常表现，可出现病理性髋关节脱位，X 线摄片中髋关节发育可大致正常。后者多为早产婴儿或脑瘫患儿，双下肢肌张力升高，两下肢不能外展甚至呈交叉畸形，X 线摄片也可见髋脱位，但髋关节的发育正常。

（五）司蒂尔病（Still 病）

有多发关节肿胀疼痛史，血沉加快，抗"O"及白细胞增多，与成年急性风湿性关节炎相似。

可并发髋关节脱位,但较少见。

八、治疗

发育性髋关节脱位及发育异常的治疗方法,随年龄和病理变化的不同而各异。原则是治疗愈早,效果愈好。早期复位可使股骨头及时恢复生理解剖关系,促进髋臼和股骨头的正常发育,增加髋关节的稳定。通常认为患儿在一岁以内的治疗效果最佳。

(一)非手术治疗

主要适用于 3 岁以前的患儿。以手法治疗支具固定为主。

1.新生儿

凡新生儿在筛选体检中发现有髋关节不稳定者,就应进行治疗。对可疑病例应避免使用传统的包裹婴儿的方法,即避免两下肢靠拢,髋部伸直位的包扎法。如髋关节不稳定已明确,则一律采用双髋屈曲外展的支架疗法。支架的种类繁多,包括 Von Rosen 支架、Pavlik 连衣挽具。Pavlik 挽具使髋部有一定的活动度,利于髋关节的发育。临床上可根据不同条件分别采用。一般新生儿髋关节不稳定者,屈曲外展固定 6 周复查,在体征消失后停止使用,并在 3 个月、6 个月、1 年进行体检及 X 线复查,如有异常,固定期应延长。

2.婴幼儿

婴幼儿的治疗方法根据年龄及病变程度而异,1 岁以下的发育异常可用支架治疗。但如有脱位,就应以手法整复后再用石膏或支具固定两髋于屈曲外展位,并用 X 线证实复位情况。少数在 3 岁以内的幼儿,局部病变已相当严重,而不得不采用手术疗法。

(二)手术治疗

目前多数学者认为对 1~1.5 岁以后的患儿,一旦手法复位有困难,就应进行手术干预,手术愈早效果愈好。早期的合理治疗,是促使髋关节正常发育的关键。一般认为超过 3 岁的患儿就应放弃手法复位,如对这类患儿进行勉强的手法复位,其损伤反而比手术更大。手术切开复位的指征:闭合复位失败的患儿,或初诊年龄>2 岁,以及初诊年龄在 1.5~2 岁,但髋臼指数>30°的患儿。

1.术前准备

(1)术前牵引:对幼儿或儿童在手法复位或手术复位前,常需进行患肢牵引,达到松解髋部软组织,使脱位的股骨头下降到髋臼水平。牵引取双下肢水平外展位,重量为体重 1/6~1/3,或每岁约 1kg,共牵引 2~3 周。牵引种类分皮肤牵引及骨牵引两种。皮肤牵引在幼儿小于 3 岁时应用较好,对 2~3 岁以后的儿童则以骨牵引为佳,骨牵引针位于股骨远端。

(2)内收肌切断术:凡因髋关节内收肌紧张而影响外展活动,无论在手法复位或手术切开复位前,都应作内收肌松解切断术。大都采用经皮闭合切断法。一般只切断较紧张的长收肌肌腱,而短收肌与大收肌仍可稳定关节。

(3)髋周软组织松解术:对于 7~8 岁以上的患儿,髋周软组织病变已相当严重,需手术松解,才能取得满意的牵引效果。因此,在骨牵引的同时加做髋松解术,亦称髂前上棘肌肉松解术或 Soutter 手术。即将髂前上棘附着的部分肌肉腱膜组织予以切断,包括缝匠肌、阔筋膜张肌和臀肌腱膜的松解切断术。

2.手术治疗

手术治疗原则:手术的根本原则和目的是使患髋获得稳定的同心圆复位。发育性髋关节脱位的手术种类繁多,手术方式的选择与患者的年龄、髋臼、股骨近端的解剖形态、术者的经验等多种因素有关。就截骨术而言,无论进行哪一种截骨术式,术中都应注意保护髋关节软骨面,充分松解髋关节周围的软组织,彻底清理髋臼内的病变组织,保留正常髋臼容积,恢复一个无张力状态下的复位环境。常采用的手术方式包括:

(1)内侧入路切开复位术(例如 Ferguson 术):非手术治疗失败、3 岁以上患儿,髋臼发育较好,复位后较稳定。

(2)Salter 骨盆截骨术:适应证:年龄在 1.5～6 岁、髋臼指数在 45°以下,股骨头大小与股骨头大小与髋臼基本适应者,关节面软骨无退化性表现,关节活动好者。术前准备必须进行牵引,可行皮牵引或骨牵引,牵引时间不应少于 3～4 周,必须使股骨头达到髋臼下平面,挛缩肌腱必须松解,包括内收肌腱和髂腰肌腱。股骨头软骨必须进入髋臼同心圆。

(3)改良沙氏手术:适用于 3～7 岁的患儿,特别是髋臼较小而又伴有股骨端畸形的病例j术前常需行内收肌切断和骨牵引术。

(4)Pemberton 髋关节周围髂骨截骨术适用于年龄超过 7 岁,或 6 岁以下髋臼指数较大(超过 50°)的病例。

(5)髋臼造盖术:适用于患儿在 7～8 岁以后,骨性病变已相当严重,手术效果均不理想,股骨头无法再复位,髋臼与股骨头大小不匹配的患者。

(6)骨盆内移截骨术(Chiari 术)适应证较广,在 4 岁以上的任何年龄、关节软骨仍有保留的患儿和成年人都可进行,凡半脱位、全脱位、髋臼发育不良、股骨头骨骺滑脱、股骨头发育畸形等头、臼比例不协调、髋臼覆盖率不理想的病例,都在适应之列。

(7)髋臼旋转截骨术(RA0):适应证包括:①髋臼 Y 形软骨闭合后;②CE 角小于 20°;③髋关节骨性关节炎较轻。不适用于髋关节全脱位以及合并严重髋关节骨关节炎的病例。

(8)Steel 三相截骨:主要适应证为大龄儿童的髋关节脱位,患儿无严重股骨头畸形,头臼比例基本匹配,术前能将股骨头牵引至 Y 线水平,用其他截骨术不能恢复髋关节稳定者。

(9)股骨转子下截骨术:适用于股骨颈前倾角或颈干角过大,使得髋关节复位后难以维持而易发生再脱位,甚至术中根本无法进行完全复位。可作为改良沙氏手术的组成部分进行.亦可配合其他髂骨截骨术式加以灵活应用。

另外,在成年期,因髋关节持重线不正而引起髋部疼痛,行走跛行,可以采用股骨近端截骨内移术,改变持重线,缓解疼痛及跛行。

第十节　先天性髋内翻

一、概述

先天性髋内翻是一种少见的先天性畸形,是以患侧股骨颈干角减小,股骨颈以及下肢长度短缩为特征的下肢发育异常。由 Fiorani 于 1881 年首先描述。后由 Hoffmeister 于 1894 年命名为先天性髋内翻。

二、流行病学及病理生理机制

本病发病率较低,国外报道大约在活婴中占 1/2.5 万。在美国非洲裔人群中发病率稍高。单侧发病多见,单双侧之比约 3∶1。确切病因不详,目前认为与局部骨发育缺陷、遗传、外伤、代谢等因素有关。其发生发展与股骨颈内侧区域骺板骨化障碍和生长紊乱有关。

三、临床表现

分为婴幼儿型和儿童型两种类型,前者较少见,出生即有髋内翻,且常合并其他先天性异常;后者相对常见,多于患儿开始走路时才被发现。除合并先天性短股骨畸形外,一般不合并其他畸形。随着髋内翻加重,大粗隆升高突出,患肢内收、短缩畸形逐渐出现,部分患者可因下肢力线改变而合并膝关节外翻。开始行走后出现跛行、摇摆步态,患儿易疲乏。腰椎前凸加大,患髋因外展肌松弛而出现 Trendelenburg 征阳性。

四、相关检查

X 线可见股骨头低垂;HE 角增大(HE 角正常范围 20°～35°)。股骨头的低垂使大粗隆的增高愈加明显;股骨颈内侧典型的三角形小碎骨片和倒 V 字形透亮线,构成了先天性髋内翻的特征性 X 线表现。其内侧透亮线为骺板,外侧透亮线为分离间隙;股骨颈缩短、增宽及下压弯曲,颈干角变小;股骨骨骺线增宽并近于垂直,骺线区密度不均匀,局部硬化明显;股骨干近端可变细,内侧皮质增厚硬化。

五、诊断

本病的诊断除了相应的症状和体征,主要依据 X 线检查的典型改变。股骨颈干角缩小是诊断本病的首要征象。颈部内下方三角形碎骨片是诊断本病的特性征象.

六、鉴别诊断

本病应与先天性髋关节脱位、股骨颈骨折不连接、佝偻病、多发性骨骺发育异常等相鉴别。

七、治疗

手术治疗的适应证与颈干角、HE 角密切相关,特别是 HE 角。多认为当 HE 角大于 60°、颈干角在 100°～110°时为手术指征,HE 角大于 45°时应密切随访,小于 45°、颈干角大于 110°时该病有可能自愈,可暂不行手术。但这种自愈倾向也只限于低龄患儿。年龄偏小但畸形比较重的病例宜及早手术治疗。但也应将手术年龄定于 3～4 岁以上。

外展截骨术是治疗先天性髋内翻的有效方法。其目的是矫正畸形,使股骨头的骺板从垂直位转向水平位,从而使骺板所受的应力从以剪切力为主转变成为生理情况下的以压缩力为主,促进股骨颈干骺端缺损的裂隙闭合,同时使外展肌肌力正常发挥作用。手术方法很多,如 Amstutz 手术、Langenskiold 手术及 Borden 手术、股骨转子下楔形截骨术等

八、特殊髋内翻

(一)先天性短股骨伴髋内翻

本病属于先天性髋内翻婴幼儿型的一种,较为罕见。可合并上肢、骨盆等全身多部位畸形。除髋内翻畸形外,股骨有短缩,股骨头甚至股骨上段可缺如,相应髋臼发育障碍,臼窝变浅。对患儿站立、行走影响较大。

　　患儿 2 岁以前,因 X 线摄片难以识别股骨头,故诊断本病有一定困难,但髋臼变浅在一定程度上有助于提示本病可能。患儿临床表现除髋内翻表现外,患肢短缩明显,站立、行走困难,跛行重。

　　治疗:明确诊断后立即开始牵引治疗,防止软组织挛缩。至 1 岁后辅以不负重支具。3～4岁时,若患肢短缩超过 10cm,可装配义肢,通常不主张截肢。

　　(二)先天性弓形股骨伴髋内翻

　　本病为先天性髋内翻婴幼儿型另一种,表现为髋内翻合并股骨转子下向外弯曲,股骨干内侧皮质骨硬化。股骨头呈圆锥形改变,髋臼发育不良。

　　治疗:相对于单纯髋内翻畸形,本病在行外展截骨术时因硬化皮质骨原因,有较大延迟愈合可能。可垫高鞋底,以代偿肢体短缩。

第十一节　先天性膝关节脱位

一、概述

　　先天性膝关节脱位(congenital dislocation of theknee,CDK)是一种较少见的先天性畸形,最早由 Chanssier(1812)和 Chalelain(1822)描述。直到 Middlecon(1935 年)报道一例患者并从组织学上证实存在股四头肌纤维化挛缩后才逐渐引起人们关注。

二、流行病学及病理生理学

　　文献报道其发病率在存活婴儿中仅占 1.7/10 万。病因不明,多数学者认为与胎儿宫内肢体位置不正常有关,Middleton 则认为股四头挛缩是膝关节过伸的一个原因,但纤维化挛缩也可能是膝反张的继发结果,而不是原因。此外,也有学者注意到遗传因素在 CDK 的发病中可能起到关键作用。可分为三型:Ⅰ 型为先天性膝关节过伸;Ⅱ 型为先天性膝关节过伸伴胫骨前向半脱位;Ⅲ 型为先天性膝关节过伸伴胫骨前向完全脱位。以半脱位较多见。

三、临床表现

　　绝大多数患儿表现为出生后程度不一的膝关节过伸,膝关节过伸严重者足趾可触及下颌、面颊或胸壁。膝关节屈曲受限,甚至完全丧失。即使试图使膝关节屈曲,膝关节也会迅速弹回到过伸位。膝关节的前方常有数道横行皮肤皱褶,髌骨位置变深或不能触及。股骨髁突于胭侧面而较易触及,胫骨近端移向股骨髁的前方,并有旋转和侧向半脱位。前抽屉试验可为阳性,部分病例后抽屉试验也为阳性。

四、相关检查

　　X 线、超声波检查可发现患者胫骨与股骨的对应关系的改变。关节造影检查能反映髌上囊是否消失,以及关节囊与髌、股关节面的粘连情况。年龄较大的患者,X 线检查可有骨性关节炎的表现。

五、诊断

　　根据典型的临床表现和影像学检查,诊断较为明确。产科医生应与骨科医生密切合作,应在新生儿期尽早做出 CDK 诊断。有报道通过产前超声检查时也可以更早期做出先天性膝关节脱位诊断。

六、鉴别诊断

（一）新生儿干骺端骨骺分离性损伤

有产伤史，局部有肿胀及压痛，鉴别困难不大。

（二）先天性多关节挛缩症

典型改变为肢体肌肉萎缩，关节呈对称性挛缩，多僵直在屈曲位，肢体远端挛缩型者手足畸形多缓慢加重。

七、治疗

（一）非手术治疗

一经诊断，应立即开始治疗。新生儿的轻、中度膝过伸畸形或半脱位，采用非手术治疗如 Pavlik 支具。使膝关节持续保持屈曲姿势。亦可用手法复位加系列石膏或支具逐渐增加膝关节的屈曲角度。如无效可考虑采用胫骨近端骨牵引纠正。保守治疗时间一般短者 1~2 周，长者 2~8 个月。大多数经保守治疗即可获得满意的疗效。

（二）手术治疗

适用于半脱位或脱位的大龄儿童，经保守治疗 6 个月后失败，或者初诊时患儿年龄已超过 12 个月者。手术的最佳时机是出生后到学走路之前。有人将关节造影确定髌上囊存在与否，作为判断手术治疗可行性的指标。如髌上囊消失说明是纤维组织牵制股骨下端，伸膝滑动装置受累，应做手术松解。若髌上囊存在则鼓励继续保守治疗。

手术可采用股四头肌松解 Z 成形术或倒 V 延长术，再松解髂胫束和外侧肌间隔。若成人已发生关节炎，可考虑做关节融合术。对于 CDK 合并先天性髋关节脱位或先天性马蹄内翻足等畸形者，建议首先处理 CDK。

第十二节　先天性髌骨畸形

一、概述

先天性髌骨畸形包括髌骨不发育和发育不全所造成的髌骨阙如和小髌骨畸形；髌骨分化异常所导致的两分髌骨、多分髌骨。以及由此引发的继发膝关节不稳定，髌骨脱位或半脱位，髌骨契合异常，软骨软化，骨性关节炎等。本节重点就先天性髌骨脱位展开讨论。

二、病因及病理生理机制

先天性髌骨脱位的病因不明。目前认为本病的发生与胚胎时期组成股四头肌和髌骨的肌节内旋障碍所致。多数学者认为本病与习惯性髌骨脱位的病理改变相似，都表现为股四头肌和伸膝装置的挛缩，轴向偏移向外侧移位，只是本病更为严重。先天性髌骨脱位因髌骨持续处于脱位状态，没有处在正常的股骨髁间凹而发育不良变得很小，形态改变，软骨面蜕变，并与股骨外髁外侧面间形成假关节，随着病程进展，可导致一系列继发病理改变：如膝外翻、外旋；内侧副韧带松弛和固定的屈膝畸形。

三、临床表现

本病有以下特点:髌骨固定于脱位状态;不能主动伸直膝关节;膝关节的被动活动正常;出生时在股骨髁间凹内没有髌骨,髌骨一般较小,位于股骨髁间凹外侧,不易摸得,可伴有膝外翻、外旋畸形,内侧副韧带松弛。患儿伸膝力量明显减弱,膝关节常呈屈曲畸形,被动伸膝通常正常。

四、相关检查

3～4岁前因髌骨的骨化中心尚未出现,X线摄片诊断先天性髌骨脱位较为困难。可行B超、MR进一步明确诊断。骨化中心出现后,X线摄片侧位片显示髌骨缺如或不在正常位置,正位片和轴位片可见到位于股骨外髁外侧的小髌骨。

五、诊断

根据临床表现和影像学检查,可做出诊断。但往往因婴幼儿髌骨小,膝部脂肪组织较多,触诊困难,再加上患儿的主动伸膝活动通常也不被人们注意而常被忽略,故早期诊断有一定难度。临床上多于小儿开始学习步行或稍后阶段被发现。

六、鉴别诊断

(一)习惯性髌骨脱位

其脱位的髌骨在膝关节伸展时能恢复到正常位置。与先天性髌骨脱位髌骨固定于脱位状态不同。

(二)伸膝装置外伤性粘连

有外伤史,表现伸膝障碍,无明显肿痛,股四头肌腱处可触及硬结,X线检查可见硬结为钙化影,股四头肌腱收缩时髌骨无移动或仅微动。

七、治疗

因为畸形的严重性以及预后同畸形存在的时间长短有关,所以一旦做出诊断,就应实施手术治疗。手术方式包括松解外侧的股四头肌和挛缩的韧带、关节囊,直到髌骨能无张力地放置于股骨髁间,同时修整关节囊,紧缩内侧囊壁,或通过软组织手术加强内侧对髌骨复位后的稳定力量,对外侧关节囊因松解造成的缺损可另取阔筋膜修补。也有学者将内侧多余的囊壁剪下用于修补外侧缺损。呵将股薄肌的肌腱转移到复位后的髌骨内上面,以加强髌骨复位后的稳定性。术后予伸膝位长腿石膏固定,4～6周后拆除石膏,开始屈伸膝功能锻炼。

第十三节　先天性胫骨假关节

一、概述

先天性胫骨假关节是在胫骨中下1/3处,由于发育异常致胫骨的畸形和特殊类型的不愈合,最终形成局部的假关节。自1709年Hatzoecher首先描写本病以来已有二百余年历史。

二、病因及发病机制

发病率较低,为1/19万～1/14万。男女发病比例相当,左侧受累稍多于右侧,双侧同时受累者十分罕见。其真正病因尚不清楚。许多学者提出神经纤维瘤病是本病的病因,但Brown 等经与神经纤维瘤病对照研究后认为 CPT 是一种非神经起源的病变。其他如子宫内损伤、产伤骨折、全身性代谢紊乱、血管异常等假说,但都有待进一步证实。

三、临床表现

患儿出生时小腿可表现正常,但逐渐出现胫骨前弯畸形,并常于轻微外伤后出现骨折,虽经正规治疗但骨折仍不愈合并逐渐向前成角畸形。小腿短缩,软组织挛缩,足呈马蹄内翻或外翻畸形。患肢负重困难,一般肿痛不重。躯干四肢可伴有牛奶咖啡斑。

四、相关检查

X 线片可见胫骨中下 1/3 向前弯曲、成角、囊性变和假关节形成。凹侧骨皮质增厚,骨端变细呈锥形,骨端硬化髓腔闭锁,骨萎缩,胫骨远端关节面可变形。腓骨可同时有假关节改变或只有弯曲畸形,病变周围无骨膜反应及骨痂生长,局部软组织隆起。小腿短缩和假关节形成。

五、诊断

出生后胫骨前弯及轻微外伤后骨折,反复多次的手术治疗史及骨不连或假关节的 X 线表现均有助于本病的诊断。

六、鉴别诊断

(一)胫骨骨囊肿

好发于股骨、肱骨、胫骨上端,2/3 患者无症状,1/3 有局部隐痛、酸痛及轻压痛。X 线表现为胫骨近侧干骺端髓腔出现中心性、单房性、椭圆形透亮区,边缘清晰而硬化。

(二)纤维性骨炎

是全身性疾病,为甲状旁腺功能亢进所致。X 线可见骨膜下骨质吸收和虫蚀样多发囊肿样改变。血钙高、血磷低、碱性磷酸酶升高。

七、治疗

先天性胫骨假关节治疗中的三个主要问题是:如何获得骨连接,预防再骨折以及治疗肢体短缩。

(一)非手术治疗

非手术治疗可以延缓骨折和假关节形成,使得患儿达到合适的手术年龄,从而提高术后愈合率。对发病早,胫骨有前弯但髓腔仍通的病例,应尽量采用支具保护。支具保护治疗应至骨骼停止生长为止。如已发生假关节,可采用电刺激和脉冲电磁场疗法(PEMF)。脉冲电磁场疗法是目前治疗 CPT 较为有效的方法。

(二)手术治疗

手术应将病变组织彻底切除,即除了将假关节部位的异常骨组织切除,同时要将周围病变的软组织切除,创建正常的新鲜骨折断端。如行植骨手术,应尽可能用自体骨移植,带有血运的骨移植更好。要选择相对牢固的内固定和可靠的外固定。手术在青春期前进行虽然骨连接的机会增多,但在手术前假关节的存在将严重影响小腿发育,软组织挛缩也越严重,对术后功能恢复影响较大。因此,在进行手术的年龄上,要充分考虑到手术骨愈合率与不手术影响患腿发育的问题。常用手术方法包括：双侧骨板(或加金属)封盖植骨或加用髓内针固定术、吻合血管的骨移植术、Ilizarov 技术等。对反复多次手术失败者,患肢严重畸形,丧失站立行走功能,无进一步手术条件者可考虑截肢。

第十四节　先天性马蹄内翻足

一、概述

先天性马蹄内翻足(CCF)是先天性足畸形中最常见的一种。主要畸形包括前足内收,踝跖屈,跟骨内翻,胫骨远端内旋等继发性改变。

二、流行病学

不同种族其患病率不同,国人发病率约 0.39‰,男女之比约为 2∶1。双侧发病占 50% 略多,单侧发病时右侧多于左侧。

三、病理生理机制

马蹄内翻足的病因不明,与骨骼发育异常、神经肌肉病变、软组织挛缩、血管异常及遗传、官内发育阻滞有关。目前认为本病的发生与多因素综合作用有关。其他如骨骼发育异常所导致的骨骼畸形是原因还是继发改变仍存在不同意见,但普遍倾向于后者。

典型的畸形包括四个方面：①足前部内翻和内收；②后跟内翻；③踝关节与距骨下关节下垂；④大龄儿童和成人可有明显的胫骨内旋。此外,可伴有高弓畸形,跗骨间关节跖屈,使足前部和足后的距离缩短。

四、临床表现

患儿出生后即呈马蹄内翻畸形,双侧者较单侧者畸形明显。可分为两种类型①松弛型：畸形较轻,后跟大小正常,小腿周径与对侧相等,足背和踝关节前方仍有皮纹。可用手法将足放于中立位,但释手后畸形再现；②僵硬型：畸形较严重,不易用手法完全矫正。后跟小,下垂和内翻畸形较顽固,小腿肌肉有萎缩,踝关节前外侧和足前部的皮肤拉紧,而内侧和足底则有较深的皮纹。患足背伸、外翻困难。

足前部内翻和内收,足背隆起可触及距骨头。患儿站立困难,行走延迟,跛行。行走后挛缩变得坚硬固定,足背外侧形成胼胝,少数发生溃疡。小腿下部有旋前畸形。

患者常同时伴有其他畸形,如脊柱裂、先天性髋关节脱位,多指畸形等。查体时亦应特别留意。

五、相关检查

出生后 X 线上可以看到距骨、跟骨和骰骨的骨化中心,有时还可看到第三楔骨,所有距骨和趾骨均已出现,跗舟状骨要到 3 岁才出现骨化中心。在足正位片上测量距跟角,正常为 $30°$,患者此角度减小,提示后足内翻。测量第一趾骨纵轴与距骨纵轴所交叉的角,正常为 $0°\sim20°$。患者此角度增大,表明前足内收。足侧位片测量距舟纵轴和跟骨跖面所形成的角,如果距跟角小于 $15°$,第一趾骨与距骨纵轴交叉所成的角大于 $15°$,提示距舟关节有半脱位。每个跖骨的长轴比正常足偏向内侧,跖骨有不同程度的重叠。

六、诊断

根据患儿出生后典型的畸形改变,诊断不难。

七、鉴别诊断

(一)脊柱裂继发马蹄内翻足

除腰骶部不同程度的皮肤隆起、凹陷改变外,无前足内收畸形,跟腱反射消失,足部可有感觉障碍,同时常伴有大小便失禁等症状。

(二)脊髓灰质炎后遗症

出生后足外形、活动正常。多发生于 6 个月到 3 岁,发病后始出现马蹄内翻畸形,仅运动功能丧失,感觉正常。

(三)脑瘫后遗马蹄内翻足

有早产史或难产窒息史,下肢呈痉挛性瘫痪,腱反射亢进,病理反射阳性。足部畸形以马蹄为著,无前足内收。

(四)先天性多关节挛缩症

典型改变为肢体肌肉萎缩,关节呈对称性挛缩,多僵直在屈曲位,肢体远端挛缩型者手足畸形多缓慢加重。

八、治疗

年龄越小,治疗越早,效果越好,尽可能获得并保持足踝部的正常结构和功能。根据患者年龄、畸形严重程度采用非手术治疗或手术治疗两类方法,软化、松解挛缩组织,平衡肌力,恢复紊乱的跗骨排列和恢复功能。

(一)非手术治疗

适用于早期、出生后及发现存在畸形新生儿及三岁以前患儿。其疗效优劣在很大程度上取决于患儿家长配合治疗的态度和恒心上。Ponseti 提出出生 5 天后新生儿已度过最初适应期,此时开始治疗效果良好。应教会母亲或其他带婴儿者正确的手法矫正顺序。先矫正前足内收,然后在矫正距骨下关节的内翻,最后矫正踝关节和距骨下关节的下垂。常用的有手法矫正法、楔形石膏矫正法、Ponseti 疗法以及肉毒 A 毒素注射疗法。

(二)手术治疗

3 岁以后或非手术治疗无效或效果较差仍存在明显畸形者。未行走时足部诸骨多正常,此时仅行软组织松解术即可矫正畸形。当小儿下地行走后,骨性改变逐渐明显,畸形逐渐加重,则要行肌力平衡术,在发育后必要时行截骨矫形术或骨性融合术。一般 4 岁以内的马蹄内翻足虽然畸形严重,存在骨骼变形和关节异常,但仍可通过软组织松解、肌力平衡进行治疗。术后关节复位、骨骼形态的恢复常存在很大的潜力。原则是婴儿和年幼儿童不宜做截骨手术。截骨手术将干扰骨的正常生长和发育,须待骨发育基本稳定后,才考虑做骨手术。

第十五节　先天性趾内翻

一、概述

先天性蹬趾内翻是一种大蹬趾在跖趾关节处向内侧成角的畸形。该病病因不明,考虑与发育异常有关。通常为单侧,但常伴有下列一种或多种畸形:第 1 掌骨短且粗;多余掌骨或趾骨;外侧四个掌骨中有一个或多个的内翻畸形;蹬趾内侧与第 1 掌跖基底有一条较硬的纤维束带。

二、临床表现

临床表现为出生后不同程度的蹬趾内翻畸形,并随患儿发育逐渐加重。内翻的趾内缘在鞋内易受到挤压,出现肿、痛等不适症状,严重者造成穿鞋困难,步态异。

三、相关检查

X 线检查可发现第一跖趾关节向内侧成交畸形,蹬趾与第二指分开,夹角增大。

四、诊断

结合病史、查体以及 X 线检查,即可做出诊断。

五、治疗

内翻的严重程度和软组织的挛缩程度决定手术方式的选择,畸形严重者可采用 McElvenny 手术,即蹬短伸肌腱转移及 1、2 趾并趾术矫正畸形。有骨性改变的畸形加作截骨术矫正。对于矫正轻或中度畸形者;或蹬内翻大于 45°,预计畸形矫正后内侧皮肤有缺损者,可行 Farmer 手术,即趾蹼间皮瓣内移及 1、2 趾并趾术。Kelikian 等所设计的手术方法,对治疗严重畸形伴有第 1 跖骨过短者取得满意的效果。如果蹬内翻畸形合并创伤性跖趾关节炎,则有跖趾关节融合的手术指征。如果遇到畸形太严重,既无法矫形也不能进行关节融合术的极罕见病例,则有蹬趾截除的手术指征。

第十一章 发育性关节疾病

第一节 软骨发育异常

一、概述

软骨发育异常(dyschondroplasia)义称多发性软骨瘤病(enchondromatosis)、多发性内生性软骨瘤病、软骨结构不良、Ollier 病等,多见于短管状骨,当同时存在皮肤、软组织和内脏的血管瘤时称为 Maffucci 综合征。1899 年首先由 Ollier 所描述,所以称为 Ollier 病,但 Ollier 病通常指病变广泛的患者。

二、流行病学

本病发病率不高,文献报道内生软骨瘤病患病率为 1/100000,散发性病例占 90%。

三、病理生理机制

(一)病因学

本病病因不明,无遗传性及家族史。为先天性发育畸形。男性稍多于女性,在儿童期或青年期发病。

(二)病理生理机制

多发性内生软骨瘤是由于骨骺发育过程中,软骨内化骨紊乱、迟缓而致骺软骨不能进行正常的骨化,在胚胎期存留在骨骼内的成软骨细胞不能正常的成熟,伴随骨的增长而残留在干骺端,且保留了增生的能力发展成软骨性肿块或软骨柱。

(三)病理学

肉眼见瘤体呈边界清楚的软骨结节性改变,位于髓腔内,偶位于骨表面,切面观察组织为白色,质脆呈半透明状。镜下可见在骨髓组织和薄层小梁状骨包绕的基质中有不同发育时期软骨细胞,从小的成软骨细胞一直到比较成熟的大的空泡状软骨细胞,无序成团状排列。软骨细胞分化相对差,表现细胞多、核大,双核较多见,病灶内有纤维性间隔及黏液变性区。并有钙盐沉积成斑块状及点状的砂粒样组织。

四、临床表现

通常发病年龄为 10 岁以内,男性多于女性。本病好发于干骺端,如膝关节上下、尺桡骨下端、肱骨上端,而手部特别是指骨是最常见的部位。在骨盆好发于髂嵴。由于软骨骨化不能正常进行,骨骺生长不对称导致肢体缩短弯曲畸形,内翻或外翻畸形,如前臂向尺侧弯曲畸形、膝外翻等,严重病例可有病理骨折。一般到达成年后肿瘤即停止生长。成人多发内生软骨瘤病可发生恶性变,临床出现明显疼痛和肿块进行性增大,应高度怀疑恶变可能。恶变发生率为

20%～40%。

查体可触及干骺端肿块,很少有触痛。Maffucci 综合征时伴有软组织血管瘤,可以是海绵状血管瘤或毛细血管瘤,少数为淋巴管瘤。

五、影像学

(一)X 线片

在干骺端有大小不等、形状各异、边界清楚的软骨化区,呈柱状排列,干骺端不规则扩大,骨干增厚、缩短、弯曲,相邻骨骺呈斑点状。在指骨,有不规则膨大的囊性透亮区,其中夹杂致密的条索及斑点样钙化,使指/趾骨变形。在髂骨可见软骨柱呈扇形放射至髂嵴。到了青年期,软骨细胞柱呈现致密斑点,提示病变趋向愈合。

(二)CT

CT 检查可以明确病灶大小及评价周围骨质破坏程度,特别对于怀疑恶变的病灶有助于判断周围软组织是否受侵袋

(三)MRI

T_1 加权像 E 病灶内非钙化的组织呈中到低信号强度,T_2 加权像上病灶内非钙化的组织呈中到高信号强度。

六、诊断

如果从局部单个病变来诊断,很难与内生软骨瘤区别;但多发性软骨瘤病多部位发病,特别是长骨骨端、髂骨、脊柱有时可出现肢体、关节畸形 结合年龄、性别、查体及影像学检查结果,可以做出诊断。特别是可疑人群,应拍双手 X 线片。

七、鉴别诊断

(一)骨干连续症

有明显的遗传性,表现为多发性外生性骨疣,干骺端膨大如喇叭状。

(二)脆弱性肌硬化(骨斑点症)

骨斑点广泛分布全身,骨结构正常,无内生软骨性肿块。

(三)纤维结构不良

虽为囊性病变,但好发于骨干及颅骨,边缘不清楚,常伴有骨硬化,X 线上呈毛玻璃样改变。

(四)软骨肉瘤

内生软骨瘤病恶变为软骨肉瘤临床上出现局部明显疼痛,检查发现骨破坏加重、病灶内钙化不明显,并突破周围骨性包壳侵入周围软组织

(五)遗传性多发性骨软骨瘤

发生与干骺端,向骨外生长,而内生性软骨瘤病的损害主要在骨内,X 线上可以区别两者的表现。

八、治疗

(一)非手术治疗

主要针对无临床症状患者可以不予特殊治疗,但应密切随访观察,同时注意检查大脑及腹

部有无隐匿的损害。

(二)外科治疗

适应证为病变部位疼痛、肢体进行性畸形或恶变倾向、恶变者。手术方式有：①病灶刮除、植骨术，主要针对有疼痛的病灶，可同时活检排除恶变可能；②骨骺阻滞术，主要针对清除发育期畸形进腱较快的患者；③截骨矫形或肢体延长术，主要针对已经存在的肢体内、外翻畸形，或肢体不等长；④根治性手术，主要针对恶变者，可做病变彻底切除，或截肢。

第二节　软骨发育不全

一、概述

软骨发育不全(ACH)是一种常染色体显性遗传疾病，是人类骨骼发育异常中常见的类型，主要为骨骺软骨的骨化过程营养障碍，以长管骨明显，表现为短肢型侏儒，出生时就很明显。

二、流行病学

活产儿的患病率为 1.5/40000～1.5/15000，其中 80%～90% 的患者为散发。

三、病理生理机制学

软骨发育不全为常染色体显性遗传，致病基因位于 4 号染色体短臂 t 末端。但由于很多患者未婚育，因而影响到遗传形式，80%～90% 的软骨发育不全患者没有家族史，而是由于基因突变引起的散发病例。

基本病理改变发生在软骨化骨过程，骨骺软骨细胞不能正常钙化与骨化。软骨细胞排列不规则、分散，骨骺软骨静止区、增殖区、肥大钙化区紊乱。软骨黏液样变性，细胞肿胀，细胞核增大，基质呈半流体结构。软骨化骨过程紊乱导致长骨纵向生长受阻，而膜内化骨过程不受影响，故骨干的直径发育正常。

四、临床表现

(1)侏儒：本病是侏儒的最常见原因。胎儿娩出时即可见其身体长度正常而肢体较短，近端肢体如肱骨及股骨比远端更短。身体矮小，男性身高平均为 131cm±5.6cm，女性为 124cm±5.9cm。身体中点在脐以上，有时甚至在胸骨下端。上肢短缩，不能向正常人那样可以达到大腿下 1/3。

(2)头颅增大：部分患者轻度脑积水，穹隆及前额突出，鼻梁呈马鞍型，扁平鼻。

(3)胸椎后凸，腰椎前凸，以后着为明显。骶骨较水平使臀部突出。

(4)胸腔扁而小，肋骨异常的短。

(5)手指粗而短，分开，常可见 4、5 指为一组，2、3 指为一组拇指为一组，似"三叉手"部分患者伸肘轻度受限。

(6)下肢呈弓形，走路有滚动步态(rolling)。长管状骨骨干短粗，髓腔变窄，干骺端增宽。

(7)智力发育正常，牙齿、肌力及性功能正常。

五、相关检查

(一)X 线表现

(1)头大,前额突出,顶骨及枕骨亦较隆突,但颅底短小,枕大孔变小而呈漏斗型,其直径可能只有正常人的 1/2。如伴发脑积水侧脑室扩张。

(2)长骨变短,骨十厚,髓腔变小,骨骺可呈碎裂或不齐整一在膝关节部位,常见骨端呈 V 形分开,而骨骺的骨化中心正好嵌入这 V 形切迹之中。由于骨化中心靠近骨干,使关节间隙有增宽的感觉。下肢弓形,腓骨长于胫骨,上肢尺骨长于桡骨。

(3)椎体厚度减少,但脊柱全长的减少要比四肢长度的减少相对少很多。自第一腰椎至第五腰椎,椎弓间距离逐渐变小。脊髓造影可见椎管狭小,有多处椎间盘突出。

(4)骨盆狭窄,髂骨扁而圆,各个径均小,髋臼向后移,接近坐骨切迹,有髋内翻,髋臼与股骨头大小不对称。肋骨短,胸骨宽而厚。肩胛角不锐利,肩胛盂浅而小。

(二)ACH 超声诊断

孕中期以后,患者示头颅较大,骨化差,肢体非常短小,长骨弯曲,股骨回声差,声影减弱,胎儿水肿,肢体软骨组织回声增加,羊水过多如早期发现胎儿畸形则可早行选择引产。由于胎儿在宫内大腿活动受限制,故测量股骨长度更为准确。

(三)基因筛查

对软骨发育不全家族史的患者行 PCR 扩增-限制性内切法是国内外诊断 ACH 最有效的方法。

六、诊断

根据临床表现及影像学表现,诊断一般不难。90％以上 ACH 系 FGFR3 新生突变,这与父亲的生育年龄有关,生育年龄越大,生育 ACH 患儿的危险性越大。

七、鉴别诊断

(一)脊柱-骨骺发育不全

亦为短肢型侏儒,但常有近端大关节的破坏,颅骨正常,脊椎椎体变扁,椎体骨化中心互相吻合,胸廓发育不良如铃形。

(二)软骨-外胚层发育不全

即 EllisVan-Creveld 综合征,为短肢型侏儒,伴有胸部畸形和心脏病变,并指、指甲牙齿发育不良。肢体缩短的部位常发生在远段骨骼。

(三)佝偻病及克汀病

佝偻病有典型的临床及 X 线表现,容易区别;而克汀病常伴有智力发育不良。

(四)假性软骨发育不全(PSACH)

PSACH 患者通常在 2 岁后出现生长缓慢、步态蹒跚、关节及韧带松弛等症状,X 线检查显示椎体改变呈"花瓶状"或"台阶状",无椎管狭窄,无椎体后缘凹陷;长骨干骺端"边刺征"明显;肋骨后端有"括弧征"。

(五)黏多糖病Ⅳ型

本病椎体变扁以胸椎为著,畸形椎体前缘中部呈舌状突出;角膜混浊、听力损害,头部、智力正常,无特殊面容。实验室检查黏多糖试验阳性等。

(六)甲状腺功能低下导致的侏儒症

出生患儿正常,随年龄增大,身材矮小越明显,同时存在智力障碍,X线显示各长骨骨化中心出现的时间显著推迟。

八、治疗

(一)非手术治疗

主要针对青春发育期患者,肢体未出现明显畸形。

1.补充生长激素

皮下注射重组生长激素。文献报道生长激素治疗具有一定疗效,存在个体差异。

2.支具保护

为预防脊柱后凸畸形加重,禁止患儿早期坐起或使用支具使患儿坐起时上身曲度<60°等。

3.阻止 FGFR3 过度激活

抑制 FGFR3 酪氨酸激酶活性或干预 FGF-FGFR3 结合,但目前处于实验研究阶段存在。

(二)手术治疗

主要针对骨骼发育成熟、存在明显畸形者。

1.肢体延长术

采用双下肢延长术,下肢骨骺牵开,胫骨干骺端截骨和股骨转子下截骨等术式在延长过程中通过调节外固定架逐渐矫正下肢畸形。

2.截骨矫形术

对于永久性胸腰段后凸患者,为避免后凸畸形的进行性发展和神经系统的损伤,可考虑手术矫形治疗,20%~50%的 ACH 患者可出现椎管狭窄的症状,多为神经源性跛行、感觉异常和神经根性疼痛。狭窄的部位大部分在腰椎,偶有在颈椎或胸椎。常用的治疗方法为狭窄节段椎管减压并植骨融合术。

第三节　多发性骨骺发育不全

一、概述

多发性骨骺发育不全(multiple epiphyseal dysplasia,MED)是少见的先天性骨发育障碍,又名遗传性内生软骨发育障碍,为常染色体显性遗传性骨病,仅侵犯骨骺软骨,特点是二次骨化中心对称性骨化不规则又称 Catels 病、遗传性内生骨软骨发育障碍等;1947 年,Fairbank 首次将其命名为 epiphyseal dysplasia multiplex(EDM),1956 年,Shephard 将其更名为 multiple epiphyseal dyspldsia,即 MED。

二、流行病学

该病的发病率没有明确的报道,一般认为大致为 1/20000~1/10000。

三、病理生理机制

(一)病因学

目前发现有 6 种基因变异与 MED 疾病发生有关,遗传方式以外显完全的常染色体显性遗传为主,少数隐性遗传。MED 由于编码三种软骨结构蛋白的基因突变,软骨低聚物基质蛋白(cartilage oligomeric matrix protein,COMP)、Ⅸ 型胶原(A1 链 COL9A1 基因,A2 链的 COL9A2 基因,A3 链的 COL9A3 基因)、Matrilin-3(细胞外基质蛋白之一),以及畸形发育不良硫酸盐转移因子(DTDST)基因,其中 COMP 基因突变最常见前三者的突变均导致显性遗传的 MED,DTD ST 基因突变与隐性遗传的 MED 相关。

(二)病理生理学

基因突变改变类钙调蛋白区的局部构象,一方面降低了可结合的钙离子数,另一方面降低了与Ⅰ、Ⅱ、Ⅸ型胶原蛋白的锌依赖性结合。最终导致细胞外基质形成障碍。Ⅸ型胶原蛋白是透明软骨结构成分之一,它可能直接或间接与软骨细胞膜受体相互作用,根据官们周围理化性质改变为细胞提供信息。这种信息传递异常导致软骨细胞外基质中糖蛋白硫酸化不足,进而导致软骨和骨骼发育异常。

(三)病理学

组织学改变主要为骨骺、骺板软骨细胞功能不全,骨骺、骺板不规则,软骨小柱排列不整齐,骨小梁缺乏,骨骺半乳糖胺减少。

四、临床表现

显畸形多在 4~6 岁出现,走路不稳、横距宽、个子矮小,青春期前可出现关节疼痛。多数病例只累及四肢,不累及脊柱与躯干,个别病例可出现脊柱侧弯。四肢受累一般是对称的,以髋、肩、膝、踝关节部位骨骺更为明显。手指短粗,指甲短而钝,重者握物能力明显降低。11~12 岁时症状最明显,青春期后病变可自限,症状可改善、减轻或消失,但残留关节畸形和早发性退行性病变。

五、影像学

X 线表现:股骨头二次骨化中心出现延迟往往是最早的 X 线征象,可以延迟到 1~2 岁才出现。四肢骨骺对称性骨骺骨化不规则,密度增加、不均匀、斑驳、破碎,下肢病变较上肢明显,大关节较小关节为重,但干骺融合时间正常＝待发育成熟、骨骺闭合后,关节面不规则,呈桑葚状,股骨颈干角减小、短颈、扁平髋,膝关节力线不良(内翻或外翻),踝关节踝穴变形,距骨滑车塌陷变扁、距骨颈变短、距骨头扁平、距骨缺血坏死,距骨外上部发生代偿性过度生长,使胫距关节形成自外上向内下的倾斜,跗骨扭曲,趾骨短缩,肘关节、腕关节间隙明显变窄,尺桡骨发育不对称,腕骨扭曲,掌骨变短。本病有时也累及脊柱,表现为环状骨骺化骨不规则和椎体前方上下角不整齐,前方稍呈楔状变形。

六、分型

多发性骨骺发育不全分为三型,Ⅰ 型为轻型(Ribbing 型),特点为身材矮小,骨骺扁平,髋关节早发性骨关节炎,轻度腕关节受累或没有;Ⅱ 型为严重型(Fairbank 型),其特征是侏儒、手指短粗,多个关节呈现小骨骺,尤其是髋关节,股骨头小而圆,与其他型扁平型股骨头不同,掌骨和指趾骨骺不规则,腕骨和跗骨也有严重改变;Ⅲ型为未分类型。

七、诊断

诊断主要根据明确的家族史,临床上表现为侏儒、关节痛和步态不稳等,X 线上对称性四肢骨骺发育不良。

八、鉴别诊断

(一)双侧扁平髋

除骺有变化外,干骺端同样受累,表现为骨坏死、硬化。

(二)Morquio 病

短躯干型侏儒,脊椎与髋臼变化是特有的,椎体普遍变扁及脊柱后凸畸形,髋臼平直,边缘不整。

(三)克汀病

骨成熟严重延迟,长骨骨骺呈点状及分节。

(四)假性软骨发育不全(pseudoachondroplasia,PSACH)

PSACH 是常染色体显性短肢侏儒,几乎完全由 COMP 基因突变所致;PSACH 患者通常在 2 岁后出现生长缓慢、步态蹒跚、关节及韧带松弛等症状,典型的放射线观察可见干骺端不规整呈 V 形凹陷;锥骨扁平,上、下缘隆起,前缘呈舌状突出。

(五)Stickler 综合征(遗传性关节眼病)

该病患者存在非创伤性视网膜剥离,内眦赘皮和颧骨发育不全、鼻柱扁平的面部特征。

(六)Legg-Calve-Perthes 病

该病多为单侧发病,即使双侧股骨骨骺受累,但无其他骨骺同时受累。

(七)点状骨骺发育不良

骨骺出现多个骨化中心,密度增加,斑点布满全骺。本病在出生后即有改变。

九、治疗

(一)非手术治疗

关节未出现严重畸形前没有特殊治疗,可通过减少活动、控制体重减轻关节骨骺的负荷,并定期随访观察。

(二)手术治疗

如畸形严重,明显影响活动,则需手术矫正畸形。矫形手术不宜过早进行,否则畸形易复发。晚期退行性病变严重,功能障碍明显的患者,可行关节置换术。

第十二章　化脓性关节疾病

第一节　急性化脓性关节炎

一、概述

急性化脓性关节炎是发生于关节内的急性化脓性感染,临床上并不少见,但随着抗菌药物的广泛应用,耐药菌的出现,典型的病例并不多见。常见致病菌有金黄色葡萄球菌、链球菌。

二、流行病学

急性化脓性关节炎在儿童、婴儿多见,随着年龄的增长,发病率逐渐减少,男性多于女性,髋、膝关节为易发部位,其次为肘,肩,踝关节。病变多为单发性。儿童可累及多关节。多由于其他部位出现感染灶而继发产生的,原发多为直接感染所致。

三、病理生理机制

(一)病因学

同急性化脓性感染一样,急性化脓性关节炎是由化脓性细菌感染所致,金黄色葡萄球菌是最常见的致病菌,达到 85% 以上;其次为白色葡萄球菌,淋病奈瑟菌,肺炎球菌和大肠埃希菌等。

急性化脓性关节炎的发病原因已比较明确,主要通过 4 方面途径引起关节内的感染。血源性感染:由身体其他部位的感染灶,形成的细菌栓子,脱落进入血液循环中,在关节部位停留后,大量繁殖,进而导致关节内的感染;直接感染:开放的创口使关节腔内直接受到污染,在周围软组织损伤重,身体抵抗能力下降,特别有异物残留时,容易发生关节内的感染;医源性感染:关节的无菌操作相比较其他部位来说更加重要,在消毒范围不足,操作不严格时,细菌将直接进入关节内,而引发感染;关节周围感染直接蔓延:存在于关节周围的感染病灶,在没有及时控制的情况下,就会通过周围的软组织的侵袭,导致关节内的感染。

(二)病理生理学及病理学

典型的急性化脓性关节炎的病变演变过程可以分成三个阶段,三个阶段都有比较典型的特征,但病情发展是动态和连续的,往往由于病情发展迅速而难以区分出是哪个阶段。

1.浆液性渗出期

细菌侵袭关节腔后,感染了关节的滑膜,刺激关节滑膜组织引起机体的炎性反应,导致滑膜的充血,水肿,产生滑膜组织的炎性渗出,关节表面的软骨并没有发生器质性改变,此期的渗出物多呈淡黄色,镜下为大量的白细胞浸润的浆液性渗出物。当诊断正确,治疗正确,这种渗出物可以完全被吸收而不会遗留任何问题,关节功能恢复正常,是可逆性的,因此此期的治疗极为关键。

2.纤维素性渗出期

当病情没有有效控制,炎症反应继续进展,渗出物由相对清亮过渡到混浊而黏稠,镜下看到白细胞数量大量增加,滑膜充血,水肿进一步加剧,关节表面软骨也失去光泽。这个阶段,往往是由于滑液中出现了酶类物质,使血管的通透性增加。同时,大量的纤维蛋白也出现在关节液中,不仅影响关节软骨的代谢,而且还妨碍软骨内代谢产物的释放和滑液内营养物质的摄入。不及时处理,就会发生软骨面破坏。导致不可逆的软骨崩溃,断裂与塌陷,远期出现关节粘连与功能障碍。

3.脓性渗出期

渗出液转为脓性,关节液呈黄白色,脓液内含有大量细菌和脓细胞,不仅死亡的多核粒细胞释放出蛋白分解酶破坏软骨下骨,而且引起周围软组织的蜂窝织炎。病变严重者,虽经治疗得以控制炎症,但病变为不可逆性,修复后关节重度粘连或骨性强直,遗留有重度关节功能的障碍。

四、临床表现

(一)全身症状

起病急,病情重,发展迅速,全身不适,无力,甚至疼痛等菌血症表现,体温可达 39℃ 以上,伴有寒战高热,儿童可由于高热引发惊厥,谵妄等表现。

(二)局部表现

病变关节迅速出现疼痛与功能障碍,对于浅表的关节,如膝,肘,踝关节,局部皮温升高更加明显,深部的关节,如髋关节,局部表现可能并不明显,但都会表现出局部的剧痛,并无法承受主动和被动的活动,关节常处于半屈曲位,以缓解疼痛。另外,关节的肿胀也会越来越明显,如膝关节感染后,髌上囊隆起,浮髌试验阳性。

当炎症引发的脓液穿透至软组织,局部的压力迅速减低,疼痛会明显缓解;形成窦道后,全身与局部的表现进一步缓解,病变转为慢性阶段。

五、相关检查

(一)实验室检查化验

1.血常规检查

为最快,最有效判断炎症的全身检查,往往急性关节感染的患者白细胞在 $10 \times 10^9/L$ 以上,显现中性多核细胞升高。

2.关节穿刺液检查

为最直接的检查,镜下可见大量炎性细胞,革兰染色,可见成堆阳性球菌。细菌培养为最准确的诊断,寒战期抽血培养可检出病原菌,可以同时进行药敏试验,为下一步抗菌药物的应用提供积极的指导。另外,关节穿刺液还可以最直观地判断关节内炎症的演化阶段:浆液渗出期(清亮),纤维素性渗出期(混浊),脓性渗出期(黄白色)。

3.血沉、C反应蛋白(CRP)

炎症初期红细胞沉降率、CRP 往往增快明显,当炎症得以有效控制时,血沉、CRP 将逐渐恢复正常,这对判断炎症的变化,提供一个很好的参考指标。

(二)影像学检查

X 线在早期见到关节周围软组织肿胀的阴影,但对早期诊断往往比较困难,当出现骨质改变时,时间较晚,往往第一征象为骨质疏松;既而发生关节软骨破坏,关节间隙进行性变窄;严重会出现虫蚀状骨质破坏。磁共振检查(MRI)是目前最准确和快捷的检查,早期诊断,以及对关节内软骨,关节腔积液情况有很好的评价。CT 检查同样在一定程度上,能够比较有效地早期判断出炎症对关节损害的情况。

六、诊断

依据局部和全身症状,化验室血常规以及关节穿刺液的检查、MRI,典型的急性化脓性关节感染诊断并不困难。往往急性化脓性关节炎表现并不典型,主要是因为耐药菌的出现,抗菌药物不合理的应用,给疾病早期诊断带来困难,关节穿刺和关节液检查对早期诊断很有价值,应在应用抗菌药物前,及时做细胞计数,分类,涂片染色检查,同时抽出物应做细菌培养和药物敏感试验,能够提高阳性率。同时要注意到 X 线表现出现往往较迟,不能作为诊断依据。

七、鉴别诊断

(一)关节结核

起病并不急骤,关节局部表现并不明显,虽然疼痛,肿胀较明显,但出现局部小红,不热寒性脓肿的表现,甚至可以在关节远处发现流注脓肿。影像学可以看到早期骨不同程度的破坏。

(二)类风湿关节炎

病程长,多发,关节肿胀但不红,关节内无脓,细菌培养阴性。

(三)创伤性关节炎

有明、显的外伤病史,病情逐渐加重,休息后可以明显缓解,血象没有明显改变,关节肿胀为创伤性的滑膜炎,菌培养为阴性,影像学表现出创伤所引起的关节间隙变窄,边缘硬化,关节表面不平。

(四)痛风

多为成人,有饮酒史,关节的炎症表现并不明显,关节穿刺不会出现脓性改变,化验室检查可以发现尿酸升高明显。

八、治疗

(一)加强营养

纠正贫血、低蛋白血症,及足量热量的供给,补充维生素矿物质,提高机体抵抗力。

(二)制动

急性期、疼痛、炎性反应明显时可采用皮牵引或石膏固定制动患肢

(三)药物治疗

主要适用于早期、无骨破坏患者、表现症状较轻的患者。早期足量全身性使用针对细菌培养和药敏试验的抗菌药物和关节腔内注射抗菌药物。每天都需要进行关节穿刺,抽出炎性关节液后,将抗菌药物注入关节腔内。同时要密切观察病情的发展状况,当观察到抽出液逐渐变清,关节的局部症状和体征缓解,说明治疗有效,可以继续使用,直至恢复正常;当抽出液变得更为混浊,炎症症状越来越明显,应及时停止穿刺治疗,改为灌洗或切开引流。应该注意到的

是:关节腔内注射往往容易对抗菌药物产生耐药,不利于长期治疗。

经关节镜灌洗:适用于表浅的大关节,是一种简便而有效的手段。随着关节镜的广泛开展,微创治疗越来越受到青睐,对于在关节内的感染,在通过关节镜灌洗后,关节内留置两根导管,一根为灌洗管,一根为引流管。经灌洗管滴入抗菌药物溶液。直至病情好转,稳定,引流液转清,细菌培养阴性,方可拔除引流管。

(四)手术治疗

感染不能控制、软骨、骨破坏进行性加重时,应及时进行手术治疗。包括切开引流、病灶清除、置管冲洗。关节切开引流对于治疗关节的感染尽管创伤较大,但是最为充分和有效的,更适用于较深的大关节,如髋关节,可以将关节内的脓性组织清除干净,用过氧化氢溶液,消毒剂反复清洗,还可以进行置管灌洗引流,能够有效地保护关节,因此发生关节内感染发展到一定程度时,为了保护关节,有必要切开时,必须切开。

第二节　慢性化脓性关节炎

一、概述

急性化脓性关节炎未得到有效控制,病变逐渐侵入软骨及骨质,若穿破皮肤,形成窦道,经久不愈,全身与局部症状缓解,病变演变成慢性化脓性关节炎。

二、流行病学

本病常见于 10 岁左右儿童。成年人少见,男多于女。最常发生在髋关节和膝关节。以单发关节为主。

三、病理生理机制

(一)病因学

慢性化脓性关节炎的致病菌也多为葡萄球菌,其次为链球菌,淋病双球菌,形成窦道,容易形成混合感染。

(二)病理生理学及病理学

细菌侵入关节后,先有滑膜炎,关节渗液。当病情发展后。积液由浆液性转为浆液纤维蛋白性,最后则为脓性。死亡的白细胞变成脓细胞后释放出大量的溶酶体酶,引起关节软骨破坏、降解:关节软骨被破坏后,即可进一步破坏软骨下骨质。最早出现在关节面的相互接触部分,即负重部分。表现为关节面模糊和不规则。继而形成较大的破坏区,形成死骨。由于机体的修复作用,肉芽组织变成了纤维组织,引起关节内粘连,破坏区周围因骨质增生而密度增大,关节边缘有唇样骨质增生。当骨小梁贯穿关节间隙以连接两侧骨关节面时称之骨性强直。

四、临床表现

关节有肿胀及疼痛,活动受限,有同关节相通的窦道,内有脓性分泌物流出,全身症状轻,时有发热,全身不适。

五、相关检查

（一）实验室检查

血常规：白细胞总数升高，中性粒细胞增多；血沉增快，C反应蛋白升高；窦道内流出物经培养可呈阳性。关节滑液检查：是诊断的关键，宜尽早进行。滑液为浆液性或脓性。白细胞总数常大于 50×10^9/L。甚至高达 $100\times10^9\sim200\times10^9$/L。中性粒细胞大于80%。革兰染色可找到细菌。细菌培养阳性，但一次培养不能说明问题，需要多次培养。多为混合感染，同时作药敏试验。

（二）关节镜检查

可直接观察关节腔结构，取滑液或组织检查。

（三）影像学检查

X线检查关节周围软组织肿胀影，骨质疏松，常伴有关节间隙变窄，骨质破坏及增生。晚期关节呈纤维性或骨性融合，死骨形成，可出现关节脱位。CT可出现明显关节表面侵蚀。

六、诊断

根据急性化脓性关节炎的病史，以及局部关节的表现，如出现窦道，以及影像学的表现，以及关节镜下的观察，细菌培养的结果，能够诊断出慢性化脓性关节炎。

七、鉴别诊断

本病需与下列的几个疾病进行鉴别。

（一）类风湿关节炎

多侵犯四肢小关节。为对称性多发性关节炎。类风湿为因子阳性。

（二）风湿性关节炎

为游走性大关节炎。伴有风湿热的其他表现。如心肌炎、皮下结节、环形红斑等。抗"O"增高。对水杨酸制剂疗效好。炎症消退后关节不留畸形。

（三）结核性关节炎

病程长，反复发作，滑液呈渗出性为淡黄色，结核菌素试验呈强阳性，抗结核治疗有效。

八、治疗

（一）非手术治疗

全身情况差、不能耐受手术，或抗菌药物治疗有效。具体见本章第一节急性化脓性关节炎的非手术治疗内容。

（二）手术治疗

全身情况稳定、窦道流脓、骨结构破坏、抗感染治疗有效时可采取手术治疗。手术方式包括关节切开引流、关节内的清理手术，或关节融合术。术后肢体保持在功能位，防止挛缩畸形或纠正已有的畸形。晚期关节功能恢复治疗与关节功能畸形矫正手术治疗。

参考文献

[1]施桂英.关节炎概要.北京:中国医药科技出版社,2000.

[2]裴福兴,邱贵兴.骨科临床检查法,北京:人民卫生出版社,2008:3-229.

[3]田伟.实用骨科学(积水潭).北京:人民卫生出版社,2008:37-73.

[4]王正义.足踝外科学.北京:人民卫生出版社,2006:2012.

[5]隋萍,刘宝萍.髋关节-过性滑膜炎的超声鉴别诊断.中国超声医学杂志,2005,21(10):782-785.

[6]刘如月.发育性髋内翻的诊断与误诊分析,中国误诊医学杂志,2004.6(4):822-823.

[7]马金忠,朱力波,桑伟林,等.全髋关节置换术治疗髋臼内陷症.中国矫形外科杂志,2008,16(15):1136-1138.

[8]纪宗正.现代外科疾病的诊断与治疗.北京:人民卫生出版社,1998:1065.

[9]胥少汀,葛宝丰,徐印钦.实用骨科学.北京:人民军医出版社,2004.

[10]关骅.临床康复学,北京:华夏出版社,2005:433.

[11]畅钧.手掌腱膜挛缩症的诊治.白求恩医科大学学报,1996,4:396-397.

[12]胡瘭.手腱膜挛缩症50例报告,中华手外科杂志,1998,2:103-105.

[13]陈启明.实用关节镜手术学.北京:人民卫生出版社,2009:178-183.

[14]田伟.实用骨科学.北京:人民卫生出版社,2008:246-249.

[15]王满宜,杨庆铭,曾炳芳,等译.骨折治疗的AO原则.第2版,北京:华夏出版社,2003:378-396.

[16]王亦璁.骨与关节损伤.第4版.北京:人民卫生出版社,2007:421-427.

[17]邱贵兴,戴克戎.骨科手术学,第3版.北京:人民卫生出版社,2005:358-363.